DIE FUNKTIONEN
DER GESUNDEN UND KRANKEN NIERE

DIE FUNKTIONEN DER GESUNDEN UND KRANKEN NIERE

VON

DR. MED. ERNST FREY
EMER. O. PROF. DER PHARMAKOLOGIE UND TOXIKOLOGIE,
EHEM. DIREKTOR DES PHARMAKOLOGISCHEN INSTITUTS DER UNIVERSITÄT IN GÖTTINGEN

UND

DR. MED. JOACHIM FREY
A. PL. PROF. DER INNEREN MEDIZIN,
OBERARZT DER MEDIZINISCHEN UNIVERSITÄTSKLINIK FREIBURG-BRSG.,
DIREKTOR PROF. DR. MED. L. HEILMEYER

MIT 33 ABBILDUNGEN

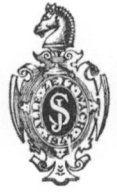

SPRINGER-VERLAG
BERLIN · GÖTTINGEN · HEIDELBERG
1950

Alle Rechte, insbesondere das der Übersetzung in fremde Sprachen, vorbehalten.
Copyright 1950 by Springer-Verlag OHG. Berlin · Göttingen · Heidelberg

ISBN-13: 978-3-540-01459-1   e-ISBN-13: 978-3-642-86264-9
DOI: 10.1007/978-3-642-86264-9

Vorwort.

Wenn wir im folgenden den Versuch unternehmen, die Funktionen der gesunden und kranken Niere einer Beschreibung und deutenden Erklärung zuzuführen, so geschah dies — wie stets in der Biologie — vorerst nach der Methode der Zergliederung. Es erwies sich jedoch beinahe von selbst noch ein anderer Weg als beschreitbar, nämlich derjenige einer zusammenfassenden Bearbeitung des Stoffes, damit ein Ausgangspunkt gewonnen sei, Vorstellungen zu formen und zu einem Bild zusammenzufügen, dessen Berechtigung an dem Vergleich mit den analytischen Daten bewertet werden kann.

Es hat uns nicht gelockt, eine vollständige Darstellung aller vorliegenden Befunde und Ansichten über Nierenfunktionen in gesunden und kranken Tagen zu geben, da sie uns oft als überflüssiger, ja sogar hinderlicher Ballast, zumindest als zu vernachlässigende Fakten erschienen. Diese uns willkommene Beschränkung kam der erstrebten Knappheit der Darstellung zugute. Des weiteren ist uns aber sicherlich eine Reihe von wichtigen Tatsachen entgangen; dieser Mangel hat zum guten Teil seinen Grund in dem oft undurchdringbaren Gestrüpp der Literatur, zum anderen in der teilweisen Unzugänglichkeit ausländischer Arbeiten. Und so wird der Kenner des Gebietes zweifellos eine Reihe von unverzeihlichen Lücken entdecken müssen, um deren Schließung wir bemüht sein werden.

In der Schilderung der experimentellen und klinischen Befunde stand diejenige der eigenen Arbeiten sehr im Vordergrund; nicht um sie bekannt zu machen, denn sie sind meistens bereits veröffentlicht (jedenfalls soweit es den einen von uns, E. F., betrifft), sondern um die eigene Vorstellung der Harnbereitung aufzuzeigen, damit sie soweit als möglich aus dem Bereich der Theorie, die bei ihrer Bewährung nach BOLTZMANN die beste Praxis ist, herausgehoben werden konnte. Dies war ein sehr kühnes Unterfangen, zu dem wir uns nur zögernd entschlossen. Und wie wir in einigen Punkten unsere Meinung auf Grund experimenteller Beweise — auch eigenen Ursprungs — ändern mußten, so mag es auch in der Zukunft sein. Allerdings ist es doch für uns recht befriedigend gewesen, daß sich bei der Neubearbeitung des Stoffes das Grundgerüst der Anschauungen über die Harnbereitung, wie es schon seit über 40 Jahren bestand, als derart wohlgefügt und haltbar herausstellte, daß sich daraus allein schon die Berechtigung einer zusammenfassenden Darstellung ableitete. Und wenn es sich erwiesen hat, daß wir „hauptsächlich in Begriffen der Funktion und nicht der Struktur denken" (TH. LEWIS), so ist das nicht nur als Zeichen der Forschungsrichtung unserer Zeit, der wir uns etwa anglichen, zu bewerten, sondern als Ergebnis der Bearbeitung des Stoffes nach eigenen Gesichtspunkten.

Es soll nicht unerwähnt bleiben, daß wir uns bewußt auf die Niere selbst konzentrierten und beschränkten, obwohl uns die Bedeutung des Gesamtorganismus als „Vorniere" VOLHARDS für das Zustandekommen einer Nierenleistung überhaupt bekannt ist, wie eine Quelle von der Beschaffenheit des Bodens abhängt, dem sie entspringt (VEIL), gleichgültig wie ihre Fassung sei. Dabei war es jedoch sehr reizvoll, zu erkennen, daß die Niere, deren Tätigkeit uns auch heute noch als ein Wunder entgegentritt, sich für ihre spezifische Leistung ganz allgemein recht gebräuchlicher Prinzipien bedient, wie sie auch in anderen Organen anzutreffen sind.

Wir stehen mit unserer Meinung über die Art der Harnbereitung manchmal im Widerspruch zu einer Reihe zur Zeit gebräuchlicher Ansichten. „Eine neue wissenschaftliche Wahrheit pflegt sich nicht in der Weise durchzusetzen, daß ihre Gegner überzeugt werden und sich als belehrt erklären, sondern vielmehr dadurch, daß die Gegner allmählich aussterben und daß die heranwachsende Generation von vornherein mit der Wahrheit vertraut gemacht ist." Die Feststellung dieser „bemerkenswerten Tatsache", die MAX PLANCK in seiner Biographie in der Weisheit des Alters niederlegte, könnte in der Tat zu Schweigen mahnen; die eigenen Erfahrungen möchten dafür sprechen. Wenn dieser Resignation dennoch nicht nachgegeben wurde, so geschah es nicht zuletzt in der Hoffnung auf Änderung bestimmter Ansichten, damit nicht so viele wertvolle Experimentalarbeit immer wieder von neuem eine falsche Auslegung findet. Und wenn diese Überzeugung zur Sichtung und Abwägung vieler Auslegungen diente, so ist dies als Erfolg des Buches zu betrachten.

Der Direktor der Freiburger Medizinischen Klinik, Prof. Dr. med. L. HEILMEYER, brachte dem vorliegenden Buch ein stetes Interesse entgegen. Es war von ausschlaggebender Bedeutung für den einen von uns (J. F.), daß die Arbeit in einer Atmosphäre naturwissenschaftlichen Denkens und Forschens ausgeführt werden konnte bei einem Lehrer, der in Analyse und Synthese Vorbild ist.

Wir benutzen die erwünschte Gelegenheit zum Dank auch an diejenigen, deren tatkräftiger und wertvoller Mitarbeit wir uns erfreuen konnten: Prof. Dr. phil. et med. R. WEIGMANN, Assistent, und Fräulein J. BONSTEDT, techn. Assistentin am Pharmakologischen Institut der Universität Göttingen; Dr. med. H. WALTERSPIEL, ehem. Assistent, und Fräulein R. NAUK, techn. Assistentin an der Medizinischen Universitätsklinik Freiburg; Fräulein H. QUENNET, Bibliothekarin der Freiburger Medizinischen Klinik. Herrn Dr. H. KOLLMAR, Vorstandsmitglied der Ciba A.-G., Wehr und Basel, danken wir für die großzügige Unterstützung im Erhalt ausländischer Literatur; gleichen Dank schulden wir Herrn Dr. WESPISER, HOFFMANN-LA ROCHE, Grenzach und Basel.

Unserem Verleger, Herrn Dr. FERDINAND SPRINGER, möchten wir unseren ganz besonderen Dank zum Ausdruck bringen für das stets bewiesene Entgegenkommen und die vorzügliche Ausgestaltung des Buches.

Göttingen und Freiburg i. Br., den 5. April 1949.

ERNST FREY, JOACHIM FREY.

Inhaltsverzeichnis.

Vorwort	V
I. Nierenfunktion im allgemeinen	1
1. Regulation des Wasserbestandes	1
a) Wasserausscheidung	2
b) Wassereinsparung	4
2. Ausscheidung der Harnfixa	6
3. Regulation der aktuellen Reaktion des Organismus	7
4. Chemische Arbeit der Niere	9
5. Wärmebildung der Niere	12
Literatur	13
II. Gesamtdurchblutung der Niere	13
Literatur	19/20
III. Blutdruckverhältnisse	20
1. Der Druck in der gesunden Niere	20
2. Blutdruck bei Nierenerkrankungen	24
Literatur	35—37
IV. Absonderungsflächen der Niere	37
Literatur	39
V. Formen der Harnvermehrung	39
1. Wasserdiurese	40
2. Salzdiurese, Glomerulusdiurese	45
3. Unterschied beider Diuresearten	50
4. Gewebsdiuretika	54
Literatur	55
VI. Antidiurese	55
Literatur	61
VII. Bedeutung der Nervenversorgung der Niere	62
Literatur	65/66
VIII. Sauerstoffverbrauch der Niere	66
1. Sauerstoffverbrauch bei normaler Harnabsonderung	66
2. Sauerstoffverbrauch bei Glomerulus- oder Salzdiuresen	68
3. Sauerstoffverbrauch bei der Wasserdiurese	72
Literatur	74
IX. Besonderheiten der Kochsalzdiurese	74
Literatur	79
X. Blutverteilung innerhalb der Niere	79
1. Anatomischer Überblick	80
2. Vorhandensein einer Vasomotorik der Nierengefäße	84
3. Möglichkeit für den Mechanismus der intrarenalen Vasomotorik	99
4. Zusammenfassende Darstellung der intrarenalen Hämo- und Pressodynamik	103
Literatur	107/108
XI. Filtrationsvorgang	108
1. Filtrationsdiuresen, filtrierte Stoffe	108
2. Filtrationsvorgang bei Kranken	116
3. Arbeitsleistung der Niere	118
4. Mengen des Glomerulusfiltrates	121
Literatur	128/129

XII. Kanälchenfunktionen im einzelnen 129
    1. Aufnahme (Rückresorption) 129
        a) Wasser 129
        b) Zucker 133
        c) Harnfixa 136
        d) Farbstoffe 138
        e) Eiweiß 140
        f) Mengen des Rückresorbates 140
    2. Tubuläre Abscheidung (Sekretion) 144
        a) Wasser 144
        b) Farbstoffe, Perabrodil u. a. 145
        c) Harnfixa 146
        d) Keine Kochsalzsekretion 152
    Literatur .... 152—154
XIII. Kanälchenfunktion im allgemeinen 154
    1. Abhängigkeit der Tubulusausscheidungen von der Aufnahme 154
        a) Antagonismus zwischen Kochsalz und anderen Harnsubstanzen 154
        b) Äquimolekularer Austausch in den Tubuli 157
    2. Filtratmengenbestimmungen nach der Gesamtkonzentration von Blut und Harn 163
    Literatur 165
XIV. Rückblick 165

I. Nierenfunktion im allgemeinen.

Es erscheint uns notwendig, zuerst einmal eine Basis zu gewinnen für das Gebäude, dessen Errichtung wir uns vorgenommen haben. Sein Inhalt soll der *Ablauf* der Funktionen der Niere in gesunden und kranken Tagen sein. Diese Basis möge in der Herausschälung der Art der wichtigsten Nierenfunktionen bestehen. Auf den ersten Blick erscheint die Frage hiernach fast müßig, denn man möchte annehmen, daß sie in groben Zügen bekannt seien. Wir werden aber im weiteren Verlauf der Darstellung, die bewußt eine Vereinfachung erstrebt, erkennen, daß eine Definition der Nierenfunktionen durch den Weg ihrer Erarbeitung nützlich war, insbesondere, weil immer wieder auf diese Grundgedanken zurückgegriffen werden muß.

Zur Erlangung einer *Definition der Nierenfunktionen* wollen wir nicht den üblichen Weg beschreiten, uns allein physiologische Erkenntnisse vor Augen zu führen. Vielmehr halten wir es für dienlich, aus der Menge zahlreicher Nierenkrankheiten diejenigen auszuwählen, die verständlich und deutlich eine Funktionsstörung anzeigen können. Diese Auswahl soll jeweils immer nur eine einzige Funktionsstörung betreffen. Wir möchten also vorerst gleichsam den Weg von der Pathologie zur Physiologie gehen und versuchen, aus gestörten Funktionen der Niere eine Anschauung über deren normalen Aufgabenbereich zu gewinnen. Wenn wir später diesen anfänglichen Weg verlassen werden, so geschieht dies nicht allein aus Gründen der Darstellung, sondern ist vornehmlich durch die arbeitsmäßige Behandlung des Stoffes bedingt. Es wird ersichtlich werden, daß immer da, wo es zum besseren Verständnis erforderlich ist, die Betrachtung der krankhaft gestörten Funktion gleichsam zu Hilfe herangezogen wird, um auf diese Weise rückschließend auf normale Abläufe innerhalb der Niere einen breiteren und sicheren Weg zu erhalten.

Welches sind nun die Hauptfunktionen der Niere ? Greifen wir aus der Fülle der Nierenkrankheiten diejenigen heraus, die mit einer Störung nur einer einzigen Funktion behaftet sind oder bei denen eine solche im Vordergrund des klinischen Bildes steht. Dieser Gruppe der „unifunktionellen Störungen" der Niere ist diejenige der „plurifunktionellen" gegenüberzustellen, die die erste Gruppe an Zahl natürlich bei weitem überwiegt. Denn die Niere ist in fast einzigartiger Weise befähigt, auch einmal nur mit unifunktionellen Krankheiten aufzuwarten. Gerade die Läsion nur einer Funktion aber ist vorzüglich geeignet, ihre Bedeutung in das rechte Licht zu rücken und ihre Arbeitsweise klar erkennen zu lassen. Wir versprechen uns einen nicht zu unterschätzenden Gewinn daraus, indem wir einige Krankheitszustände, wie sie die Klinik zu bieten in der Lage ist, darstellen und mit Beispielen belegen.

1. Regulation des Wasserbestandes.

Eine unifunktionelle Nierenstörung kann beispielsweise eine Vermehrung der Harnmenge oder eine Verminderung derselben betreffen, gefolgt von einer Vermehrung oder Verminderung der Wasseraufnahme. Bei dieser Formulierung wird vorausgesetzt, daß diese Störung primär in der Wasserbearbeitung durch die

Niere liegt und die geänderte Wasseraufnahme das sekundäre Ereignis sei. Hierfür wird erst später eine Begründung gegeben werden. Ebenso ist die Rolle der Wasserbindungsbereitschaft der Körperzellen, der Vorniere VOLHARDS, sowie diejenige der Wasserabgabe unberücksichtigt. Schälen wir aus den Wasserbearbeitungsstörungen primärer Natur diejenigen heraus, die außer krankhafter Zu- und Abnahme der Harnmenge keinerlei andere Funktionsstörungen oder klinische Symptome darbieten, so kommen wir als unifunktionelle und monosymptomatische Störungen zur Polyurie und Oligurie, deren Ursache hormonelle Erkrankungen sind. Je ein klinisches Beispiel soll diese einzelnen unifunktionellen Erkrankungen der Wasserbearbeitung belegen und die Art der Störung der Einzelfunktion näher erläutern (J. FREY).

a) Wasserausscheidung.

Es gibt unter den *Oligurien* eine Art, die bei gesundem Verhalten des Kreislaufsystems und Fehlen von Intoxikationen durch Wassertrinken nicht zu durchbrechen ist. Daß diese Erkrankungen, die sicherlich nicht oft vorkommen, noch seltener festgestellt werden, liegt wohl daran, daß den davon Betroffenen das Ausbleiben einer Harnflut nach Wassertrinken nicht als ein Krankheitszeichen bewußt wird.

Klinisches Beispiel: Der Kranke, in dessen Familie Wachstumsanomalien nicht bekannt sind, erlitt mit 11 Jahren eine Gehirnerschütterung und einen Schlüsselbeinbruch, erkrankte in der Folgezeit mehrmals an Harnblasenentzündungen und zog sich mit 18 Jahren eine Kieferhöhleneiterung zu. Im August 1942 (21jährig) bekam er nach einem Bad im Freien stechende Schmerzen in der Magengrube, Schwitzen und spannendes Gefühl an den unteren Rippen, das sich unter Schüttelfrost zu Stechen beim Atmen in beiden unteren Brustkorbhälften verstärkte. Im Anschluß daran wurde der Harn schwarzbraun, eine Harnuntersuchung habe eine Nierenentzündung ergeben. Nach einer Behandlung mit Hungern, Obsttagen und salzfreier Kost wurde er 4 Wochen danach wieder arbeitsfähig. Im August 1943 sei er wieder an einer Nierenentzündung erkrankt, er habe dabei einen häufigen Drang zum Wasserlassen mit jeweils sehr geringen Harnmengen gehabt, der Harn sei rotbraun und dickflüssig gewesen. Im Anschluß an eine Halsentzündung seien im Herbst 1943 mehrmals die gleichen Beschwerden erneut aufgetreten. Im April 1944 sei es zu einem erneuten Rückfall gekommen mit Druck und stechenden Schmerzen in der Nierengegend und häufigen Kopfschmerzen. Das Wasserlassen mache jetzt keine Beschwerden, Stuhlgang sei regelmäßig, Potenz und Libido seien normal.

Befund: Der 23jährige kräftige Mann Wilhelm B. hat eine Oberlänge von 86 cm, eine Unterlänge von 83 cm (Gesamtlänge 179 cm) bei einer Spannweite der Arme von 186 cm. Das Körpergewicht schwankt zwischen 72 und 73 kg. Blut: 15,4 g % Hb, 4,58 Mill. Erythroc., 8000 weiße Blutkörper/mm^3 bei normalem Differentialbild, Senkung der roten Blutkörper 6/15, 4/8 und 4/12 mm; Wa.R. negativ. Ödeme lassen sich nicht nachweisen. Die Stirngegend wird als klopfempfindlich angegeben. Geröteter Rachenring mit Kryptentonsillitis. Wegen geringer wolkiger Trübung der re. Kieferhöhle ist eine Sinusitis nicht auszuschließen. An Bauchorganen, Lunge und Herz lassen sich keine krankhaften Abweichungen finden. Der Blutdruck wird immer mit normalen Werten zwischen 130/80 und 120/60 mm Hg gemessen. Extremitäten und Genitale o. B. Am Nervensystem keinerlei Krankheitszeichen, Augenhintergrund o. B.

Im Harn sind immer eine Albuminurie in einer Stärke von Opalescenz bis Trübung, Erythrocyten meist in geringer und Leukocyten in mäßig starker Zahl, jedoch keine Cylinder nachzuweisen. Bei Cystoskopie und transvesicaler Pyelographie lassen sich normale Verhältnisse finden, lediglich werden in den Ureterharnen Bakterien der Coligruppe und Staphylococcus albus nachgewiesen. Die harnpflichtigen Stoffe im Blut waren immer normal und schwankten für Rest-N zwischen 24 und 32 mg %, für Harnsäure zwischen 2,7 und 3,6 mg %, für Kochsalz zwischen 580 und 625 mg % und für Xanthoprotein zwischen 15 und 25. Der Blutzucker betrug nüchtern 72 mg-%.

Auffallend an diesem Krankheitsfall ist das funktionelle Verhalten der Nieren bei der Wasserverarbeitung. Bei einer Flüssigkeitsaufnahme von 600 cm^3/Tag wird etwa die gleiche Menge mit dem Harn wieder ausgeschieden. Das spezifische Gewicht schwankt dabei zwischen 1020 und 1030, z. B. am 8. Juni 1944:

Hiernach wäre noch nichts Bemerkenswertes zu finden. Jedoch wird eine Wasserbelastung per os nicht mit einer Harnvermehrung, sondern mit einer ausge-

bis 11 Uhr	200 cm³	mit spez. Gew.	1020
„ 12 „	50 „	„	„	„	1020
„ 13 „	45 „	„	„	„	1020
„ 14 „	50 „	„	„	„	1020
„ 15 „	50 „	„	„	„	1020
„ 16 „	45 „	„	„	„	1022
„ 17 „	60 „	„	„	„	1025
„ 18 „	40 „	„	„	„	1025
„ 19 „	30 „	„	„	„	1023
Nacht	220 „	„	„	„	1027

sprochenen Normurie oder relativen Oligurie beantwortet. Nach Wassertrinken von 1500 cm³ betragen Ausscheidung und spezifisches Harngewicht nach Ablauf von 4 Std:

am 5. Juni 1944   150 cm³ in 4 Std mit 1028—1032 spez. Gew.
am 7. Juni 1944   145 „ in 4 „ „ 1030   „ „

Nach Wasserzufuhr zeigt also der Kranke das umgekehrte Verhalten wie beim Diabetes insipidus: trotz größeren Wasserangebots ist er nicht in der Lage, zu verdünnen, sondern hält neben einer Oligurie zäh an der Konzentration zwischen 1020 und 1030 fest, während die Ausscheidung der Salze und harnpflichtigen Stoffe keinerlei Störung aufweist. Gibt man dagegen neben dem Wasser noch Kochsalz (intravenös in Form einer isotonischen Lösung), so wird die Harnabsonderung sofort größer und das spezifische Gewicht niedriger:

10. Juni 1944: 500 cm³ 0,85%ige NaCl-Lösung + 0,1 g Coffein i.v. Harnmenge in den ersten beiden Stunden danach schon doppelt so groß wie 4 Std nach einer dreimal so großen Menge reinen Wassers oral, nämlich jetzt 300 cm³. Der tiefste Punkt des spezifischen Gewichts während dieser „Salz- und Coffeindiurese" ist 1009 (Gefrierpunktserniedrigung —0,66°). Nach 4 Std sind 470 cm³ Harn ausgeschieden, während das spezifische Gewicht langsam wieder auf die frühere Höhe von 1030 ansteigt.

17. Juni 1944: 1500 cm³ 0,85%ige NaCl-Lösung i.v. Auch nach dieser Wasser-Kochsalzgabe erniedrigt sich das spezifische Gewicht und erhöht sich die Harnausscheidung, allerdings nicht so stark wie nach Beigabe von Coffein: bis 1012 Harngewicht und Gefrierpunkt — 1,10°. Nach 4 Std sind von der infundierten Kochsalzlösung 510 cm³ wieder ausgeschieden.

Es läßt sich also durch Gabe einer Kochsalzlösung (im Gegensatz zu reinem Wasser) die Verdünnungssperre in Form einer „Salzdiurese" durchbrechen, insbesondere, wenn Koffein dazugegeben wird.

Das im Vergleich zum Diabetes insipidus umgekehrte Verhalten des Kranken läßt demnach für die Wasserausscheidung annehmen, daß das antidiuretisch wirkende Hypophysenhinterlappenhormon vermehrt anfällt. Und in der Tat ergibt die Röntgenaufnahme der Sella turcica eine auffallende kastenförmige Erweiterung, während die Knochenstruktur der Umgebung wenig schattendicht erscheint, so daß der Verdacht auf ein Adenom der Hypophyse berechtigt ist (siehe dazu MARX, HESS, und NEUMANN[1]). Der nierenwirksame Anteil des Hinterlappens der Hypophyse könnte das von BÖTTGER[2] dargestellte Adiuretin sein, das vom Vasopressin (blutdrucksteigernd) und Oxytocin (uterusmuskelkontrahierend) zu trennen sei. Es verursacht eine Hemmung der Harnabsonderung bis zur Anurie. Durch Narkose läßt sich eine Umkehr der Hypophysenhinterlappenhormon-(HHH.-)Wirkung erreichen (MAGNUS und CHARPEY-SCHAEFER[3], MOLITOR und PICK[4], JANSSEN[5]). Im vorliegenden Fall konnte die gleiche Feststellung gemacht werden.

Zu diesem Zweck wurde ein Wasserversuch im Dämmerschlaf wiederholt. Der Kranke bekam sofort nach Trinken von 1,5 l Wasser 5 cm³ Pernocton i.v. und schied daraufhin eine wesentlich größere Harnmenge aus, alle halbe Stunden durch einen Dauerkatheter abgelassen. Die Tabelle gibt die Werte wieder.

Zeit in Stunden nach der Wasseraufnahme	cm³ Harn	Spez. Gew.	Gefrierpunkt
0½	200	1002	— 0,26°
1	170	1001	— 0,09°
1½	90	1002	— 0,13°
2 Erwachen!	30	1006	— 0,31°
2½	15		
3	20	1017	— 1,13°
3½	15		
4	7		
4½	9	1029	— 1,50°
5	13		

Während der Pernoctonnarkose kommt es also im Gegensatz zum wachen Zustand zu einer wesentlich verstärkten — wenn auch noch nicht normalen — Flüssigkeitsausscheidung. Vor allem ist jetzt eine echte „Wasserdiurese" mit einem spezifischen Gewicht bis 1001 und einem nur geringen Salzgehalt des Harns (Gefrierpunktsdepression —0,09°, also Verdünnung des Harns weit unter die Blutkonzentration) eingetreten. Mit dem Erwachen aus der Narkose nach 2 Std stellt sich die Oligurie sofort wieder ein, obwohl die eingenommene Flüssigkeitsmenge noch keineswegs vollkommen ausgeschieden ist. Der Ausfall des Narkosewasserversuchs gibt den Beweis ab, daß es sich — wie angenommen — hier um eine funktionelle Störung der Nieren handelt, bei der die Oligurie durch vermehrte Produktion von Hypophysenhinterlappenhormon zustande kommt. Denn es läßt sich der gleiche Funktionszustand der Niere wie im Tierversuch herstellen, nämlich die Aufhebung der Oligurie durch Narkose (siehe hierzu JANSSEN[5]) und damit Beseitigung einer funktionellen Nierenstörung.

Der hier mitgeteilte Fall liegt ausschließlich in dem Unvermögen begründet, eine größere Wassermenge in Form einer „Wasserdiurese" auszuscheiden (auf die wir im Kapitel V, 1 noch ausführlich zurückkommen werden), weil das HHH. offenbar in zu großer Menge aus dem Hypophysenadenom abgesondert wird. Daß das Hypophysenhinterlappenhormon jedenfalls an der Niere selbst angreift, ist durch Untersuchungen von STARLING und VERNEY[6], VERNEY[7], JANSSEN[5] sichergestellt.

Während also das Konzentrationsvermögen und die Ausscheidung der harnpflichtigen Stoffe ungestört sind, kann eine *Teilfunktion* für sich allein *beeinträchtigt* sein, nämlich die *wasserausscheidende Funktion der Niere*. Das dazugehörige Krankheitsbild ist dann das einer Harnarmut, nämlich das der „hypophysär-diencephalen Oligurie" mit kleinen Harnmengen und hohem spezifischem Gewicht. Wir möchten auf diese Krankheitsgruppe mit Nachdruck hinweisen, um die Aufmerksamkeit vermehrt auf die Analyse solcher hypophysärer Oligurien zu lenken.

Diese endokrine Form der Oligurie als „hypophysär-diencephale Oligurie" zu benennen, erscheint uns sinnvoller und auch sprachlich besser als die Bezeichnung „Antidiabetes insipidus", wie es GRASSHEIM[9] tut.

b) Wassereinsparung.

Eine krankhaft vermehrte Harnmenge als unifunktionelle Störung in Form einer *Polyurie* (diesmal mit sehr niedrigem Harngewicht) ist allgemein ausreichend bekannt, wenn auch recht oberflächliche Theorien und Erklärungsversuche zu ihrer Genese geäußert wurden. Zur Auseinandersetzung dieser Art von Polyurie diene folgendes Krankheitsbeispiel (Fritz L.).

Vorgeschichte: Eltern und 5 Geschwister sind gesund. Er selbst habe mehrmals Anginen gehabt, dann einen Schlüsselbeinbruch und eine Appendektomie durchgemacht.
Im Oktober 1943 ($\frac{1}{4}$ Jahr vor der Kliniksaufnahme) kam es zu starkem Durstgefühl, das ganz plötzlich aufgetreten sei. Er müsse 2—3mal in der Stunde trinken, auch nachts wache er mehrmals durch Durst auf und könne nur nach Wassertrinken wieder einschlafen. Die Harnmenge käme bis auf 10 l/Tag. Weitere Beschwerden fehlen, er fühle sich gesund und leistungsfähig. Im letzten Jahr sei er schnell gewachsen und habe seinen älteren Bruder um mehrere Zentimeter überwachsen.

Befund: 17 Jahre alter Kranker mit 65,5 kg Gewicht und 176 cm Länge. Der Ernährungszustand ist gut, die Gliedmaßen sind im Verhältnis zum Rumpf proportioniert, Schuhgröße 42, Kopfform normal. Geringer Kropf. Brustkorb mit Herz und Lunge, ebenso Leib, Genitale, Wirbelsäule, Gliedmaßen und Nervensystem o. B. Blutdruck 145/85 mm Hg. Normaler Augenhintergrund. Grundumsatz innerhalb der normalen Schwankungsbreite. Luesreaktionen negativ. Blutbilder o. B., Senkung der Erythroc. 2/7 mm.
Keine krankhaften Harnreaktionen, spezifisches Harngewicht liegt meist bei 1001, seltener bei 1002. Die täglichen Harnmengen schwanken unbeeinflußt zwischen 6 und 10 l am Tag. Durch kochsalzfreie Diät, kleine Pyramidongaben und 0,5—1,0 cm³ Pituglandol pro Tag wird nur eine geringe Verminderung der Harnmenge beobachtet. Erst Tonephin-Durant i.m. mit einer Steigerung bis zu 50 Voegtlin-Einheiten alle 3 Tage reduziert prompt die Harnmenge auf etwa 2 l/Tag mit einem Harngewicht um 1010.

Es handelt sich hier also um eine „hypophysär-diencephale Polyurie", wie wir den Diabetes insipidus sinngemäß benennen möchten, mit großer Harnmenge und niedrigem -gewicht. Diese elektive Störung mit dem Unvermögen, bei Einschränkung der Wasserzufuhr eine Eindickung des Harns zu bewerkstelligen, betrifft die *wassereinsparende Funktion der Niere* und wird durch Unterfunktion des Hypophysenhinterlappens bzw. seines zugehörigen diencephalen Areals bedingt, wie der therapeutische Erfolg mit Substitutionsmedikation beweist. Die Elimination der harnpflichtigen Stoffe ist bei der hypophysären Polyurie ebenfalls ungestört, denn es kommt dabei weder zu Verminderung noch Vermehrung derselben im Blut. Es werden bei den beiden eben wiedergegebenen klinischen Beispielen der hypophysär-diencephal bedingten Harnmengenveränderungen, sei es, daß die Harnmenge 0,6—0,7 oder 8,0—10,0 Liter/Tag beträgt, von der Niere die täglich anfallenden Kochsalz- und Stickstoffmengen bewältigt, die bei kochsalzarmer Diät in beiden Fällen zufällig etwa 7 g NaCl und etwa 10 g N ausmachen.

Wenn wir die Wasserbearbeitung durch die Nieren betrachten, so können wir demnach feststellen, daß diese Organe eine doppelte, nämlich eine *wassereinsparende* wie auch eine *wasserausscheidende Funktion* besitzen, was gewöhnlich nicht genügend berücksichtigt und auseinandergehalten wird. Bei diesen Störungen in der renalen Wasserbearbeitung fehlen histologisch nachweisbare Veränderungen an Gefäßsystem und Zellen der Nieren, was wir besonders hervorheben wollen. Die Konzentration des Harns kann — wie bekannt — in Ausübung von Wasserausscheidung und -einsparung stark variieren, indem einmal fast destilliertes Wasser ausgeschieden wird mit einem nur noch sehr geringen Salzgehalt, der weit unter dem des Blutes gelegen ist, das andere Mal der Salzgehalt recht erheblich ist und den des Blutes um ein vielfaches übertrifft. Ausdruck hiervon ist die Veränderung des spezifischen Harngewichts von 1001 bis etwa 1040, was zuerst BARTELS 1875 erkannt hat.

Die aus dem intermediären Stoffwechsel stammenden und die mit der Nahrung zugeführten Wassermengen werden aus dem Körper durch Lungen, Haut, Darm und Nieren entfernt. Die Ausscheidung durch die Lungen ist ein rein passiver Vorgang, indem die Ausatmungsluft bei 34,5° mit Wasserdampf gesättigt exspiriert wird. Der Wasserverlust durch den Atmungsvorgang hängt also vornehmlich (neben dem Atemzeitvolumen) vom Wassergehalt der Einatmungsluft, nämlich von atmosphärischen Bedingungen, ab, da die Atmungsluft kälter und oft auch nicht vollkommen mit Wasserdampf abgesättigt ist, und beträgt gewöhnlich ungefähr 300 cm³. Auf die Wasserausscheidung aus dem Darm entfallen unter normalen Verhältnissen etwa 150 cm³, sie kann bei Durchfall die Quote der Harnausscheidung um ein vielfaches übersteigen — was für spätere Erörterungen wichtig ist — und zu schweren Exsikkosen des Körpers führen. Der Verlust durch den Schweiß ist beherrscht von der Wärmeregulation ohne Rücksicht auf den Wasserbestand des Körpers und wechselt außerordentlich stark, von etwa 300 cm³ täglich bis zu 8000 cm³ in einer Schicht eines Bergmanns, wo hohe Außentemperaturen und starke Muskeltätigkeit zusammentreffen.

Die Niere ist also der Hauptregulator des Wasserhaushaltes des Körpers. Da nun im Stoffwechsel aus wenigen großen Molekülen viele kleine werden und der osmotische Druck einer Lösung nur von der Zahl, nicht vom chemischen Charakter, der Größe oder dem Gewicht der gelösten Teile abhängt, so entsteht dauernd ein Überschuß gelöster Stoffe, also eine Zunahme des osmotischen Druckes der Flüssigkeiten im Gesamtkörper. Dem steht die intermediäre Wasserbildung aus den Kohlenhydraten und Fetten gegenüber, die aber mengenmäßig offenbar unzureichend ist im Vergleich zur Entstehung gelöster Stoffe. Bei der Ausscheidung von Wasser muß, um das Verhältnis von gelösten Stoffen zum Lösungsmittel in den Körpersäften und -zellen zu wahren, demnach dauernd mit Wasser gespart werden, und es muß mit dem Harn ein Überschuß der gelösten Substanzen den Körper verlassen; hinzu kommt unter Umständen noch ein erheblicher Wasserverlust durch die Haut im Dienste der Wärmeregulation. Dies bringt mit sich, daß der Harn für gewöhnlich konzentrierter als das Blut ist.

Durch diese Tatsache wird noch ein weiteres Problem aufgeworfen. Es kann in der Harnflüssigkeit des Nierenbeckens zur Ausfällung von Kristallen kommen. Versucht man, einen dem natürlichen Harn gleichkommenden künstlichen herzustellen, so scheitert das daran, daß der Harn meist eine übersättigte Lösung von Harnsäure, Kalk usw. darstellt. Während es gelingt, durch primäre Phosphate eine etwa normale Calciummenge in Lösung zu bringen (TEUFL[10]), ist die Anwesenheit sogenannter Schutzkolloide notwendig, deren Vorhandensein sich durch Schäumen sowie durch die Nubecula verrät, die übersättigt vorhandenen Krystalloide in Lösung zu halten (LICHTWITZ[11], BACMEISTER[12], SCHADE[13]). Sinkt unter pathologischen Bedingungen aus Ursachen, die wir noch nicht genau übersehen, die Absonderung dieser Schutzkolloide durch die Niere oder abführenden Harnwege (es handelt sich um Muzin, Urochrom und andere hydrophile Kolloide), so kommt es zu makroskopisch sichtbaren Krystallbildungen. Die Niere (bzw. die ableitenden Harnwege) haben also noch als Nebenfunktion der Wassereinsparung diejenige der *Schutzkolloidbildung*, um die Wassereinsparung so weit treiben zu können, daß selbst stark übersättigte Salzlösungen als Harn konkrementlos und damit hindernisfrei ausscheidbar bleiben (siehe auch RÓTH[14]). Auch die mikrokrystallären Tubulusverstopfungen, z. B. nach großen Sulfonamidgaben, spielen in der Klinik eine Rolle.

2. Ausscheidung der Harnfixa.

Die Ausscheidung der harnpflichtigen Stoffe kann ebenfalls für sich allein gestört sein, ohne daß Wassereinsparung oder -ausscheidung in Mitleidenschaft gezogen ist. Für diese unifunktionelle Nierenerkrankung diene der folgende Krankheitsfall als Beispiel:

52jähriger Mann A. B., der seit $\frac{1}{4}$ Jahr an Magenstörungen mit immer mehr zunehmendem, zuletzt täglich sich mehrmals wiederholendem Erbrechen unverdauter Speisen leidet. Der Blutdruck und die Harnbefunde sind normal. Der kachektische Mann mit einer hypochromen Normozythämie weist röngeologisch eine sehr starke Gastrektasie mit maligner Pylorusstenose auf. Die Magenspülungen ergeben jedesmal wenig verdaute, übelriechende Speisereste in größerer Menge. Im Blut werden analysiert: Rest-N 162 mg %, Harnsäure 6,3 mg %, NaCl 500 mg %, Hb 11,0 g %, Erythroc. 4,8 Mill. Nach Zuführung von etwa 45 g Kochsalz (i.v. Gaben von physiol. NaCl-Lösung) in 1½ Tagen ergaben die Blutanalysen: Rest-N 57 mg-%, Harnsäure 4,8 mg-%, Kochsalz 592 mg-%, Hb 8,0 g %,

Erythroc. 3,7 Mill. Die Harnmenge, die vorher unter 0,5 l/Tag lag, erhöht sich auf über 1,5 l/Tag.

Dieser Krankheitsfall stellt also eine durch Kochsalz (und Wasser) aufzuhebende Retention harnpflichtiger Stoffe dar, die zur Urämie führte. Die auslösende Ursache bestand in einem Kochsalz- (und Wasser-) Mangel durch Erbrechen: „salo-hydroprive Urämie", wie wir dieses Krankheitsbild benennen möchten.

Auf Einzelheiten dieses für das Verständnis der Nierenfunktion außergewöhnlich wichtigen Syndroms sei jetzt nicht weiter eingegangen. Später werden die einzelnen Veränderungen funktioneller Art, auch die des Wasserbestandes des Körpers, im Verein mit dem vorliegenden Schrifttum auseinandergesetzt (Kap. XIII/2).

Daß es sich bei der salohydropriven Urämie um eine rein funktionelle Störung handelt, beweisen die Entstehungsursache und der Therapieerfolg. Ohne daß eine Nierenerkrankung vorliegt (Nephritis u. a.), kann also die Niere ihre Aufgabe, die *harnpflichtigen Stoffe zur Ausscheidung zu bringen*, nicht mehr erfüllen, und es kommt zu einer Störung der Isosmie und Isoionie (H. STRAUB[15]). Durch die Ausscheidung von Abraumstoffen kommt demnach das Organpaar — ähnlich wie bei der Wassereinsparung und -ausscheidung — einer Aufgabe zur Wahrung der Konzentration der osmotisch wirksamen Salzteile nach. Hierfür ist die Unterschreitung des Kochsalzbestandes (zusammen mit dem Wasserbestand) im Organismus pathognomonisch, wie wir uns vorerst einmal allgemein ausdrücken möchten. Zusätzlich dürfen wir sagen, daß ohne eine gewisse Kochsalzmenge eine Ausscheidung harnpflichtiger Stoffe, vor allem der stickstoffhaltigen, unmöglich bzw. nur beschränkt möglich ist. Diese Beobachtung wollen wir im Auge behalten, da sie uns noch besonders beschäftigen soll.

3. Regulation der aktuellen Reaktion des Organismus.

Wenn wir die Reaktion des Harns untersuchen, so können wir einen Wechsel von der sauren zur alkalischen feststellen und umgekehrt. Diese veränderliche Ausscheidung saurer und alkalischer Valenzen durch die Nieren ist nach H. STRAUB der Grobeinstellung eines Mikroskops vergleichbar, um die aktuelle Reaktion des Körpers auf einen festgelegten Stand zu bewahren, während die Abrauchung der Kohlensäure durch die Lungenatmung als Feineinstellung funktioniert. Auch hier ist es wieder angebracht, aus der gestörten Funktion einen besseren Überblick zu gewinnen, wozu ein Krankheitsfall diene.

Die 30 Jahre alte Josefine Dö. erkrankte 1937, 1942 und 1943 an einer Nierenbeckenentzündung, 1942 wurde eine Strumektomie ausgeführt, im Oktober 1945 eine Appendektomie. Danach wurde sie wegen einer leichten Albuminurie und Mikrohämaturie in die Medizin. Klinik Freiburg i. Br. eingewiesen.

Neben einer stetig zunehmenden Anämie und Reduzierung des Körpergewichts war anfangs eine leichte Albumin- und Hämaturie, später eine normale Harnflüssigkeit ohne jegliche Bakterien, auch Tuberkelbacillen, nachzuweisen. Allerdings betrug im Durstversuch die Harnkonzentration nur 1016—1020 spez. Harngew. und nach Wassertrinken wurde innerhalb von 4 Std nur etwa die Hälfte der aufgenommenen Menge ausgeschieden, während sich das Harngewicht dabei auf 1005—1001 erniedrigte. Harnpflichtige Stoffe wurden nur selten und ebenfalls nur in sehr geringer Menge retiniert: Harnstoff bis 80 mg %, Harnsäure bis 5,7 mg %, Xanthoprotein bis 40. Während also die Wasserausscheidung ebenso wie die Elimination der harnpflichtigen Stoffe eine leidliche zu nennen war, fehlten entzündliche Harnbeimengungen später vollständig und eine Blutdruckerhöhung wurde stets vermißt (arterieller Druck zwischen 130/80 und 100/60 mm Hg). Das transvesicale Pyelogramm ergab außer plumpen Nierenkelchen keine Abweichungen.

Auffallend war jedoch zu dieser Zeit (März 1946) das Verhalten der Harnreaktion, das aus der folgenden Tabelle zu ersehen ist [getrenntes Auffangen der Harne rechts und links durch Ureterkatheterismus, Belastung mit Alkali (Natriumbicarbonat) und Säure (23%iges Mononatriumphosphat) nach REHN und Mitarbeiter[16]].

Minuten	Harn rechts	Harn links	Bemerkungen
0	pH 6,6	pH 6,6	
2	6,6	6,6	
4	6,6	6,6	
			50 cm³ Nabicarbonat i.v.
7	6,8	6,7	
10	6,8	6,8	
13	6,8	6,8	
16	6,8	6,8	
			30 cm³ 23%iges Mononatriumphosphat i.v.
19	6,6	6,8	
21	6,6	6,6	
24	6,6	6,6	

Anstatt bei Basen- und Säurebelastung sich jeweils um 1,0 p_H zu ändern, vollführt der Wasserstoffionengehalt des Harns bei dieser Kranken nur ganz geringe Schwankungen, so daß man von einer fast vollkommenen „Starre" der Ausscheidung saurer und alkalischer Stoffe sprechen kann. So wie bei dieser Nierenfunktionsläsion die Körpersäfte ihre ihnen eigene „Starre" der aktuellen Reaktion verlieren, was H. STRAUB[17] als Poikilopikrie der Körperflüssigkeiten bezeichnet, so kann man nun in Anlehnung hieran von einer *Isopikrie des Harns* sprechen. Neben einer leichten Minderung in der Wasserbearbeitung war in diesem Krankheitsbeispiel demnach vor allem als unifunktionelle Störung eine Hypopikrurie bzw. Isopikrurie festzustellen, während — hier nicht bestimmt — das Blut und die Körpersäfte eine Poikilopikrie aufweisen dürften. Es besteht also eine weitgehende Unabhängigkeit der Wasser- und N-Ausscheidung von derjenigen der Säure- und Basenausscheidung, so daß man auch hierbei von einer getrennten Teilfunktion der Niere zu sprechen berechtigt ist, eine Ansicht, für die vor allem BECKMANN[18] eintritt.

Bei Uranvergiftung und Nierenverkleinerung (Exstirpation und Resektion auf ¼ bis ⅓ Nierensubstanz) fand BECKMANN beim Kaninchen eine starke Verringerung der sonst p_H 4,5 betragenden Variationsbreite, nämlich zwischen p_H 8,08 und 9,17 (Uran) und p_H 6,61 und 8,17 (Nierenverkleinerung). Es dürfte wohl primär ein Unterschied zwischen reduziertem Nierengewebe und funktionsuntüchtigem Parenchym bestehen, der sich — ähnlich der isosthenurischen Ausscheidungsweise bei Schrumpfniere — allmählich verwischt.

Die Niere spielt also zur Wahrung der Isohydrie des Organismus eine hervorragende Rolle (H. STRAUB[17]). „Das mächtigste Organ zur Regulation des Säure-Basen-Gleichgewichts scheint jedoch die Niere zu sein, der die Aufgabe zufällt, saure und basische, nichtflüchtige Valenzen immer gerade in dem Verhältnis auszuscheiden, daß die richtige Zusammensetzung des Blutes und der Gewebe gewahrt wird. Zu diesem Zwecke vermag die Niere die Harnreaktion sehr stark nach der sauren und basischen Seite zu verschieben, etwa in dem Reaktionsbereich, der vom reinen Mono- bis zum reinen Diphosphat reicht. Da von den Molekülen der Salze starker Säuren mit starken Basen immer gleich viel Anionen wie Kationen ausgeschieden werden müssen, kann die Niere diese Reaktionsänderungen nur mit Hilfe von schwächeren Säuren vollbringen. Dazu bedient sie sich vor allem der Phosphorsäure." Diese entsteht aus organischen Verbindungen, wie den Nukleinen und Lipoiden, und wird in der Niere selbst in Freiheit gesetzt, wie STARLING und EICHHOLTZ[19] zeigen konnten. Mit dieser Phosphorsäure gebunden werden also die alkalischen Valenzen ausgeschieden. Aber noch in einem zweiten Sinne wird das Säure-Basen-Gleichgewicht durch die Phosphorsäure beeinflußt: sie wird nur zum Teil mit dem Harn ausgeschieden, zum anderen Teil mit dem Kot. Und da die Form der Alkalisättigung der Phosphorsäure bei den beiden Ausscheidungsstellen verschieden ist, so kommt auch dadurch ein Ausgleich zustande: bei Alkalose wird die Phosphorsäure mit allen drei Valenzen an Alkali gebunden hauptsächlich mit dem Kot ausgeschieden, z. B. als Calciumphosphat, wie sie im Knochen vorkommt. Nur geringe Phosphorsäuremengen verlassen den Körper in diesem Falle mit dem Harn, wo die Phosphorsäure bei neutraler Reaktion etwa nur $1\frac{1}{2}$ Valenzen Alkali gebunden hat. Daher kommt dann auch der Abbau von Knochensubstanz bei Azidose einer Absättigung der Säure gleich.

Nun wechselt die Reaktion des Harns aber nur in relativ engen Grenzen, wie sie dadurch gezogen sind, daß im Harn niemals freie Phosphorsäure auftritt, ebensowenig wie eine dreifach abgesättigte Phosphorsäure. Es schwankt also die Reaktion gewöhnlich nur in Grenzen, die in einem Extrem alle Phosphorsäure als Dinatriumphosphat, im anderen als Mononatriumphosphat enthalten. Mit anderen Worten kann in ausgesprochenen Fällen die aktuelle Harnreaktion zwischen 4,0 und 8,3 p_H liegen, gewöhnlich zwischen p_H-Werten 5 und 7. Der Harn reagiert also niemals auf Methylorange sauer und niemals auf Phenolphthalein alkalisch.

Nur in extremen Fällen, z. B. bei Muskelkrämpfen, sind p_H-Werte von 4,0 beobachtet worden; oder Verfütterung von Borsäure an Frösche ergab einen Exponenten von 4,5, Verfütterung von Soda einen solchen bis 9,5 (ROHDE[20]). An Kindern fand YLPPÖ[21] nach Trinken von Emser Wasser p_H-Werte von 8,5.

Da man jetzt meist anzunehmen bereit ist, daß in den Glomeruli eine Filtration aus dem Blut stattfindet, der Harn aber in seiner Reaktion saurer als das Blut ist, so muß eine Veränderung der aktuellen Reaktion des Harns während seiner Tubuluspassage eintreten. Diese Umwandlung der Reaktion des Glomerulusfiltrats haben ELLINGER und HIRT[22] sehr deutlich an Bildern des Luminiscenzlichtes nach Fluoresceininjektion an der lebenden Niere zeigen können. Es tritt ein allmählicher Übergang der grünen Farbe in Gelb ein, da der Farbstoff bei alkalischer Reaktion grün, bei saurer gelb erscheint. Auch bei Diuresen, welche auf vermehrter Filtration beruhen, hat schon RÜDEL[23] 1892 beobachtet, daß die Reaktion des Harns sich nach der alkalischen Seite zu verändert.

Der Gehalt an starken oder schwachen Säuren geht aus der Änderung der Titrationsacidität hervor, d. h. aus dem Pufferungsvermögen. Bei Titration mit Salzsäure (bis zum Umschlag des Methylorange) oder mit Natronlauge (bis zum Umschlag des Phenolphthaleins) ändert sich der p_H-Wert bei starken Säuren sehr schnell, indem die Titrationskurve sehr steil verläuft. Bei schwachen Säuren ist der Kurvenverlauf der Titration flacher. Dies zeigt sehr schön eine Kurve von STRAUB[24]. — Handelt es sich um einen alkalotischen Zustand des Organismus, so treten mehr organische Säuren in den Harn über, die sonst verbrannt würden.

4. Chemische Arbeit der Niere.

Durch die Betrachtung der Harnreaktion sind wir zur chemischen Arbeit der Niere vorgedrungen, wenn wir z. B. sagen, daß Phosphorsäure aus Nucleinen in Freiheit gesetzt werden kann; diese Chemofunktion sei jetzt noch weiter erörtert.

Das zuletzt genannte Krankheitsbild mit seiner unifunktionellen Störung der Fähigkeit zur Poikilopikrurie (Fall J. Dö.) ist in der Lage, noch einen tieferen Einblick in die gestörte Harnabscheidung zu gewähren.

Sehen wir uns die alveolare Kohlensäurespannung an, so beträgt diese 36 mm Hg, während der Ammoniakgehalt des Harns 5 mg % oder 5 g/Tag ausmacht.

Das bedeutet eine Senkung der CO_2-Spannung in der Lungenluft (normal 40 mm Hg) und eine Verminderung des Ammoniakgehaltes im Harn (normal bei p_H 6,6 etwa 20 mg%). „Der Gesunde vermag" Säuren „prompt im Urin unter starker Mehrproduktion von Harnammoniak auszuscheiden, ohne daß sich die alveolare Kohlensäurespannung ändert" (STRAUB[17]). Die Säureretention im Körper wird also in zweierlei Art nachweisbar. Es war HASSELBACH[25], der 1916 zeigen konnte, daß die Ammoniakzahl (= Ammoniak-N/Total-N mal 100) eine Funktion des p_H im Harn sei in dem Sinne, daß saure Reaktion und hohe Ammoniakzahl einander ebenso entsprechen wie hohe p_H- und niedrige Ammoniakzahl, ein Parallelgehen, das BECKMANN[18] bestätigen konnte. Der Quellort des Ammoniaks ist das Nierenparenchym, wie BENEDICT und NAST[26] zeigten. Nach KREBS[27] sind die Aminosäuren und nicht der Harnstoff die Muttersubstanzen des Harnammoniaks (auch BORNSTEIN und BUDELMANN[28]). Die Abspaltung der alkalischen NH_3-Gruppe (der Amino-Gruppe) verursacht andererseits keine Säuerung, weil die desaminierte Säure weiterhin abgebaut ihren Säurecharakter verliert. Normale Nieren produzieren 10—40 mg Ammoniak/Stunde, und z. B. bei Diabetesacidose 50—200 mg/Stunde, falls die Störung extrarenal beschränkt bleibt. Da der Transport von sauren Valenzen im Blut mittels Neutralisation durch Natrium-Ionen erfolgt, in der Niere aber die Na-Ionen durch Ammoniak ersetzt werden, so kann in diesem Vorgang eine Sparfunktion an Alkali erblickt werden: jedes Na-Ion ist in der Lage, eine Vielzahl von Säureanteilen zur Niere und damit zur Ausscheidungsstätte zu bringen, ohne selbst für den Organismus verlustig zu gehen. „Der Austausch von Natrium gegen Ammonium in der Niere gehört ... zu den lebenswichtigsten Regulationen des Säure- und Basengehaltes" (KREBS[27]). Da bei Beeinträchtigung ihrer Funktion die Niere die Fähigkeit verloren hat, „Aminosäure mit genügender Geschwindigkeit zu desaminieren" (KREBS), so steht für die Neutralisation der bei Niereninsuffizienz außerdem vermehrt anfallenden Säuren weniger Ammoniak zur Verfügung, wie das schon aus den stark herabgesetzten Werten im Harn nach HENDERSON und PALMER[29] und MAGNUS-LEVY[30] zu ersehen ist. Es erscheinen nun die Säuren nicht als Ammoniumsalze, sondern als Natriumsalze, was zur Folge hat, daß der Organismus Alkali verliert zu einer Zeit, wo er besonders viel zur Säurebindung nötig hat. Die Ammoniaksynthese ist nach POLONOVSKI, BOY und CHEYMOL[31] offenbar an eine ausreichende Sauerstoffversorgung der Niere geknüpft.

Die synthetische Tätigkeit der Niere wurde zuerst bei der Bildung der Hippursäure, der Benzoylverbindung des Glykokolls, durch BUNGE und SCHMIEDEBERG[32] beschrieben. Die Autoren stellten fest, daß diese Verbindung fast ausschließlich in der Niere vor sich geht. Dabei stammt die Benzoesäure aus Zersetzungsprodukten im Darm. Analog wie die Benzoesäure wird das Salicyl behandelt (Salicylsäure + Glykokoll = Salicylursäure).

Aus dem mitgeteilten Fall sehen wir also die Vereinigung zweier Aufgaben- und Arbeitskreise der Niere und ihre Verflechtung miteinander: die Ausscheidung überflüssiger Basen oder Säuren gekoppelt mit der Entstehung anorganischer Phosphorsäure und die Ammoniakbildung. Die Menge der auszuscheidenden Basen ist jedoch im allgemeinen viel geringer; dagegen ist bei vielen krankhaften Zuständen, wie Fieber, Lebererkrankungen, Diabetes mellitus usw. die Ausscheidung von Säuren eine wichtige Funktion der Niere. Ein Vorgang, der alkalische Valenzen neutralisiert, ist nur durch den Wegfall der Verbrennungen organischer Säuren (Citronensäure usw.) im intermediären Stoffwechsel des Organismus erreicht, die bei Alkalose vermehrt im Harn auftreten. Die Niere ist also in gesunden Tagen imstande, sowohl Alkali wie Säure zu bilden und verliert diese Fähigkeit bei Erkrankungen. Wir haben erkennen können, daß der Niere eine maßgebliche Rolle neben der Aufrechterhaltung der Isosmie und Isoionie

(H. STRAUB[15]) der Körperflüssigkeiten auch in der Konstanterhaltung der Isohydrie derselben durch ihre *Fähigkeit zur Poikilopikrurie* (J. FREY) mit ihrer Synthese von niereneigener Säure und Base (anorganische Phosphorsäure und Ammoniak) zukommt. Geht dieses Vermögen verloren und endet es in einer Isopikrurie, so resultiert daraus eine Poikilopikrie des Bluts mit ebensolcher der Körperflüssigkeiten und -zellen, da ein vikariierender Ausscheidungsmodus z. B. durch die Lunge, den Darm, die Haut und ähnliches mehr im Vergleich zur normalen Niere stets insuffizient ist.

Innerhalb der Niere ist noch eine ganze Reihe anderer Synthesen und Umsetzungen bekannt bzw. vermutet worden, die anzeigen, daß dieses Organ neben der Ausscheidungsfunktion noch eine solche des Schutzes und der Abwehr wie der Stoffwechselumsetzungen besitzt (Zusammenstellung s. E. ABDERHALDEN[33]). So kann die Niere Citronensäure abbauen, aus Dioxyphenylalanin Oxytyramin und aus Arginin und Glykokoll Guanidinoessigsäure bilden, Phenol, Kresol, Indoxylschwefelsäure und Glukuronsäure herstellen, gefäßaktive Stoffe (Kap. III/2) sezernieren und anderes mehr, worauf in diesem Zusammenhang nicht eingegangen werden soll.

Aus der einfachen Beobachtung der Haut- und Harnfarbe bei länger bestehender Niereninsuffizienz, z. B. bei Nephrosklerose, läßt sich erkennen, daß eine Störung der chemischen Arbeit des Organpaars vorliegt. Dafür ein klinisches Beispiel:

O. M., männl., 47 Jahre alt. 1942 an Nierenentzündung erkrankt, später als Hauptbeschwerden Enge auf der Brust, 1945 verschlimmert.

Befund: Mäßig polyurische Isosthenurie, spez. Harngewicht bei starkem Dursten bis zu 1013 zu bringen. Esbach 0,4—0,6 Promill, im Sediment selten einige Erythrocyten. Blutdruck zwischen 190/110 und 160/90 mm Hg, anfangs höher. Augenhintergrund: Fundus hypertonicus mit leichter Retinitis angiospastica.

Farbwerte von Serum und Harn:

$F = 2,8$; $F \times M = 5,6$; Tagesmenge des Harns 2000 cm³; spez. Gew. desselben 1011. $\varepsilon b = 0,5$.

Nach Bestrahlung der gleichen Harnportion mit ultraviolettem Licht erhöhten sich die Farbwerte sehr deutlich und lagen mit $F = 3,9$ und $F \times M = 7,8$ an der unteren normalen Grenze.

Aus der Hypochromämie, vor allem aber der starken Hypochromurie läßt sich, worauf KLEMPERER[34], STEPP[35], HEILMEYER[36] (1), BECHER[37] und andere besonders hingewiesen haben, deutlich eine Niereninsuffizienz erkennen. Die Gesamtmenge des Harnfarbstoffes, wie sie in dem Krankheitsbeispiel am Tag ausgeschieden wird, liegt mit $F \times M = 5,6$ deutlich niedriger, als es dem normalen Durchschnitt nach HEILMEYER[36] (3) entspricht (9,2—16,0 bei Männern; 6,7—12,8 bei Frauen); aber auch aus dem auf ein mittleres spezifisches Gewicht reduzierten Harnfarbwert F_0 von 0,25 läßt sich die Farbarmut des Harns ebenso erkennen (normal F_0 zwischen 0,36 und 1,9 als maximale Schwankungsbreite nach HEILMEYER[36] [2]) wie aus dem niedrigen Farbstoffgehalt des Serums mit einem Extinktionskoeffizienten in Blau, $\varepsilon b = 0,5$ (normal nach HEILMEYER[36] [3] bis 1,0).

Wir entnehmen den umfangreichen Farbstoffuntersuchungen von HEILMEYER[36], daß sich die Harnfarbstoffe aus 2 Fraktionen zusammensetzen, nämlich dem Urochrom A und der anderen Fraktion, die Urobilin, Uroerythrin und das von HEILMEYER[36] gefundene Urochrom B enthält; Urochrom A stammt aus dem Eiweißstoffwechsel (WEISS[38]), die anderen Farbstoffe sind Abkömmlinge vom Bilirubin und damit vom Hämoglobin (HEILMEYER[36], BINGOLD[37]). „Bei übermäßigem Angebot von Bildungsmaterial (bei vermehrtem Blutzerfall) oder bei gestörter Leberfunktion ist die Umwandlung in Bilirubin eine unvollständige; ein größerer kommt durch die Niere in Form der auch normal vorkommenden Harnfarbstoffe zur Ausscheidung" (HEILMEYER[5, 36], S. 664).

Es erhebt sich nun die Frage, auf welche Bedingungen die Hypochromurie zurückzuführen sei. Das Nächstliegende ist, eine Ausscheidungserschwerung für die Farbstoffe im Sinne einer Niereninsuffizienz anzunehmen, wofür sich auch

HEILMEYER[36] und BECHER[37] entscheiden. Die Werte des angeführten klinischen Beispiels sprechen ebenfalls dafür, denn nach Ultraviolettbestrahlung läßt sich die Harnfarbe des Schrumpfnierenkranken nicht auf die normalen Durchschnittswerte erhöhen; die Niere ist auch für diese Stoffe ausscheidungsgestört. Und insbesondere die durch Licht erfolgenden Oxydationen der farblosen Vorstufen der Harnfarbstoffe, der „Chromogene", in der Haut der Schrumpfnierenkranken weisen auf einen solchen Retentionsvorgang hin. Es zeigt sich aber nun an der Farbarmut des Serums, daß offenbar in der Niere eine Umwandlung von Chromogenen in Farbstoffe stattfindet (BECHER[37]), ein Vorgang, der durch Sonnen- und Ultraviolettlichtbestrahlung des Schrumpfnierenharns besonders deutlich gemacht werden kann. Neben der Retention der Harnfarbstoffe bzw. ihrer Vorstufen hat also die Niere die Fähigkeit, die Chromogene zu oxydieren und in Farbstoffe umzuwandeln, eine Aufgabe, die auch durch die vermehrte Propentdyopentanwesenheit im Harn von Ikteruskranken bei normalem Serumgehalt dieses Abbaustoffes des Hämoglobins besonders deutlich wird. Das Nachdunkeln des Schrumpfnierenharns durch Belichtung (BECHER[37]) sowie die oxydative Propentdyopentbildung aus Bilirubin (BINGOLD[39]) beweisen die oxydative Tätigkeit der Nieren bereits bei der Farbstoffelimination.

5. Wärmebildung der Niere.

Jedem Operateur (an Tier und Mensch) fällt auf, daß die Nierenvenen noch eine hellrote Farbe, ähnlich der Nierenarterie, besitzen (s. auch Kap. VIII/1). Mit anderen Worten: die arterio-venöse Sauerstoffdifferenz ist eine geringere im Vergleich zu anderen Körperorganen (nach SARRE[40] beträgt sie 3,1 Vol.% bei gesunden, 2,4 Vol.% bei entzündeten Kaninchennieren, nach REIN[41] bis zu 1 Vol.% im Gegensatz zu 6 Vol.% im Gesamtblut). Trotzdem bleibt der O_2-Verbrauch dieses Organpaares ein sehr hoher, nämlich etwa $1/_{12}$ des Gesamtbasalumsatzes des Körpers, während die Nieren nur etwa 0,6% des Körpergewichts ausmachen. JANSSEN und REIN[42] fanden beim Hund als durchschnittliche Durchblutung 250 cm³/100 g Niere/min, während VERZÁR[43] für die Katze 100 cm³/100 g Niere/min angibt. Im Vergleich dazu durchströmen nach letztem Autor den Skelettmuskel 12 cm³, den Kopf 20 cm³, die Nebennieren aber 600—700 cm³ Blut/100 g Organ/min. Man erkennt daraus, daß die Nierendurchblutung eine im Vergleich mit anderen Organen enorm hohe ist; in einem gesonderten Kapitel wird wegen der Wichtigkeit der Frage hierauf noch ausführlich eingegangen (Kap. II).

Der Grund für eine so hohe Nierendurchblutung könnte auf den ersten Blick darin gelegen sein, daß ein solches Blutquantum/Zeit für den Ausscheidungsmodus gebraucht würde. Es ist aber unwahrscheinlich, daß es der Sauerstoffbedarf ist, der diese starke Durchblutung bedingt, da andere Organe des Körpers ihre Sauerstoffentnahme aus dem Kapillarblut mit einer höheren Utilisation vornehmen. Es fragt sich dann, warum dies nicht auch die Niere macht. Diese hohe Nierendurchblutung aber könnte vielleicht einem Kühlsystem dienen, worauf zuerst REIN[44] aufmerksam gemacht hat. Er fand bei Abscheidung von isotonem Harn 0,30—0,40 Cal./min/g Niere, eine Wärmemenge, die unter dem Einfluß der Größe und Art der Harnausscheidung wechselt. Höchste Werte der Wärmebildung lagen bei hypotonem Harn (Gefrierpunktsdepression — 0,18°), niedrigste bei hypertonem Harn (— 2,2°) vor. Wir werden jedoch erfahren, daß die hohe Nierendurchblutung noch anderen Prinzipien dient (Kap. X, XII u. XIV).

Wie wir gesehen haben, können Teilfunktionen der Niere bis zu einem gewissen und sogar erheblichen Grade unabhängig voneinander gestört sein. Es ist aber bekanntlich durchaus nicht so, daß immer nur eine Funktion krankhaft verändert ist, sondern bei der Mehrzahl von Nierenerkrankungen treten plurifunktionelle Störungen auf, meist derart, daß alle Funktionen mit ihren akzessorischen Arbeitsweisen in mehr oder minder deutlich nachweisbarem Ausmaß gelitten haben. Es braucht nur an die diffusen entzündlichen Nierenerkrankungen in Form der diffusen Glomerulonephritis erinnert zu werden.

Wenn die Niere als Ausscheidungsorgan ihre Variabilität verliert (Nierenstarre) und selbst eine Isofunktion annimmt, so ist die Gleichheit des Blutes hinsichtlich seiner verschiedenen Eigenschaften (Isostruktur) meist nicht mehr gewahrt (vgl. HÖBER[45]).

Wir haben bisher die Funktionsstörungen an Hand von Krankheitsbeispielen behandelt, um eine möglichst klare Herausstellung der Aufgaben der Niere zu erhalten. Die allenthalben dabei auftauchenden Probleme, die kaum gestreift wurden, allermeist gar nicht Erwähnung fanden, sollen nun einer Besprechung im einzelnen zugeführt werden.

Literatur.

[1] MARX, HESSE u. NEUMANN: Klin. Wschr. **1947**, 299. — [2] BÖTTGER: zit. nach JORES: Klinische Endokrinologie. Berlin: Springer 1942, S. 36. — [3] MAGNUS u. CHARPEY-SCHAEFER: J. Physiol. **27** (1901). — [4] MOLITOR u. PICK: Arch. exper. Path. u. Pharmakol. **101**, 169 (1924); **107**, 180, 185 (1925); **112**, 113 (1926); **113**, 171 (1926); **116**, 130 (1927). — [5] JANSSEN: Arch. exper. Path. u. Pharmakol. **135**, 1 (1928). — [6] STARLING u. VERNEY: Proc. roy. Soc. (B) **97**, 321 (1925). — [7] VERNEY: Lancet **1929** I, 539. — [8] FREY E.: Pflügers Archiv **112**, 71 (1906). — [9] GRASSHEIM: Z. klin. Med. **110**, 469 (1929). — [10] TEUFL: Z. klin. Med. **136**, 775 (1939). — [11] LICHTWITZ: Dtsch. Arch. klin. Med. **92**, 100 (1908); Ergebnisse innerer Med. **13**, 1 (1914). — [12] BACMEISTER, Münch. med. Wschr. **1908**, 211, 283, 339; **1909**, 915. — [13] SCHADE: Kolloid-Z. **4**, 175, 261 (1909). — [14] RÓTH: Schweiz. med. Wschr. **1945**, 460. — [15] STRAUB, H.: Lehrb. d. inn. Med. Bd. 2, S. 11. Berlin: Springer 1931. — [16] REHN u. GÜNZBURG: Klin. Wschr. **1923** I, 19; SCHNEIDER: Z. Urol. **34**, 148 (1940); RAABE, Z. Urol. **41**, 1 (1948). — [17] STRAUB, H.: Ergebn. inn. Med. **25**, 1 (1924). — [18] BECKMANN, Z. exp. Med. **29**, 579, 644 (1922); Münch. med. Wschr. **1923** I, 417. — [19] STARLING u. VERNEY: Proc. roy. Soc. London **98**, 93 (1925). — [20] ROHDE: Pflüg. Arch. **182**, 114 (1920). — [21] YLPPÖ: Veröff. Z.stelle Baln. **3**, 83 (1918). — [22] ELLINGER u. HIRT: Zbl. Anat. u. Entwicklungsgesch. **90**. 791 (1929); Arch. exper. Path. u. Pharmakol. **145**, 193 (1929); **150**, 285 (1930); **159**, 111 (1931). — [23] RÜDEL: Arch. exper. Path. u. Pharmakol. **30**, 41 (1892). — [24] STRAUB, H.: Lehrb. d. inn. Med. Bd. 2, S. 6. Berlin: Springer 1931. — [25] HASSELBACH: Biochem. Z. **74**, 18 (1916). — [26] BENEDICT u. NASH: J. biol. Chem. **48**, 463 (1921); **51**, 183 (1922); **69**, 381 (1926). — [27] KREBS: Klin. Wschr. **1932** II, 1744. — [28] BORNSTEIN u. BUDELMANN: Biochem. Z. **218**, 64 (1929). — [29] HENDERSON u. PALMER: J. biol. Chem. **21**, 37 (1915). — [30] MAGNUS-LEVY u. SIEBERT: Z. klin. Med. **107**, 197 (1928). — [31] POLONOWSKI, BOY u. CHEYMOL: C. r. Soc. Biol. Paris **134**, 414 (1940). — [32] BUNGE u. SCHMIEDEBERG: Arch. exper. Path. u. Pharmakol. **6**, 233 (1877). — [33] ABDERHALDEN, E.: in Becher, Nierenkrankheiten I. Jena: Fischer 1944, S. 544. — [34] KLEMPERER: Berl. klin. Wschr. **1903**, 313. — [35] STEPP: Münch. med. Wschr. **1918** I, 560. — [36] HEILMEYER: Z. exp. Med. **60**, 626 (1928) (1); weitere Arbeiten über Harnfarbstoffe: Z. exp. Med. **58**, 532 (1928) (2); **59**, 283 (3), 573 (1928) (4); **60**, 648 (1928) (5); Verh. dtsch. Ges. inn. Med. **43**, 169 (1931) (6). — [37] BECHER: Dtsch. Arch. klin. Med. **148**, 46 (1925). Nierenkrankheiten I, S. 154/155. Jena: Fischer 1944. — [38] WEISS: Biochem. Z. **133**, 331 (1922). — [39] BINGOLD: Erg. inn. Med. **60**, 1 (1941), dort ausführl. Lit. des Verf. — [40] SARRE: Dtsch. Arch. klin. Med. **183**, 515 (1938/39). — [41] REIN: zit. nach STIERLEN: Pflüg. Arch. **238**, 727 (1937). — [42] JANSSEN u. REIN: Arch. exper. Path. u. Pharmakol. **128**, 107 (1928); Ber. Physiol. **42**, 567 (1928). — [43] VERZÁR: Die Funktion d. Nebennierenrinde, S. 17. Basel: Schwabe 1939. — [44] REIN: Arch. exper. Path. u. Pharmakol. **128**, 106 (1928). — [45] HÖBER: Physikalische Chemie der Zelle und Gewebe. Leipzig: Engelmann 1926.

II. Gesamtdurchblutung der Niere.

Für die Frage der Harnbereitung aus dem Blut, der Mutterlauge des Harns, ist als erstes die Kenntnis der *Durchblutung des Organpaars* von Wichtigkeit.

Der Durchfluß des Blutes durch die Niere ist allgemein verhältnismäßig konstant gefunden worden: BURTON-OPITZ und LUCAS[1] teilen den Wert von 1,5 cm^3 am Kaninchen, BARCROFT und BRODIE[2] am Hund ebenfalls 2 cm^3, TRIBE und BARCROFT[3] einen solchen von 2 cm^3 am Kaninchen pro g Niere in der Minute mit. Mittels der REINschen Thermostromuhr fanden JANSSEN und REIN[4] bei Hunden (8—30 kg) bei Blutdrucken von 90—130 mm Hg einen Durchfluß von 1,6—3,7 cm^3 pro g Niere und Minute, was im Durchschnitt 2,5 cm^3 ergibt, einen Wert, der wohl als sehr zuverlässig gelten kann. Es fließt dann, wie gleichzeitige Messungen der Durchströmung der unteren Aorta ergaben, so viel Blut durch die Nieren wie durch die untere Körperhälfte (Hund). SPRINGORUM und ZENTENERA[5] fanden in Bestätigung früherer Untersuchungen von HARTMANN, ØRSKOV und REIN[6] eine Grunddurchblutung, die zwischen 1,1 und 8,1 cm³/g Niere/min schwankte und im Mittel 2,5—3 cm³/g/min betrug. Nach den Zahlen, die SPÜHLER[7] mitteilt, errechnet sich ein Wert von 4,5 cm³ pro g Niere in der Minute. VERNEY und DREYER[8] konnten ebenfalls an der isolierten Niere eine Maximaldurchblutung von 200 cm³ in der Minute bei einem Nierengewicht von 35 g nachweisen, das sind 5,7 cm³ Blut/g/min, wobei jedoch die Gefäßverhältnisse vor allem wegen Nierenentnervung und möglicherweise Fehlens des Hypophysenhinterlappenhormons etwas anders liegen können.

Nach Anwendung von *Diuretica (Coffein)* ist der *Blutdurchfluß* durch die Niere *verstärkt*.

Onkometrische Versuche ergaben jedenfalls eindeutig eine Zunahme des Nierenvolumens nach Coffein, die in der Hauptsache auf einer Gefäßerweiterung im Glomerulusgebiet beruhen soll (PHILIPS und BRADFORD[9], GOTTLIEB und MAGNUS[10], LOEWI, FLETSCHER und HENDERSON[11]). Dies kann durch Darstellung des Gefäßinhalts mittels Benzidinfärbung an Kaninchen-, Meerschwein- und Mäusenieren bestätigt werden, bei denen man eine enorme Gefäßfüllung jedoch meist aller Abschnitte von Rinde und Mark sieht (J. FREY); wir verweisen auf die im Kap. X gezeigten Abbildungen der Gefäßdilatation nach Verabfolgung diuretisch wirkender Stoffe. Nicht immer war ein paralleler und gleichzeitiger Gang von Diurese und Nierenvolumen zu beobachten, besonders in späten Stadien der Harnflut; es liegt nahe, die Einwirkung auf Blutdruck und auf andere Gefäßgebiete für diese übrigens geringfügigen Unstimmigkeiten verantwortlich zu machen. Weiter würde ein vermehrter Harngehalt der Niere eine Zunahme ihres Volumens auch dann bedingen, wenn die Durchblutung keine Änderung erfährt. Eine Nierenvolumenzunahme infolge Glomeruluserweiterung könnte sich allmählich durch Verdrängung von Harn, Venenblut und Lymphe wieder ausgleichen. Die Volumzunahme kann also nur nach Injektion eines Diuretikums auf eine Gefäßerweiterung bezogen werden, und zwar deswegen, weil eine Erweiterung des Glomerulus als Stelle des höchsten Druckes sich Platz schaffen könnte. — Eine Durchblutungsvermehrung beobachteten CUSHNY und LAMBIE[12]. OZAKI[13] sah bei Anwendung eines Blutdruckreglers die Durchflußgeschwindigkeit um 30—40% ansteigen, wenn Coffein gegeben wurde, im Ergebnis, das auch BARCROFT und STRAUB[14] sowie TASHIRO und ABE[15] fanden. Nur MIWA und TAMURA[16] vermißten nach Coffein eine Durchflußvermehrung, was CUSHNY und LAMBIE[12] auf zu große Intervalle der Beobachtungen zurückführten, wodurch die schnellen Durchblutungsschwankungen nicht zur Beobachtung gekommen seien. Es soll übrigens nach den Untersuchungen von SPRINGORUM und CENTENERA[5] (Thermostromuhrversuche am Hund) die Durchblutungsmenge, bezogen auf das Nierengewicht, in beiden Nieren nicht immer gleich sein, sondern in einer Niere das Vielfache der anderen betragen können. Auch bei Diuresen könnten in beiden Nieren Durchblutungsänderungen unabhängig voneinander auftreten, es bestehe dabei weder Parallelität noch Gegensätzlichkeit in beiden Organen. JANSSEN und REIN[4] haben mit der Thermostromuhrmethode[17] eine Steigerung der Durchflußgeschwindigkeit nach Coffein festgestellt, die mit einer Zunahme des Blutstroms in der Aorta einherging; aber die Nierengefäße reagierten schneller und stärker als die anderen Gefäße, es kommt also zu einer besonderen Erweiterung des Strombettes in der Niere. Auch an der isolierten Niere im Herz-Lungenpräparat, welches wegen der unübersichtlichen Ausgangslage für diese Zwecke nicht geeignet erscheint, sahen VERNEY und WINTON[18] nach Coffein immer eine Durchflußsteigerung, GREMELS[19] meistens, während RICHARDS und PLANT[20] eine solche vermißten. An der Froschniere tritt eine Vermehrung der Zahl der „aktiven" Glomeruli und eine Zunahme der Schlingenbreite und ihrer Schlängelung nach diuretisch wirkenden Stoffen ein, wie Coffein, Kochsalz, Glaubersalz, Glucose, Harnstoff (RICHARDS und SCHMIDT[21], BIETER und HIRSCHFELDER[22]). Eine solche Erweiterung der Glomeruli beschreibt auch BRÜHL[23] nach Coffein. Die Coffeindiurese, bei der es nicht zur Zunahme des O_2-Verbrauchs komme (MIWA und TAMURA[24]), finde auch bei der Cyanvergiftung der Niere statt (MASUDA[25]). Daß Coffein durch eine Einwirkung auf die Glomeruli diuretisch wirkt, kann man an der lebenden Kaninchenniere im auffallenden Licht direkt beobachten: die Glomeruli werden nach Coffeininjektionen in die Jugularvene dunkler und der Flachschnitt der Niere, dessen Blutung vorher sistierte, fängt wieder zu bluten an (E. FREY[26]). Und so kann man nach den angeführten und eignen Untersuchungen und in Abwägung derselben untereinander die Verhältnisse auf die Formel bringen: Coffein vermehrt die Harnmenge durch Erweiterung der Glomerulusgefäße und auch anderer Capillargebiete (Kap. X und XI).

Den gleichen Durchblutungsverlauf nehmen auch andere Diuresen, die E. Frey[27] als „Salzdiuresen" zusammenfaßte und worunter er die Harnvermehrung nach Kochsalz, Glaubersalz, Harnstoff, Zucker, Quecksilber u. a. verstand. Dabei nimmt das Nierenvolumen zu, wie Thompson[28], Gottlieb und Magnus[10], Lamy und Mayer[29] beschrieben. Auch an der eingegipsten Niere zeigt sich eine solche Durchblutungssteigerung; nach Loewi und Alcock[30] floß danach das Venenblut noch hellroter aus. Ebenso wird bei Salzdiuresen der Venenausfluß gesteigert gefunden, wie Barcroft und Brodie[31] und auch Lamy und Mayer[29] meist sahen. Auch Barcroft und Straub[14] stellten diesen gesteigerten Venenausfluß fest; nur Janssen und Rein[4] vermißten ihn. Daß tatsächlich in bestimmten Gefäßbereichen der Niere eine Durchblutungssteigerung auf Sulfat eintritt, kann man am lebenden Tier mikroskopisch im auffallenden Licht ohne weiteres erkennen: die Glomeruli werden dunkler und an den Seiten treten helle Flüssigkeitshalbmonde in d r Bowmanschen Kapsel auf, ein Zeichen für die Dehnung derselben durch vermehrten Harnaustritt (E. Frey[32]).

Ähnliche Verhältnisse finden wir bei der *Harnstoff-* und *Zuckerdiurese*. Nur verursachen Harnstoffgaben in kleineren Dosen nach Lamy und Mayer[29], Janssen und Rein[4] und Springorum und Centenera[5] keinen Anstieg der Gesamtdurchblutung der Niere. Dies ist auch verständlich, denn nur nach größeren Harnstoffinjektionen (intraperitoneal) konnte eine Gefäßerweiterung erzielt werden, während geringere Dosen das Gefäßsystem der Niere gar nicht oder nur wenig im Sinne einer Dilatation beeinflußten, wie Untersuchungen an der Maus zeigten (J. Frey); im Kap. X sind die entsprechenden Abbildungen enthalten. Wie die Blutgefäßbilder lehren, ist also auch eine Gefäßdilatation durch Harnstoff möglich, aber offenbar geht die Harnstoffelimination nicht allein über einen Mechanismus, der an eine solche Gefäßweitenumstellung geknüpft ist; dies ist z. B. auch beim Glaubersalz und anderen Stoffen der Fall, worauf wir noch zurückkommen werden.

Eine Ermüdung der Niere, wie man sie nach mehrfachen Coffeininjektionen sieht, tritt nach i.v. Harnstoffgaben nicht ein (E. Frey[33]). — Nach i.v. Zuckerzufuhr wird eine starke Durchflußvermehrung beschrieben: das Nierenvolumen nimmt nach Starling[34] und Albertoni[35] zu und der Blutdurchfluß durch die Niere ist nach Hédon und Arrous[36] sowie Lamy und Mayer[29] beträchtlich vermehrt. Diuresen ohne Durchblutungsänderungen glauben Springorum und Centenera[5] beobachtet zu haben, die mittels Thermostromuhrmessungen stärkste Diuresen auf Glykokoll ohne Vermehrung der Durchblutung oder selbst bei stark geminderter Durchblutung verlaufen sahen.

Auf *Quecksilber*gaben kommt es ebenfalls zu einer Diurese nach dem Typ derjenigen durch Kochsalz, wie E. Frey[33] zeigen konnte. Ebenso berichten Engel und Eppstein[37] in einer ausführlichen Zusammenstellung, daß alle Hg-Präparate eine Gefäßerweiterung hervorrufen. An der isolierten Niere vermißte Gremels[38] nach Salyrgan und Novasurol eine Gefäßwirkung trotz einsetzender Diurese und Vermehrung des Sauerstoffverbrauchs. Aus Transplantationsversuchen geht die spezifische Nierenwirkung der Hg-Präparate hervor: Govaerts[39] transplantierte Nieren von Hunden, die Novasurol erhalten hatten, auf der Höhe der Diurese an den Hals eines Hundes, dem kein Novasurol injiziert war; in je 4 Versuchsreihen lieferten die Novasurolnieren außerordentlich viel mehr Harn, es wird also das Novasurol und seine Wirkung zusammen mit der Niere transplantiert. Auch an der isolierten Froschniere führen Kalomel oder Novasurol zur Diurese (Schmidt[40] und Hartwich[41]).

Auch die *Digitalisstoffe* verursachen eine Zunahme des Blutflusses durch die Nieren mit Vermehrung des Harns und erst größere Dosen drosseln die Gefäße. Ein gesteigertes Harnvolumen selbst wurde von Philipps und Bradford[9] und Brunton[42] am Hund, von Siegmund[43] und Marshall[44] am Kaninchen und von Bonsmann[45] an der Maus beobachtet; große Dosen setzen die Harnmenge nach Winogradoff[46] und Pfaff[47] herab, ein Ergebnis, das alle Beobachter konstatieren, auch solche, die jede Diurese nach Digitaliskörpern vermissen, wie de Beco[48] und de Beco und Plumier[49] am Kaninchen, bei dem nur bei Glykosurie eine Harnvermehrung auftrat. Dabei nimmt die Konzentration der festen Stoffe im Harn ab (Steyrer[50]), die absolute Menge dagegen zu, und zwar Stickstoff erheblich mehr als Kochsalz, eine Erscheinung, der wir immer wieder bei einer bestimmten Art von Diuresen (Kap. V/2) begegnen. — Bei dieser Harnvermehrung nimmt das Volumen der Niere nach Philipps und Bradford[9] und Jonescu und Loewi[51] zu; die letzten Autoren fanden die Nierengefäße empfindlicher als die Darmgefäße. Es trat bei einem Kaninchen von 2 kg auf 0,05 und 0,1 mg Strophanthin eine starke Steigerung des Volumens mit Diurese ein, am Hund von 5,85 kg nach 0,2 mg Strophanthin Diurese ohne Blutdrucksteigerung, nach 0,5 mg dagegen Blutdruckerhöhung mit Sistieren der Harnabsonderung und erst später beim Abfall des Druckes Diurese. Ähnliche onkometrische Versuche machte Joseph[52] am Kaninchen und beobachtete eine Erweiterung der Gefäße nach Strophanthin und Digipurat, nach großen Dosen eine Verengerung, besonders an den Darmgefäßen, dagegen haben die Nierengefäße eine „stärkere Neigung, mit Erweiterung zu reagieren". Auch Ozaki[13] sah nach sehr großen Dosen (0,01—0,2 mg Strophanthin oder 1—4 mg Digipurat oder 0,1—0,5 cm³ Digalen) Gefäßverengerung; aus einer solchen Gefäßreaktion (und Nierenvolumenverringerung) ist auch die starke Diuresehemmung zu erklären, die nach Überdosierung der Digitalisstoffe (0,125 mg Strophanthin und 0,5 cm³ Digitalon in die Nierenarterie des Hundes) von SHANBERG, HENNER und KATZ[53] gefunden wurde. Mit der Methode der Einheilung eines Onkometers konnte REID[54] die Veränderungen des Nierenvolumens sehr viel deutlicher sehen als am narkotisierten Tier; die „beobachteten Volumänderungen entsprachen im allgemeinen den Befunden anderer Autoren bei anästhesierten Tieren, jedoch waren bei der Diurese die Veränderungen sehr viel ausgesprochener und erheblich verlängert, häufig mehrere Stunden anhaltend. Ähnlich der Milz reagiert auch die Niere auf äußere Reize (plötzliche und ungewohnte Geräusche, Geruch des Futters) mit Volumänderung", ein Geschehen, das uns später noch weiter zu beschäftigen hat (Kap. X). Angewandt wurden Coffein, Theobrominnatriumsalicylat, Euphyllin, Pituitrin, Digitalis, Merbaphen, Nitrit, Epinephrin und Spinalanästhesie. (Nach i.v. Injektion von destilliertem Wasser — 0,5—1,0 cm³ pro Kilogramm — kam es zu vorübergehender, aber ausgesprochener Verringerung des Nierenvolumens, was auf eine Auflösung der roten Blutkörper zurückzuführen sei und nur an der Niere gefäßverengernd wirke (REID[54]). — Nach Meerzwiebelstoffen sah ROTHLIN[55] an den Blutgefäßen in vivo auf sehr kleine therapeutische Dosen hin Erweiterung der Extremitäten- und Nierengefäße; in vitro eindeutig nur Verengerung an Niere, Darm, Kaninchenohr, Froschextremitäten. Diurese trat am normalen Tier ein, unabhängig von der Blutdruckwirkung. Adonidin verursachte nach HERMANN und MALMÉJAC[56] und HERMANN und JOURDAN[56] erst Abnahme des Nierenvolumens mit Hemmung der Harnabsonderung, später eine langdauernde Vergrößerung des Volumens mit bedeutender Zunahme der Harnmenge; es geht also die diuretische Wirkung mit der Gefäßwirkung parallel, aber es besteht keine „absolute" Abhängigkeit, wie auch MEYER[57] und JARISCH[58] die Harnabsonderungshemmung als Ausdruck einer Gefäßverengerung auffaßten. — Am herzgesunden Menschen wurden wieder mehr einheitliche Resultate gewonnen: Vermehrung der Harnabsonderung (GOLDBERGER[59]) mit gleichzeitig gesteigerter Kochsalzausscheidung und Sinken der Blutkochsalzkonzentration (VEIL und HEILMEYER[60]). — An der isolierten Niere wirken die Digitalisstoffe erweiternd, bei der Katze (KASZTAN[61]), beim Kaninchen (FAHRENKAMP[62]) und Hund (GREMELS[63]). Allerdings nimmt GREMELS ebenso wie nach Coffein auch hier eine von der Gefäßwirkung unabhängige Nierenreaktion der Digitalisstoffe an; „die peripher bedingte Gefäßerweiterung durch Strophanthin und Digitoxin ist nur ein Teilfaktor für das Zustandekommen der Diurese" (Sperrdruck von uns weggelassen) . „Die ... angeführten Stoffe aus der Purinreihe und der Gruppe der Digitalisglykoside besitzen außerdem noch eine peripher angreifende die Nierengefäße erweiternde Wirkung, die eine durch die Steigerung der Durchblutung bedingte Diurese hervorrufen kann. Die Gefäßwirkung ist unabhängig von der spezifischen Nierenwirkung" (S. 83). Dies nimmt GREMELS deswegen an, weil nicht in allen Versuchen die Durchblutungszunahme der Harnvermehrung parallel ging. Übrigens könnten ja die Digitaliskörper wie die Saponine eine permeabilitätsvermindernde Wirkung ausüben, wofür z. B. Farbstoffversuche am Herzen mit Strophanthin sprechen (E. FREY[64]).

Für diuretische Versuche ist ein Herz-Lungen-Nieren-Präparat nicht recht geeignet, weil die Niere sich hier im Zustand einer Mischdiurese (Diabetes insipidus und Salzdiurese durch NaCl und Harnstoff, auch Entnervung) befindet, was nach der Schilderung der einzelnen Diuresetypen verständlicher werden wird (Kap. V).

Gifte, welche die Nierengefäße schädigen, wie Cantharidin, hemmen die Digitalisdiurese; Stoffe, welche die Epithelien schädigen, vermehren sogar die Digitalisdiurese (HEDINGER[65]). Nach COSTAPANAGIOTIS[66] soll es beim Frosch trotz ausgesprochener Gefäßverengerung zu einer starken Harnabsonderungsvermehrung (Diurese) kommen, wobei Zyanvergiftung der Niere keinen Einfluß auf die Diurese ausübe, gleichgültig ob die Tubuli oder die Glomeruli vergiftet waren.

Nach den manchmal unterschiedlich gefundenen tierexperimentellen Ergebnissen mit Digitalisstoffen läßt sich zusammenfassend jedoch sagen, daß kleine Dosen die Harnabsonderung durch Gefäßerweiterung fördern, während große und toxische Gaben bei gleichzeitiger Durchblutungsdrosselung eine Hemmung bis zur Anurie ausüben. Die Größe der Harnabsonderungsgröße steht aber offenbar nicht immer in direkter Abhängigkeit von der Durchblutungsgröße, wie es bei dem Bau der Niere vielleicht auch gar nicht erwartet werden kann.

M. SCHNEIDER und WILDBOLZ[67] zeigten, daß durch *Entnervung* der gesunden Niere eine Steigerung der Blutfülle und der Durchblutung (65—145%) erreicht wird, während eine Dekapsulation der Niere mit und ohne vorherige Denervierung eine Durchblutungssteigerung der gesunden Niere um 20% hervorruft; Feststellungen, die für die Therapie anurischer Nieren von besonderer Bedeutung sind.

Die Einwirkung des *Hypophysenhinterlappenhormons* auf die Nierendurchblutung ist nach Feststellungen von VON DEN VELDEN[68] (1913) Gegenstand weiterer Untersuchungen geworden, der eine Diuresehemmung beim Diabetes insipidus (der hypophysär-diencephalen

Polyurie) fand, nachdem MAGNUS und SCHAEFER[69] sich 1901 schon mit diesem Stoff in seiner Wirkung auf die Niere befaßt hatten. Diese sahen ebenso wie CUSHNY und LAMY[12] eine Erweiterung der Nierengefäße oder eine Steigerung des Blutflusses, OZAKI[13] und FEE und HEMINGWAY[70] eine Abnahme, SCHAEFER und HERRING[71], OEHME[72] und JANSSEN und REIN[4] keine Beeinflussung der Nierendurchblutung. An der isolierten Niere beobachteten RICHARDS und PLANT[73] trotz Zunahme des Nierenvolumens keine Vermehrung der Durchblutung, DALE[74], McCORD[75] und PENTIMALLI und QUERCIA[76] eine Abnahme der Durchblutung. Histologische Gefäßuntersuchungen mit der Benzidindarstellung zeigten bei Mäusen nur bei Überdosierungen (über 0,001 Voegtlin-Einheiten/g Maus) eine allgemeine Ischämie aller Gefäßbereiche der Niere (J. FREY); auf das HHH wird noch ausführlich im Kap. X und XI zurückzukommen sein. Dabei ist die Wärmeabfuhr nach JANSSEN und REIN[4] vermindert, was der allgemeinen Beobachtung entspricht, daß Konzentrierung des Harns die Wärmeabfuhr einschränkt.

Auch bei den verschiedenen Stadien der *Nephritis* ist mindestens mit einer normalen Durchblutung zu rechnen, wie Messungen der experimentellen Kaninchennephritis mittels der Thermostromuhr durch SARRE[77] zeigten: „Die Gesamtdurchblutung der experimentellen Masuginephritis ... ist in jedem Stadium gut" (Sperrdruck von uns weggelassen). Dabei ist bei i.v. Tuscheinjektionen nur in den Spätstadien der Nephritis ein geringerer Tuschegehalt der Glomerulusschlingen festzustellen, wie auch wir fanden (J. FREY). Aus diesen Untersuchungen geht hervor, daß — analog jeder Entzündung — sogar eine Mehrdurchblutung bei der Nephritis angenommen werden darf, da die arterio-venöse Sauerstoffdifferenz des Nierenblutes sich dabei erniedrigt (SARRE[77]) und die Sauerstoffzehrung des Nephritisgewebes sich erhöht (SARRE und EGER[78]).

Bezüglich der *Grunddurchblutung* der Nieren besteht eine weitgehende *Autonomie*, indem sie sich — bei ihrer gewaltigen Blutversorgung besonders dazu geeignet — nicht an den vasomotorischen Selbststeuerungsreflexen des Kreislaufs mitbeteiligen (HARTMANN, ØRSKOV und REIN[6] sowie OPITZ und SMYTH[71]). Bei Blutdruckschwankungen wird die Grunddurchblutung der Niere nicht verändert. Die Schwellendosis für Adrenalin, das auch in der Niere eine Gefäßverengerung hervorruft, liegt für die Nierengefäße 100mal höher als für Muskel- und Hautgefäße. Die Verfasser bezeichnen das Nierengefäßnetz als ein die Kreislaufregulation „beanspruchendes" Gefäßgebiet — wie der Coronar- und Gehirnbereich —, während es nur in besonderen Notfällen (CO_2, Erstickung) kreislauf-„regulierend" wirkt, wie auch SPRINGORUM und CENTENERA[5] nachweisen konnten; kleine Adrenalindosen und Einatmung geringer CO_2-Mengen lassen die Nierendurchblutung trotz Anstiegs des Blutdrucks und Harnabsonderungshemmung unbeeinflußt (SPRINGORUM[81]).

Diese Feststellung der „Kreislaufbeanspruchung" steht im Einklang mit derjenigen der „Beanspruchung der Harnfähigmachung" der meisten auszuscheidenden Stoffe durch die Niere, ein Vorgang, der ebenfalls außerhalb der Niere gelegen ist. Es bedeutet also die Blutdurchspülung — gesehen von der Kreislauf- und Nierenseite — in diesem Sinne ein mehr passives und vorgeschriebenes Geschehen.

Wir finden also, daß die Grunddurchblutung der Nieren, die eine weitgehende Autonomie besitzt und vor Blutdruckschwankungen allgemeiner Art geschützt erscheint, eine außerordentlich hohe ist und für den Hund nach Thermostromuhrmessungen etwa 2,5 cm³/g Niere/min beträgt:

Autor	cm³ Nierendurchblutung pro g Niere und Minute
JANSSEN u. REIN[4]	1,6—3,7 (im Durchschnitt 2,5)
SPRINGORUM u. CENTENERA[5]	1,1—8,1 (2,5—3,0)
SCHNEIDER u. WILDBOLZ[67]	1,4—3,0 (2,1)
SARRE[77]	2,7—3,1 (2,9)

wobei gegenüber anderen Methoden diejenige der REINschen Thermostromuhr die gesichertsten Werte ergab. Es ist bei dieser auffallend starken Durchblutung aber zu berücksichtigen, daß sie vielleicht nicht ständig auf diesem hohen Niveau gehalten wird, sondern daß ebenfalls Schwankungen vorkommen, infolge deren die Durchblutung der einen Niere manchmal das Vielfache der anderen betragen soll[5]. Wir können die Durchblutungswerte der Tierversuche offenbar ohne besondere Bedenken auch auf den Menschen übertragen. Denn da beim Hund wie beim Menschen das Gewicht der Nieren etwa $1/150$ des Körpergewichts beträgt und der Bau der Hundeniere von dem der Menschenniere sich kaum unterscheidet, so darf *für den Menschen* ebenfalls mit einer *Grunddurchblutung von etwa* 2,5 cm³/g Niere/min gerechnet werden; das sind 1000 cm³/min und etwa 1500 Liter/Tag (siehe auch PÜTTER[81]) — eine so ungeheure Blutmenge, daß sie zu besonderen Überlegungen Anlaß geben muß. Entweder ist diese hohe Nierendurchblutung als Material für die Harnbereitung direkt notwendig oder sie dient anderen Zwecken (Wärmeabfuhr?). Schließlich kann vielleicht diese enorme Durchblutung des Organpaares auch zur Herstellung eines für die Harnbereitung unerläßlichen Druckes benötigt werden, da — wie wir sehen werden — der intrarenale Blutdruck wichtiger ist als die Durchblutung. Denn für die Sauerstoffversorgung allein ist die starke Blutdurchflutung nicht notwendig, da wir in der Niere eine nur $1/2$ (SARRE[77]) bis $1/4$ (REIN[82]) so große arterio-venöse Sauerstoffdifferenz wie im Hautmuskelgebiet vorfinden. Die Durchblutung beträgt etwa $1/5$ des Minutenvolumens, der Sauerstoffverbrauch dagegen nur etwa $1/10$ des Körpers.

Nach harntreibenden Mitteln wird die Durchblutung der Niere offenbar noch verstärkt, wofür eine große Anzahl von Versuchsergebnissen spricht und was mittels Gefäßinhaltsdarstellungen (Kap. X) sichtbar gemacht werden kann (J. FREY). Auf der anderen Seite aber können auch Befunde angeführt werden, die eine solche Durchblutungsvermehrung vermissen lassen. Diese Diskrepanz wurde durch eine ausführliche Aufzählung der Durchblutungsmessungen vor Augen geführt. Wir haben dies auch deshalb getan, um darzulegen, daß die Messung der Gesamtdurchblutung der Niere eine Vorstellung über eine bestimmte Art der Harnbereitung kaum zuläßt. Es ist zu betonen, daß offensichtlich die Harnmenge nicht ein Maß für die Nierenarbeit sein kann und damit auch nicht eine Parallelität von Harnmenge und Durchblutung zu erwarten ist, wie dies oft angenommen wird. Eine strenge Abhängigkeit der Harnvermehrung von der Durchblutung besteht nicht, wie wir sahen, weshalb JANSSEN und REIN[4] zu der Meinung kamen, daß es eine eigentliche „Arbeitshyperämie" der Nieren nicht gibt. Dies könnte vielleicht ein Hinweis darauf sein, daß innerhalb der Niere antagonistische Gefäßweitenumstellungen und damit auch Blutumlenkungen zu Gebieten der Tätigkeit stattfinden, die charakteristisch sind für die Harnbereitung, ohne daß sich dabei die Gesamtdurchblutung irgendwie ändern müßte. Dieser Hinweis wird uns noch später beschäftigen müssen.

Daß aber auf der anderen Seite die Durchblutung der Niere von großer Bedeutung für ihre Tätigkeit ist, lehrt das Sistieren der Harnabsonderung schon nach kurzem Durchblutungsstillstand (HERMANN[83], STIERLEN[84]). Dem stehen Angaben einer unveränderten (MARSHALL und CRANE[85]) oder gesteigerten (LIVINGSTONE und WAGNER[86]) Harnabscheidung entgegen. Die Niere ist nach kurzdauernden Durchblutungsdrosselungen zur Regeneration fähig (FAHR[87]). Weiter soll nach Durchblutungsdrosselungen eine reaktive Hyperämie der Niere, gemessen mit der Thermostromuhr, fehlen (STIERLEN[84]); jedoch fanden SARRE und ANSORGE[88] mittels blutigen Durchblutungsmessungen eine solche in den ersten 1—2 min nach Freigabe einer 5 min andauernden vollständigen Drosselung sehr stark ausgeprägt.

Es ist also aus allen diesen Befunden zu folgern, daß ein sehr großes Blutquantum die Niere passieren muß, um eine Harnabsonderung zu gewährleisten, wobei offenbar eine Parallelität von Funktion und Gesamtdurchblutung (siehe auch LICHTWITZ[82]) fehlen und eine weitgehende Autonomie des Gesamtnierenkreislaufs[6] angetroffen werden kann.

Beide menschliche Nieren werden am Tage von ungefähr 1500 Litern Blut durchflossen, eine im Vergleich zu anderen Organen sehr große Menge. Während aber die Lunge, das andere große Ausscheidungsorgan des Körpers, vom Hauptstrom des Blutes durchflossen wird, liegen die Nieren, allein der Reinigung des Blutes dienend, nur in einem Teilkreis des Blutumlaufes — im Nebenschluß; und vielleicht muß ihnen deshalb ein so großes Angebot an Schlacken für Speicherungs- und Ausscheidungszwecke zur Verfügung gestellt werden. Für den Sauerstoffbedarf ist, wie wir sehen werden, eine so große Blutmenge nicht erforderlich.

Literatur.

[1] BURTON-OPITZ u. LUCAS: Pflüg. Arch. **123**, 553 (1908); **125**, 221 (1908); **127**, 143 u. 148 (1908). — [2] BARCROFT u. BRODIE: J. Physiol. **32**, 18 (1905); **33**, 52 (1905). — [3] TRIBE u. BARCROFT: J. Physiol. **50**, X (1916). — [4] JANSSEN u. REIN: Arch. exper. Path. u. Pharmakol. **128**, 107 (1928) u. Ber. Physiol. **42**, 567 (1928). — [5] SPRINGORUM u. CENTENERA: Pflüg. Arch. **239**, 440 (1937). — [6] HARTMANN, ØRSKOV u. REIN: Pflüg. Arch. **238**, 239 (1937). — [7] SPÜHLER: Zur Physio-Pathologie der Niere. Bern: Huber 1946, S. 89. — [8] DREYER u. VERNEY: J. Physiol. **57**, 451 (1923). — [9] PHILIPPS u. BRADFORD: J. Physiol. **8**, 117 (1887). — [10] GOTTLIEB u. MAGNUS: Arch. exper. Path. u. Pharmakol. **45**, 223 (1901). — [11] LOEWI, FLETSCHER u. HENDERSON: Arch. exper. Path. u. Pharmakol. **53**, 15 (1905). — [12] CUSHNY u. LAMY: J. Physiol. **55**, 276 (1921). — [13] OZAKI: Arch. exper. Path. u. Pharmakol. **123**, 305 (1927). — [14] BARCROFT u. STRAUB: J. Physiol. **41**, 145 (1911). — [15] TASCHIRO u. ABE: Tohoku J. exper. Med. **3**, 142 (1922). — [16] MIWA u. TAMURA: zit. nach GOTTLIEB u. MEYER, Lehrb. exper. Pharmakol. Berlin-Wien: Urban & Schwarzenberg 1933, 8. Aufl., S. 511. — [17] REIN: Abderh. Handb. d. biol. Arbeitsmeth. Abt. V, Tl. 8, S. 693. — [18] VERNEY u. WINTON: J. Physiol. **69**, 153 (1930). — [19] GREMELS: in BECHER, Nierenkrankheiten I. Jena: Fischer 1944. — [20] RICHARDS u. PLANT: Amer. J. Physiol. **7**, 485 (1915). — [21] RICHARDS u. SCHMIDT: Amer. J. Physiol. **59**, 489 (1922); **71**, 178 (1924). — [22] PIETER u. HIRSCHFELDER: Amer. J. Physiol. **68**, 326 (1924). — [23] BRÜHL: Pflüg. Arch. **220**, 380 (1928). — [24] MIWA u. TAMURA: zit. nach GOTTLIEB u. MEYER: Lehrb. exper. Pharmakol. Berlin-Wien: Urban & Schwarzenberg 1933, 8. Aufl., S. 511. — [25] MASUDA: Biochem. Z. **175**, 8 (1926). — [26] FREY, E.: Arch. exper. Path. u. Pharmakol. **177**, 134 (1935); Klin. Wschr. **1937 I**, 289. — [27] FREY, E.: Dtsch. med. Wschr. **1911**, Nr. 23. — [28] THOMPSON: J. Physiol. **25**, 487 (1899). — [29] LAMY u. MAYER: J. Physiol. et Path. gén. **8**, 258 (1906) u. **6**, 1067 (1904). — [30] LOEWI u. ALCOCK: Arch. exper. Path. u. Pharmakol. **53**, 33 (1905). — [31] BARCROFT u. BRODIE: J. Physiol. **32**, 18 (1905) u. **33**, 52 (1905). — [32] FREY, ERNST: Klin. Wschr. **1937 I**, 289. — [33] FREY, ERNST: Pflüg. Arch. **115**, 175 (1906). — [34] STARLING: J. Physiol. **24**, 317 (1899). — [35] ALBERTONI: Arch. ital. Biol. **15**, 321 (1891). — [36] HÉDON u. ARROUS: C. r. Soc. Biol. Paris **51**, 642 (1899). — [37] ENGEL u. EPSTEIN: Erg. inn. Med. **40**, 187 (1931). — [38] GREMELS: Arch. exper. Path. u. Pharmakol. **140**, 205 (1929). — [39] GOVAERTS: C. r. Soc. Biol. Paris **99**, 647 (1928). — [40] SCHMIDT: Arch. exper. Path. u. Pharmakol. **95**, 267 (1922). — [41] HARTWICH: Arch. exper. Path. u. Pharmakol. **111**, 206 (1926). — [42] BRUNTON: On Digitalis, London 1868. — [43] SIEGMUND: Virchows Arch. **6**, 238 (1854). — [44] MARSHALL: J. Physiol. **22**, 1 (1897). — [45] BONSMANN: Arch. exper. Path. u. Pharmakol. **175**, 322 (1934). — [46] WINOGRADOFF: Arch. path. Anat. **22**, 457 (1861). — [47] PFAFF: Arch. exper. Path. u. Pharmakol. **32**, 1 (1893). — [48] DE BECO: Arch. int. Physiol. **18**, 53 (1921). — [49] DE BECO u. PLUMIER: J. Physiol. et Path. gén. **20**, 346 (1922). — [50] STEYRER: Hoffmeisters Beitr. chem. Physiol. **2**, 312 (1902). — [51] LOEWI u. JONESCU: Arch. exper. Path. u. Pharmakol. **59**, 71 (1908). — [52] JOSEPH: Arch. exper. Path. u. Pharmakol. **73**, 81 (1913). — [53] SHANBERG, HENNER u. KATZ: Proc. Soc. exper. Biol. a. Med. **31**, 39 (1933). — [54] REID: Amer. J. Physiol. **90**, 168 (1929). — [55] ROTHLIN: Schweiz. med. Wschr. **1927**, 1171. — [56] HERMANN u. Mitarb.: Arch. internat. Pharmacodynamie **37**, 115 (1930); C. r. Soc. Biol. Paris **101**, 103 (1929). — [57] MEYER: Die Digitalistherapie, Jena 1913. — [58] JARISCH: Berl. klin. Wschr. **1919**, 1235. — [59] GOLDBERGER: Med. Klin. **1933 I**, 578. — [60] VEIL u. HEILMEYER: Dtsch. Arch. klin. Med. **147**, 22 (1925). — [61] KASZTAN: Arch. exper. Path. u. Pharmakol. **63**, 405 (1900). — [62] FAHRENKAMP: Arch. exper. Path. u. Pharmakol. **65**, 367 (1911). — [63] GREMELS: Arch. exper. Path. u. Pharmakol. **130**, 61 (1928); Klin. Wschr. **1928 II**, 1791; Arch. exper. Path. u. Pharmakol. **157**, 92 (1930). — [64] FREY, E.: Arch. exper. Path. u. Pharmakol. **205**, 137 (1948). — [65] HEDINGER: Dtsch.

Arch. klin. Med. **100**, 305 (1910). — [66] COSTAPANAGIOTIS: Arch. exper. Path. u. Pharmakol. **167**, 660 (1932); **169**, 503 (1933). — [67] SCHNEIDER u. WILDBOLZ: Z. Urol. Chir. u. Gyn. **43**, 1 (1937). — [68] VON DEN VELDEN: Berl. klin. Wschr. **1913 II**, 2083. — [69] MAGNUS u. SCHAEFER: J. Physiol. **27**, 9 (1901). — [70] FEE u. HEMINGWAY: J. Physiol. **65**, 100 (1928). — [71] SCHÄFER u. HERRING: Trans. roy. Soc. trop. Med. Lond. B **199**, 1 (1908). — [72] OEHME, Dtsch. Arch. klin. Med. **127**, 261 (1918). — [73] RICHARDS u. PLANT: Amer. J. Physiol. **59**, 191 (1921). — [74] DALE: Biochem. J. **4**, 427 (1909). — [75] MCCORD: Ann. int. Med. **8**, 609 (1911). — [76] PENTIMALLI u. QUERCIA: Sperimentale **66**, 123 (1912). — [77] SARRE: Dtsch. Arch. klin. Med. **183**, 515 (1938/39). — [78] SARRE u. EGER: Z. klin. Med. **136**, 96 (1939). — [79] OPITZ u. SMYTH: Pflüg. Arch. **238**, 633 (1937). — [80] SPRINGORUM: Pflüg. Arch. **240**, 342 (1938). — [81] PÜTTER: zit. nach VOLHARD, Handb. inn. Med. VI/1. Berlin: Springer 1931, S. 37. — [82] REIN: zit. nach STIERLEN: Pflüg. Arch. **238**, 727 (1937). — [83] HERMANN: Sitzgsber. Akad. Wiss. Wien, Math.-naturwiss. Kl. **36**, 349 (1859); **45**, Abt. 2, 317 (1862). — [84] STIERLEN: Pflüg. Arch. **238**, 727 (1937). — [85] MARSHALL u. CRANE: Amer. J. Physiol. **64**, 387 (1924). — [86] LIVINGSTONE u. WAGNER: Amer. J. Physiol. **72**, 233 (1925). — [87] FAHR: Handb. spez. Path., Anat. u. Histol. VI, S. 140. — [88] SARRE u. ANSORGE: Pflüg. Arch. **242**, 79 (1939). — [89] LICHTWITZ: Die Praxis der Nierenkrankheiten, 2. Aufl. Berlin: Springer 1925, S. 19.

III. Blutdruckverhältnisse.

1. Der Druck in der gesunden Niere.

Die Frage nach einem Filtrationsvorgang in der Niere bei der Harnbereitung ist an einen ausreichenden intrarenalen *Filtrationsdruck* geknüpft. Die treibende Kraft, die aus der die Niere in großem Ausmaß durchfließenden Blutmenge ein Produkt abpreßt, müßte in Form des *Blutdrucks* am Ort dieses Vorgangs verfügbar sein für ein Geschehen physikalischer Art, das den Harn aus der Stammflüssigkeit, dem Blut, entspringen läßt. Und in der Tat steht unter den Bedingungen für die Harnbereitung nach übereinstimmenden Ergebnissen vielfältiger Versuche der Blutdruck obenan.

Dabei wird zur Beurteilung häufig die Harnmenge als Maß für die Nierenarbeit genommen. Bedenkt man aber in Anlehnung dessen, was wir bei der Erörterung der Funktionen der Niere (Kap. I) sagten, daß nämlich die Niere neben der Funktion der Wasserauscheidung vor allem eine solche der Wassereinsparung besitzt, ein Vorgang, der ja auch eine Arbeit schlechthin darstellt, so erkennt man unschwer, daß die Heranziehung der Harnmenge als Maß eines Teils der Nierenarbeit nur dann erlaubt wäre, wenn alle anderen Bedingungen — nämlich z. B. die Wasserwanderung in der Niere — gleich blieben. Dies ist jedoch selten und nur unter bestimmten Voraussetzungen der Fall. Schon deshalb ist es nicht in jedem Fall richtig, eine Parallelität zwischen Nierenarbeit und Harnmenge anzunehmen bzw. aus der Menge des entleerten Harns Aussagen über die Größe eines Teilvorganges der Harnbereitung machen zu wollen; und dies wäre für die Filtration gegeben. Läßt sich jedoch unter bestimmten Bedingungen eine Abhängigkeit zwischen Druck und Harnmenge finden, so wäre dies in positivem Sinne zu verwerten. Mit anderen Worten: steigt mit dem Druck auch die Harnmenge, so spräche dies für einen Filtrationsvorgang in der Niere; lassen sich Abweichungen davon finden, so können diese nicht als Gegenargumente verwandt werden. Wir können z. B. eine Abhängigkeit der Wärme auf der Erde vom Sonnenstand im Sommer und Winter konstatieren; ist es aber einmal auch im Sommer bei Sonnenschein kalt, so spricht diese Ausnahme nicht gegen diese physikalische Regel, sondern nur für das Hinzukommen anderer Umstände.

Genaue Angaben, welcher Minimaldruck für die Nierenfunktion noch notwendig ist, lassen sich auf Grund der Messungen des Arteriendrucks nicht angeben, da durch die Präarteriolen der Niere der Schlagaderdruck in stark wechselndem Ausmaß im Sinne einer Herabsetzung verändert werden kann. Immerhin ist eine Abhängigkeit der Harnabsonderung von der Höhe des Blutdrucks unverkennbar. Denn bei Sinken des Druckes hört die Harnabsonderung auf: so sahen JANSSEN und REIN[1] nach Minderung des Blutdrucks auf 75 mm Hg beim Hund ein Sistieren der Harnausscheidung, auch wenn der Blutstrom durch die Niere noch recht lebhaft war und das 0,9—1,5fache des Nierengewichts in der Minute betrug. Ebenso fanden STARLING und VERNEY[2] die Harnabscheidung vom Blutdruck abhängig, indem die Harnproduktion bei einem Druck von 40 mm Hg in der Arteria renalis aufhörte. An der isolierten Niere des Kaninchens

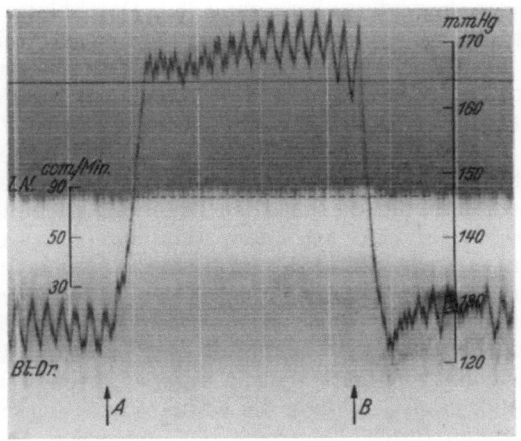

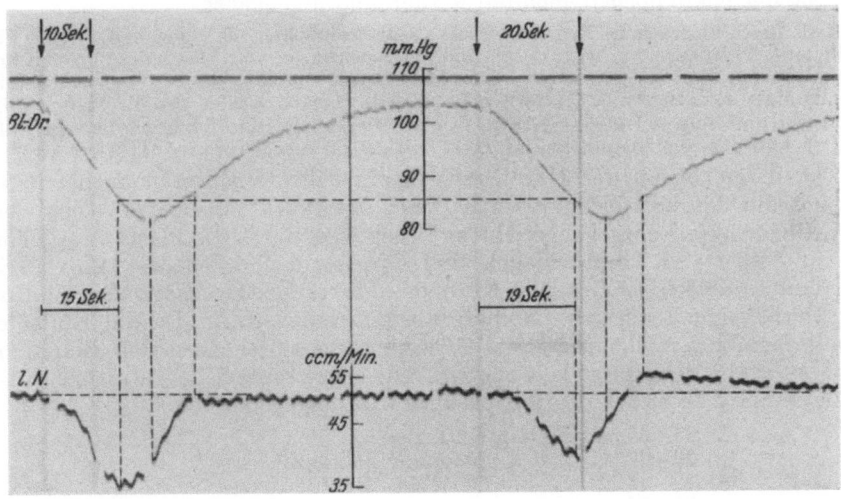

Abb. 1. *Autonomie der Nierendurchblutung*, die nur in Notfällen (Erstickung) unterbrochen wird. Originalkurven von HARTMANN, ORSKOV u. REIN: Pflügers Arch. **238**, 239 (1936). — Die obere Kurve stellt zwischen *A* und *B* den pressorischen Effekt des Carotissinusreflexes dar, an dem sich die Nierendurchblutung, außer einer geringen druckpassiven Durchblutungszunahme, nicht beteiligt, während — hier nicht abgebildet — ein CO_2-Reiz (Einatmung von Luft mit 10% CO_2) eine Verminderung der Durchblutung der gleichen Niere auf etwa 50% bewirkte. — In der unteren Kurve ist das Verhalten des Blutdrucks (*Bl-Dr.*) und der Durchblutung der li. Nierenvene (*l. N.*) bei zweimaliger gelinder Reizung des li. Nervus vagus registriert. Noch bevor der Blutdruck seinen Tiefpunkt erreicht, kehrt die Nierendurchblutung zur Norm um. Es ist bemerkenswert, daß die Umkehr zeitlich unabhängig vom Reiz bei einem ganz bestimmten Druck erfolgt. Die Vasodilatation in der Niere ist genau so geregelt, daß trotz fortbestehendem niederen Blutdruck die Normaldurchblutung erreicht und bei Druckanstieg kaum überschritten wird.

konnten RICHARDS und PLANT[3] den Blutstrom und Blutdruck unabhängig voneinander ändern und beobachteten, daß die Harnmenge bei gleichbleibender Durchströmung eine lineare Funktion des Blutdrucks ist, eine wichtige Feststellung, die sich jedoch nur durch die Eigentümlichkeiten eines solchen Präparates erreichen läßt, wie wir hinzufügen möchten. Auch DREYER und VERNEY[4] stellten beim Hund den überwiegenden Einfluß des Drucks vor der durchgeleiteten Blutmenge fest. Ebenso ist an der isolierten Froschniere nach HOHL[5] und HARTWICH[6] die Harnmenge in erster Linie vom Aortendruck abhängig.

Wie schon ausgeführt, besitzt die Niere eine weitgehende Autonomie bei Kreislaufregulierungen, besonders aber nimmt ihre Durchblutung an allgemeinen und üblichen Blutdruckänderungen nicht oder nur gering teil (gegensätzliche Befunde siehe im Kap. X), wie dies aus den eindrucksvollen Befunden von HARTMANN, ØRSKOV und REIN[7] hervorgeht, von denen wir deshalb 2 Kurven (Abb. 2b der S. 243 und Abb. 4 der S. 245 der Arbeit der Verfasser) bringen möchten (Abb. 1). Aus den Legenden ist die jeweilige Versuchsart ersichtlich. Dies besagt aber für unsere Fragestellung, daß durch die Gefäßweitenumstellungen innerhalb der Niere, die ja ebenso den Druck wie auch die Blutmenge/Zeit beeinflussen, dieses Organ eine besonders auffällige Ausregulierungsfähigkeit besitzt; oder anders ausgedrückt, daß vor allem die Druck und Durchblutung regulierenden Arteriolen bei Änderungen des allgemeinen arteriellen Drucks für Beibehaltung der für die Nieren zur Harnbereitung notwendigen Druck- und Durchblutungsverhältnisse sorgen. Und daß ein gewisses Minimum für den Druck, eine kritische Kreislaufgröße, nicht unterschritten werden darf, haben wir auseinandergesetzt, es sistiere denn die Harnabsonderung. Sinkt der mittlere Aortendruck, so können durch Eröffnung der Arteriolen Druck und Durchblutung der Niere normal gehalten werden und umgekehrt.

Daß der Blutdruck in den Glomeruli „sehr wahrscheinlich" gleich dem der Fingercapillaren sei (VOLHARD[8]), wird durch die Untersuchungen von HAYMANN[9] an der Froschniere widerlegt, der im Vas afferens einen Innendruck von 85% des Aortendruckes, im Glomerulus einen solchen von 54% ermittelt haben will. Danach würden also die Nierencapillaren (Glomeruli) unter einem Druck stehen, der mehr als die Hälfte des Aortendrucks beträgt, während der Druck in den Fingercapillaren mit $1/5$—$1/8$ desselben angegeben wird (TIGERSTEDT[10]).

Zur Frage, ob an der Harnbereitung ein Filtrationsprozeß mitbeteiligt sei, ist auch auf den kolloidosmotischen Druck des Blutes einzugehen. Dieser einem Filtrationsvorgang entgegengerichtete Druck wird durch die Plasmaeiweißkörper, die mit 7—8 g% zu veranschlagen sind, dargestellt und bedeutet eine Saugkraft oder eine flüssigkeitsanziehende Kraft des Blutes im Gegensatz zum Blutdruck, der Blutflüssigkeit aus der Capillare abzupressen vermag. Da die Kolloide die Capillarmembran nicht passieren — wenigstens unter normalen Bedingungen nicht —, stellt der Flüssigkeitsaustritt eine sogenannte Ultrafiltration dar. Der kolloidosmotische Druck des Blutplasmas wird angegeben mit

25—30 mm Hg von STARLING[11]
20—25 ,, ,, ,, MOORE u. PARKER[12]
30—34 ,, ,, ,, MOORE u. ROAF[13]
21—28 ,, ,, ,, SCHADE u. CLAUSSEN[14]
21—22 ,, ,, ,, FAHR u. SWANSSEN[15]

und dürfte danach für den Menschen im Mittel etwa 25—30 mm Hg betragen. Eine Ultrafiltration wäre also möglich, wenn der Capillardruck in der Niere (etwa in den Glomeruli) etwas höher als der kolloidosmotische Druck von 25 mm Hg, also etwas über 30 mm Hg, läge. Dies stimmt mit den Angaben von JANSSEN und REIN[1] sowie von STARLING und VERNEY[2] gut überein, die sahen, daß bei einem arteriellen Druck von 75 mm Hg (Extremitätenarterie) bis zu 40 mm Hg (Art. renalis) die Harnabsonderung aufhört. Es ist also sowohl bei den Grenzdrucken noch ein positiver Druckunterschied vom Blutdruck zum Kolloiddruck vorhanden, wie auch bei normalem Blutdruck ein ausreichendes Druckgefälle zur Blutvorwärtstreibung von der Arterie zur Capillare, sowie vor allem der wichtige Drucküberschuß zur Filtration zur Verfügung steht. Nach WINTON[16] beträgt der Druck in den Glomeruluscapillaren $2/3$ des Blutdrucks in der Art. renalis; das wäre bei etwa 100 mm Hg ein Glomerulusblutdruck von 67 mm Hg. Ist ein kritischer Blutdruckwert unterschritten, so soll es sogar zur Niereninsuffizienz kommen können (Azotämie), wie KERPEL-FRONIUS [17] (Literatur siehe dort) beschreibt.

Der Einwand HILLS [18], daß eine Filtration deshalb unmöglich sei, weil beim Frosch ein Stillstand der Arteriolendurchblutung durch Druck von außen mit 25—30 mm Hg und eine Verlangsamung der Glomerulusdurchblutung mit 5—10 mm Hg zu erreichen sei (also danach Schätzung des Glomerulusblutdrucks auf 13—15 mm Hg), wird durch den niedrigen kolloidosmotischen Druck des Froschblutes (2—11 mm Hg) entkräftet. HAYMANN [9] widerlegte experimentell die HILLschen Befunde. Damit wird auch der Argumentation LICHTWITZ' [19] der Boden entzogen, daß „für die Annahme eines Flüssigkeitsdurchtritts nach Art der Ultrafiltration kein Raum" sei, weil für gewöhnlich der Kapillardruck nach seiner Annahme niedriger sei als der kolloidosmotische Druck; das Umgekehrte ist vielmehr der Fall. Auch der Einwand PÜTTERS [20], daß Mäuse einen niedrigeren Blutdruck hätten (unter 30 mm Hg), als er für eine Filtration erforderlich sei, wird durch die Messungen von BEHRENS [21] widerlegt, der in der Art. carotis der Maus einen Druck von etwa 80—100 mm Hg fand. Auch KUNSTMANN [22] ermittelte beim gleichen Versuchstier einen solchen von 70—75 mm Hg in der hinteren Extremität, Werte, die auch wir in gleicher Höhe am Schwanz messen konnten (J. FREY).

Ja, wir können verallgemeinernd sagen, daß der Blutdruck (vornehmlich der Capillardruck) der Tiere sich auf die Höhe der Eiweißprozente ihres Plasmas einstellt. Kennen wir doch nach den Untersuchungen von SCHADE [23] in allen anderen Capillargebieten ähnliche, auf den Druckverhältnissen beruhende Flüssigkeitswanderungen, die man leicht durch intravitale Farbstoffaustritte sichtbar machen kann (z. B. PFAFF und HEROLD [24]). In der Mitte der Capillare halten sich Blut- und Colloiddruck die Waage, am Anfang des Gefäßes überwiegt der Blutdruck (Flüssigkeitsaustritt), am Ende derselben der Colloiddruck (Flüssigkeitseintritt), so daß im Capillargebiet eine ständige Flüssigkeitswanderung stattfindet. Durch Änderung vornehmlich der Druckverhältnisse kann nun die Filtrationskraft und auch ihre Fläche verändert werden, so daß vermehrter Austritt oder Eintritt die Folge ist.

Auch eine Änderung des dem Blutdruck entgegengesetzt wirkenden Kolloiddrucks des Blutes in der Niere müßte unter Umständen die Harnmenge beeinflussen. Bei einer Herabsetzung des kolloidosmotischen Druckes dürfte die Filtrierbarkeit der Blutflüssigkeit zunehmen, wie es STARLING [11] sah, und so ist vielfach die Hydrämie als Ursache einer Harnvermehrung (Diurese) angesehen worden; wir kommen auf diesen Punkt später noch zurück. Umgekehrt sah KNOWLTON [25] bei Erhöhung des Kolloiddrucks durch Gelatine eine Kochsalzdiurese viel geringer ausfallen als ohne diese. Es kann also durch „Verdünnung des Blutes" (Abnahme des Kolloiddruckes) eine Erleichterung der Harnabsonderung ebenso eintreten, wie durch Erhöhung des Kolloiddrucks eine Behinderung entstehen kann.

Dies hat einmal zu einem Fehlschluß Veranlassung gegeben, indem MAGNUS [26] durch Transfusion von Blut eines Tieres auf das andere zwar eine Steigerung des Arterien- und Venendruckes, also auch des Capillardrucks erzielen konnte, aber keine Diurese eintreten sah, was ihn veranlaßte, den Druck als treibende Kraft abzulehnen. Dagegen haben CUSHNY [27] und KNOWLTON [25] mit Recht eingewandt, daß die Plasmaflüssigkeit sehr rasch in das Gewebe übertritt, in den Blutgefäßen eine an Kolloid (und Blutzellen) angereicherte Flüssigkeit zurückbleibt, die die Zunahme des Blutdrucks in den Capillaren hinsichtlich des Abpressens eines Filtrats überkompensiere.

Wir können also feststellen, daß die Voraussetzungen gegeben sind, unter denen ein Filtrationsvorgang in der Niere möglich ist, indem ohne Zweifel ein den Kolloiddruck des Blutes überwiegender Blutdruck zur Verfügung steht. Und in der Tat läßt sich eine Abhängigkeit der Menge der Harnproduktion vom Blutdruck einerseits, wie vom entgegengesetzt gerichteten Kolloiddruck andererseits recht gut erkennen, so daß die Vorstellung eines Ultrafiltrationsprozesses innerhalb der Niere durch die angeführten Experimente als durchaus möglich erscheint. Im Kap. XI kommen wir hierauf wieder zurück. Wenn nicht immer eine strenge Parallelität zwischen der Größe dieser physikalisch wirksamen Kräfte und ihrem Produkt, dem Harn, anzutreffen ist, so kann dies nicht weiter wundernehmen, denn der Filtrationsvorgang stellt ja einen, nicht aber den alleinigen Arbeitsvorgang der Niere dar. Es kann das Filtrationsprodukt durch Wasserwanderung innerhalb der Niere verändert werden, so daß einmal weniger, möglicherweise aber auch mehr definitiver Harn aus der Niere ausgestoßen werden kann, als Glomerulusfiltrat vorlag. Ebenso weisen wir nochmals auf den wichtigen druck- und durchblutungsregulierenden Mechanismus hin (HARTMANN, ØRSKOV und REIN[7]), der offensichtlich innerhalb der Niere gelegen ist und bei dem auffällt, in welch weitem Maß die Niere die ihr eigene Kreislaufgröße konstant zu erhalten weiß.

Aus scheinbaren Unstimmigkeiten aber den Grund für eine Ablehnung eines Filtrationsvorganges zu entnehmen, wie es z. B. VOLHARD[8] tat, heißt, einzelne Bedingungen der Harnabsonderung zu übersehen, auch wenn „man den Eindruck gewinnt, die die Capillarschlingen bedeckende Membran des Knäuels setzt einer Ultrafiltration den größten Widerstand entgegen" (S. 11). Wie es um die Funktion des die Glomerulusschlingen überziehenden Blattes der BOWMANschen Kapsel bestellt ist, geht am besten aus den Worten CLARAS[28] hervor (S. 79): „Die Frage nach der Art dieses Überzuges war bis vor kurzem heftig umstritten, dürfte aber heute durch die Untersuchungen von v. MÖLLENDORFF (1927), BARGMANN (1929, 1931, 1933, 1934, 1936 und 1937) und mir (CLARA 1936) wohl in dem Sinne entschieden sein, daß die Glomeruli nicht, wie es die klassische Vorstellung lehrt, von einer geschlossenen Lage von platten Epithelzellen" überzogen werden, „sondern von sternförmig verzweigten Zellen (‚Epizyten', CLARA 1936), die mit ihren Ausläufern die Gefäßschlingen krallenartig umklammern und durch die Lücken zwischen diesen Ausläufern das Capillargrundhäutchen unmittelbar an den Capillarraum grenzen lassen. Die Epizyten stellen die Überreste des ursprünglich vorhandenen Epithels dar und setzen sich in der Gegend des Gefäßpols kontinuierlich in das Epithel des ‚äußeren Blattes' der BOWMANschen Kapsel fort." — BECHER[29], der offenbar den neuesten Stand (1944) des Wissensgutes über die Niere mitzuteilen bestrebt ist, kommt einerseits zur Ansicht, „daß eine rein physikalische Filtration im Glomerulus unwahrscheinlich ist", andererseits „muß man doch zugeben, daß der Vorgang der Harnbildung im Glomerulus einer Filtration sehr nahesteht". Auch ist das Fehlen einer Polyurie bei Venenstauung nicht als Gegenbeweis einer Filtration anzuerkennen, wie es HEIDENHAIN[30] tat, wenn man die Kreislaufautonomie der Niere berücksichtigt, die auch bei Bluthochdruck eine vielleicht zu diskutierende Polyurie verhindert; außerdem muß bei Venenstauung „die Kolloidkonzentration sehr rasch so hoch ansteigen, daß der Blutdruck nicht mehr zur Filtration ausreicht" (HÖBER[31]).

Fassen wir zusammen, so sehen wir, daß die Kreislaufgrößen (Blutdruck und Blutmenge) in der Niere ausreichend vorhanden sind, um eine Ultrafiltration als einen der Arbeitsvorgänge zu ermöglichen, und daß also damit eine physikalische Arbeitsweise gegeben ist.

2. Blutdruck bei Nierenerkrankungen.

Bei einer großen Anzahl von Nierenerkrankungen (Typ I und II nach ELLIS[32]) ist als eines der hervorstechenden Symptome eine *Hypertension* zu finden. Es handelt sich hierbei um krankhafte Prozesse, die, in der Nierenrinde (Glomeruli) lokalisiert, offenbar zu dieser Blutdruckerhöhung Anlaß geben, während Tubuluserkrankungen ohne eine solche einherzugehen pflegen.

VOLHARD[33] deduzierte in genialer Konzeption, daß die renale Hypertension humoralen Ursprungs sein müsse, hervorgerufen durch einen Stoff, der in der Niere selbst entstehe. Die sich daran anschließenden experimentellen Untersuchungen seiner und der GOLDBLATT- sowie HOUSSAY-PAGEschen Schule in Amerika und einer Reihe anderer Autoren haben dies in glänzender Weise bestätigen können.

Es ist in diesem Zusammenhang nicht beabsichtigt, eine vollständige Übersicht über dieses sehr interessante pathologisch-physiologische Kapitel der Blutdruckbeeinflussung zu geben, da es den Rahmen unserer Darstellung sprengen würde; auch sind eine Reihe von experimentellen und klinischen Befunden noch so ungenügend geklärt und gegeneinander abgewogen, daß hierüber eine allgemein gültige Ansicht nicht geäußert werden kann. Für ein näheres Studium sei auf die Zusammenfassungen von VOLHARD[33], BECHER[34], HESSEL[35], ENGER[36], HOLTZ[37], VEIL und STURM[38], v. BERGMANN[39], SIEBECK[40], BILECKI und OTTO[41], BOHN[42], SCHLEICHER[43], BENNET[44] u. a. hingewiesen, sowie vor allem auf BRAUN-MENENDEZ, FASCIOLO, LELOIR, MUNOZ und TAQUINI[45].

Das Ingangkommen des humoralen Mechanismus, der von VOLHARD[33] gefordert wurde, konnte durch Drosselungsversuche an der Nierenarterie zuerst von VOLHARDS Schüler HARTWICH[46] erwiesen werden (1929). Später ist dann von GOLDBLATT und Mitarbeitern[47] (1934) in großen Versuchsreihen der „Drosselungshochdruck" durch Anlegung einer Metallklammer um die Nierenarterie geprüft und in Einzelheiten aufgeklärt worden; andere Untersuchergruppen waren hieran ebenfalls maßgeblich beteiligt. Es genügt aber auch eine Kompression des Nierenparenchyms (PAGE[48]; HERMANN, JOUDAN und VIAL[49]) zur Erzeugung eines Dauerhochdrucks, was vielleicht für die Klinik von Bedeutung sein kann.

Es sind mehrere Substanzen beschrieben worden, welche, aus der Niere gewonnen, eine Erhöhung des Blutdrucks herbeiführen können. Zur Zeit kann man den Stand unserer Kenntnisse dahin zusammenfassen (soweit uns die Literatur zugänglich war), daß in der Niere ein ziemlich stabiles Ferment von Eiweißcharakter (Renin) — offenbar in inaktiver Form (WILLIAMS, GROLLMANN und HARRISON[50]) — vorhanden ist, durch welches nach seiner Freisetzung aus der Niere der eigentliche Wirkkörper (Hypertensin, auch Angiotonin u. a. genannt) aus einer Globulinverbindung des Plasmas (Hypertensinogen, ein α-2-Globulin nach PLENTL, PAGE und DAVIS[51], LONGSWORTH, FERRY und ARMSTRONG[52] u. a.) entsteht. Offenbar kann außerdem noch ein Gemisch in Frage kommen, welches sich aus Tyramin, Oxytyramin, Arterenol und Adrenalin zusammensetzen soll und sich im Blut und Harn (Urosympathin) nachweisen läßt (HOLTZ[37]). Das eben erwähnte proteolytische Ferment Renin ist in normalen Nieren vorhanden, die blutdrucksteigernden Stoffe dagegen erst nach Durchblutungsdrosselung der Nieren. Daß bei dem Zustand der renalen Ischämie ein Hochdruck entsteht, ist häufig beschrieben worden und es wurde dabei nach dem jeweils vermuteten Stoff gefahndet, der diese Hypertonie entstehen lasse, wie aus den weiteren Ausführungen hervorgeht.

Ferner beschäftigten sich viele Arbeiten mit der zweiten Frage, ob ein solcher hypertensiver Stoff auch im Blut Hochdruckkranker nachweisbar ist; wie gezeigt wird, war dieses Bemühen von mäßigem Erfolg begleitet. Daß überhaupt bei Drosselung der Blutzufuhr der Nieren eine blutdrucksteigernde Substanz im Blut auftritt und nicht etwa nervöse Einflüsse für die Hypertonie verantwortlich sind, geht aus den Versuchen von ENGER und GERSTNER[53] hervor, welche die Nieren nur durch Kanülen mit dem Körper in Verbindung ließen und auch dann noch einen Drosselungshochdruck sahen. Ebenso bleibt auch nach Denervierung des Splanchnicus sowie Zerstörung des Spinalstrangs unterhalb des 5. Zervikalwirbels usw. die Wirksamkeit des Vorganges aufrechterhalten (GOLDBLATT und Mitarbeiter[47, 54]); der Drosselungshochdruck befalle beim Hund nach den gleichen Autoren lediglich den großen Kreislauf. Ferner konnten HOUSSAY und Mitarbeiter[55] (1) zeigen, daß die gedrosselte, an den Nacken transplantierte Niere Hochdruck verursacht, der nach Exstirpation wieder verschwand; Verfasser sahen außerdem durch das Blut hochdruckkranker Hunde eine Gefäßkonstriktion am Kaninchenohr (2). Ebenso haben VERNEY und VOGT[56] an einer Darmschlinge, die an ein Herzlungenpräparat angeschlossen war, dann eine Gefäßverengerung gesehen, wenn sie anstatt Blut aus einer gesunden Niere solches aus einer gedrosselten durchleiteten. Die Ursache des renalen Hochdrucks ist also ein von der kranken Niere abgegebener Stoff (Renin), der die enzymatische Aufspaltung des Plasmahypertensinogens zum gefäßaktiven Hypertensin bewirkt.

Der Nachweis eines hypertensiven Stoffes im Blut hochdruckkranker Menschen und Tiere ist mit wechselndem Erfolg außerordentlich häufig erstrebt worden. KAHLSON und WERZ[57] z. B. fanden im normalen Blut keine konstriktorisch wirksamen Stoffe, wohl aber bei Hypertonie, Hyperthyreose usw.; diese Stoffe sind keine Adrenalinkörper, wobei die Verfasser das empfindlichste Testobjekt, das Kaninchenohr, benutzten. Auch VOGT[58] sah am gleichen Präparat das Plasma Hochdruckkranker stärker konstriktorisch wirken als normales Plasma; dabei wurde durch Gynergenzusatz erwiesen, daß es sich nicht um Adrenalin handeln konnte. Die Abnahme der Tropfenzahl betrug bei normalem Plasma 7,4%, bei essentiellem Hochdruck 11,6% und bei renalem Hochdruck 11,2%.

Die einzelnen Fragen, soweit sie hier interessieren, sind folgende.

Renin. Hypertensin. TIGERSTEDT und BERGMANN[59] haben in wäßrigen Nierenextrakten vom Schwein, Hund, Katze und Mensch zuerst ein blutdrucksteigerndes Prinzip nachgewiesen (1898), das in anderen Organen (Hirn, Muskel, Darm, Nebenniere, Milz und Blut) nicht gefunden wurde. Nach Drosselung der Renalarterie entsteht in der vom Blut durchströmten Niere Renin, nicht aber durch Durchblutungsverminderung im Bein (KOHLSTAEDT und PAGE[60]). Nach den Feststellungen von BRAUN-MENENDEZ (zit. nach CRUZ COKE[54]), PAGE und Mitarbeiter[61], PLENTL, PAGE und DAVIS[51], PLENTL und PAGE[62] u. a. handelt es sich beim Renin um ein thermolabiles, nicht diffusibles, proteolytisches Ferment. Der Reningehalt menschlicher Nieren wurde als wechselnd gefunden (LANDIS[63]). Es ist interessant, daß auch andere tyrosinhaltige Eiweißkörper durch hydrolytische Aufspaltung mit Pepsin Substanzen ergeben, die ähnlich dem Hypertensin wirken (CROXATTO und CROXATTO[64]) und die deshalb Pepsitensin genannt wurden; auch hierdurch wird der enzymatische Charakter des Renins unterstrichen. Daß die Größe der Reninsekretion abhängig ist von der Größe der Durchblutungsdr. sselung, wurde gesagt. Es ist aber schwierig zu entscheiden, welche Ursachen hierfür verantwortlich gemacht werden dürfen: Abfall des durchschnittlichen Blutdrucks, des Pulsdrucks oder der durchfließenden Blutmenge (und damit des Sauerstoffangebots). Nach HIUDOBRO und BRAUN-MENENDEZ[65] scheint eine Hypoxydose die Reninsekretion nicht zu verändern, denn nach Atmung eines Gasgemisches mit 6—8% O_2 und damit Senkung des O_2-Gehalts des arteriellen Blutes auf 25% des normalen wurde kein Renin im Blut nachgewiesen. Auch der Befund von TAQUINI und BRAUN-MENENDEZ[66], die nach Wiederingangkommen der Zirkulation in vollkommen ischämischen Nieren große Mengen Renin nachwiesen, spricht ebensowenig allein für die hypoxämische Genese des Renins wie der Nachweis des Renins nach partieller Ischämie der Niere (DELL'ORO und BRAUN-MENENDEZ[67]), Blutdruckabfall[65], hämorrhagischem Schock (DEXTER, FRANK, HAYNES und ALTSCHULE[68]; CULLINS und HAMILTON[69]), bei Glomerulonephritis (FASCIOLO, zit. nach LELOIR[54]) und Schwangerschaftstoxikosen (DEXTER und HAYNES[70]). Es könnte weiterhin für die Reningenese die Reduktion der Druckamplitude maßgebend sein; KOHLSTAEDT und PAGE[71] prüften bei künstlicher Durchströmung der Niere das Venenblut derselben am Kaninchenohr: bei Nierendurchblutung mit einem Druck von 112 mm Hg, einer Amplitude von 50 mm und einem Durchfluß von 4 cm³/g/min verursachte das Venenblut keine Gefäßweitenumstellung am Kaninchenohr, auch nicht nach Zusatz von Hypertensinogen. Dagegen führte das Venenblut bei einem Druck von 109 mm Hg, einer Amplitude von 17 mm und einem Durchfluß von 3,9 cm³/g/min an der Niere nach Zusatz von Hypertensinogen zu einer Gefäßverengerung am Kaninchenohr. Diese Befunde würden für einen Einfluß des Pulsdruc es bei der Reningenese sprechen, wenn nicht bei diesen Experimenten der Blutdurchfluß durch die Niere allmählich auf 25% abgenommen hätte. Auch der Befund von ENGER, LINDER und SARRE[72] deutet darauf hin, daß nicht die Durchblutungsverminderung, sondern das Absinken des Blutdrucks für die Reninsekretion verantwortlich gemacht werden müsse; die Verf. fanden nämlich bei zunehmender Drosselung der Nierendurchblutung einen jeweiligen Blutdruckanstieg, während die Nierendurchblutung bei Fortbestehen der Drosselung sich infolge reaktiver Hyperämie wieder auf die alte Höhe einstellte. Nach GOORMAGHTIGH[73] soll das Renin von Zellen gebildet werden, die im Winkel zwischen dem Vas afferens und efferens liegen (siehe hierzu auch Kap. X). Von anderen Autoren wurden wieder die epitheloiden Zellen der Arteriolae afferentes als mögliche Reninquellen bezeichnet, da sie bei Nephritis, Eklampsie u. a. mit Hochdruck verbundenen Nierenkrankheiten vermehrt und vergrößert vorgefunden wurden. Von SCHLOSS[74] konnte jedoch beim Drosselungshochdruck der Ratte keine solche Zellvermehrung nachgewiesen werden. FRIEDMANN und KAPLAN[155] verlegen demgegenüber die Reninproduktion in die Epithelien der proximalen Tubuli contorti; bei Tartratvergiftung dieser Nierenzellen des Kaninchens blieb der pressorische Effekt des Nierenextrakts entsprechend der Stärke der Zellschädigung fast vollkommen aus.—
Nach HOUSSAY, BRAUN-MENENDEZ und DEXTER[75] verschwindet das injizierte Renin nach Ne-

phrektomie ebenso schnell wie bei vollkommen eviszerierten, hepat- und nephrektomierten, jedoch langsamer als bei unbeeinflußten Hunden; nach LELOIR, MUNOZ, TAQUINI, BRAUN-MENENDEZ und FASCIOLO[76] bedingt Hepatektomie eine Verringerung in der Geschwindigkeit des Abfalls der Reninkonzentration. Es wird aus diesen Experimenten geschlossen, daß die extraabdominellen Gewebe fähig seien, Renin zu fixieren oder auch zu zerstören, daß von den abdominellen Organen Nieren und Leber aber die wichtigsten sind, Renin abzubauen.

Das Renin bedarf zur Entfaltung einer pressorischen Wirkung eines Aktivators, der im Blut vorhanden ist und sich erschöpfen kann (PAGE[77]). Daß dieses Reninsubstrat (Prähypertensin oder Hypertensinogen) ein α-2-Globulin ist[51, 52], wurde erwähnt. Es wird in der Leber gebildet: nach Leberexstirpation oder -vergiftung mit Tetrachlorkohlenstoff und Alkohol verschwindet das Hypertensinogen aus dem Blut (PAGE, MCSWAIN, KNAPP und ANDRUS[78]); da jedoch bei der operativen Prozedur der Hypertensinogenschwund auch auf einer vermehrten Reninproduktion infolge des Schocks beruhen könnte, dürfen diese Experimente noch nicht als befriedigend gelten. Den Beweis erbrachten erst LELOIR und Mitarbeiter[79], die bei hepatonephrektomierten und eviszerierten Hunden fanden, daß eine Renininjektion das Hypertensin zum Verschwinden bringt, bei erhaltener Leber des nephrektomierten Hundes die Hypertensinkonzentration sich nach dem der Renininjektion folgenden Abfall aber wieder erhöht. Daß eine Adrenalektomie den Hypertensinogengehalt des Blutes erniedrigt (HOUSSAY und DEXTER[80]; LEWIS und GOLDBLATT[81]), ist nach den Untersuchungen von GAUDINO[82] nicht so sehr auf eine vermehrte Globulinbildung als vielmehr auf eine vermehrte Reninsekretion zurückzuführen. Therapeutisch wichtig ist vielleicht der Befund von VERNEY und VOGT[56], daß Zufütterung von Fleisch zu lactovegetabiler Kost bei Hochdruckhunden zu einer zusätzlichen Blutdrucksteigerung führt, was auf den Ursprung der gefäßwirksamen Stoffe hindeutet und die klinischen Erfahrungen bestätigt.

Die enzymatisch verlaufende Reaktion Renin-Hypertensinogen geht bei einem pH von 7—8 optimal vor sich. Während die Reninmenge nur die Geschwindigkeit der Hypertensinbildung beeinflußt, ist die Menge des entstehenden Hypertensins von der Menge des Hypertensinogens abhängig (MUNOZ-BRAUN-MENENDEZ, FASCIOLO und LELOIR[79]). Wegen der Fermentreaktion des Drosselungshochdrucks spricht HOLTZ[37] von diesem auch als von der „fermentativen Hypertonieform".

Das Hypertensin ist ein Polypeptid von niederem Molekulargewicht und verhält sich hitzestabil bei saurem und -labil bei alkalischem Milieu; es ist dialysabel und kristallisierbar. Am Menschen macht es eine Blutdrucksteigerung, systolisch wie diastolisch (CORCORAN, KOHLSTAEDT und PAGE[83]). Die Wirkung wiederholter Injektionen von Renin wird immer schwächer, und je schneller die Injektionen aufeinander folgen, desto schlechter ist ihr Erfolg (MCEWEN, WARRISON und IVY[84]), was v. EULER[85] bestätigt. Wenn man aber zwischen den einzelnen Injektionen wartet, haben sie immer einen pressorischen Effekt (REMINGTON, COLLINGS und HAYS[86]); nach 72 Std sind die Hunde sicher wieder reaktionsfähig. Diese Erscheinung ist aber nicht auf eine Abnahme der Erregbarkeit, sondern auf die Erschöpfung des Substrates Hypertensinogen zurückzuführen. Denn Renin selbst ist ja unwirksam und setzt nur den Wirkkörper aus seiner Vorstufe in Freiheit. Dieser als Tachyphylaxie angesehene Effekt des Renins ist demnach in einer Erschöpfung des Substrates zu suchen und die Menge der Pressorsubstanz ist zum Teil von der Schnelligkeit der Hypertensinogenbildung abhängig.

Auch das Hypertensin selbst wird im Organismus schnell zerstört, vielleicht durch eine Reihe von Stoffen, die als Hypertensinase zusammengefaßt werden. Zum Abbau der Pressorsubstanz sind alle Gewebe fähig, vor allem Extrakte aus Darmschleimhaut, Niere, Milz, Leber und Pankreas (FASCIOLO, LELOIR, MUNOZ und BRAUN-MENENDEZ[88]); auch die Erythrozyten enthalten das Enzym, das aber offenbar hauptsächlich nur durch Hämolyse frei wird. Die Menge des Hypertensins hängt natürlich von der Geschwindigkeit seines Bildungs- und Abbauprozesses ab. Weiterhin ist es interessant, daß die Hypertensininaktivierung mittels Nierenextrakten durch oxydiertes Cytochrom fast augenblicklich vor sich geht, während beim Fehlen von Cytochrom der Inaktivierungsprozeß viel längere Zeit beansprucht (CRUZ COKE, PLAZA DE LOS REYES und MARDONES[89]), daß oxydiertes Cytochrom C bei 16 Hochdruckratten den Blutdruck auf normale oder fast normale Werte (13 Tiere) reduzierte, während 3 Tiere kein ins Gewicht fallendes Ergebnis zeigten.

Im einzelnen sind noch folgende Befunde von Bedeutung:

Das Renin bewirkt am nichtnarkotisierten Kaninchen und an der dezerebrierten Katze eine Blutdrucksteigerung, soll dagegen (PICKERING und PRINZMETAL[91]) an urethanisierten Kaninchen und Katzen blutdrucksenkend wirken. Renin mit 9 γN/cm³ bewirkt am Hund eine Blutdrucksteigerung um 30 mm Hg, etwa dreimal so stark ist der Effekt an der Katze. Ergotamin hemmt den Blutdruckanstieg ebensowenig wie Cocain ihn steigert (HELMER und PAGE[92]), wie es bei Adrenalin der Fall wäre. Eine Einheit Renin ist nach VOLK[93] diejenige

Menge, die den Druck um 30 mm steigert. Die Testtiere sind nach den Versuchen von FRIEDMANN, BEN, SOMKIN und OPPENHEIMER [94] nach Nebennierenexstirpation weniger empfindlich, was auf eine verminderte Hypertensinogenbildung (siehe oben) zurückzuführen wäre, obwohl der Reningehalt nebennierenloser Tiere größer ist als normal. Die Blutdrucksteigerung ist nach FREEDMAN [95] bei nierenlosen Ratten höher; der Grund hierfür ist in dem Ausfall der Hypertensininaktivierung durch die Nieren zu sehen. Nach Abtrennen des Kopfes und Zerstören des Rückenmarkes steigert Renin den Blutdruck stärker, auch nach Entfernen der Hypophyse, der Nebennieren, der Leber, des Pankreas oder der Nieren (MERILL, WILLIAMS und HARRISON [96]), Befunde, die teilweise schwer zu deuten sind. Auch v. EULER und SJÖSTRAND [97] sahen die Blutdrucksteigerung größer ausfallen, wenn den Testtieren das Rückenmark zerstört war oder sie dezerebriert wurden, was sie auf einen Fortfall von Receptoren bezogen. ENGER, LINDER und SARRE [72] fanden an adrenal- und hypophysektomierten Tieren den renalen Hochdruck ebenfalls ausgeprägt, während ANDERSON, PAGE, CHO HAO LI und OGDEN [98] eine depressive Wirkung der Hypophysektomie bei Bluthochdruck sahen. Wiederholte Injektionen führen zu Dauerhochdruck, was HESSEL [99] auf die Drosselung der Nierendurchblutung bezieht. Auch Dauerinfusionen machen Hochdruck, dabei hemmt Narkose (HILL und PICKERING [100]). Kaninchen mit renalem Hochdruck reagieren gerade so stark auf Renin wie normale, was im Widerspruch zu den Befunden von LEITER und EICHELBERGER [101] und PAGE und HELMER [102] steht. Die Blutdrucksteigerung ist nach Injektion von Hypertensin kürzer als nach Renin, sie wird im Gegensatz zu Tyramin durch Cocain wie durch Adrenalin oder Oxytyramin verstärkt. Ergotamin und Yohimbin schwächen sie nicht ab wie bei Adrenalin und Oxytyramin. Am Kaninchen- und Meerschweinchendarm wirkt Hypertensin erregend wie Tyramin im Gegensatz zu Adrenalin und Oxytyramin. Eine Gefäßverengerung tritt nach Renin am isolierten Hinterkörper von Katzen, Hunden und Kaninchen und auch in der Niere, sogar in der Lunge ein (v. EULER und SJÖSTRAND [97]), was im Gegensatz zu GOLDBLATT [54] doch eine Druckerhöhung auch im kleinen Kreislauf bedeuten würde. Dagegen fanden KOHLSTAEDT, PAGE und HELMER [102] erst nach Zusatz von Blut oder Plasma normaler, nephrektomierter oder hypophysektomierter Hunde eine Vasokonstriktion, denn die Reninwirkung bedarf natürlich des Substrates, des Hypertensinogens, in ausreichender Menge. Auch am Kaninchenohr ruft dementsprechend Durchströmung mit Ringerlösung erst nach Zusatz von Renin und Hypertensinogen eine Gefäßkonstriktion hervor (PAGE und HELMER [102]). — Der Zusatz von Ergotamin wird verschieden beschrieben; HELMER und PAGE [92] sahen keine Hemmung der Blutdrucksteigerung durch Renin, v. EULER und SJÖSTRAND [97] dagegen wie beim Adrenalin eine Aufhebung der pressorischen Wirkung. Cocain verstärkt die Reninwirkung nicht, im Gegensatz zu Adrenalin, wie die letztgenannten Autoren angeben.

Es ist nun noch von Interesse, einige Befunde zu verfolgen, die einen Vergleich zwischen dem Pressorhormon der Posthypophyse und dem Hypertensin (Angiotonin) ermöglichen, zumal das HHH ebenfalls durch proteolytische Fermente abgebaut werden kann (DALE [103], DUDDLEY [104]). Nach der Zusammenstellung von CROXATTO und Mitarbeiter (zit. nach CRUZ COKE [54]) haben beide Stoffe eine Phenolgruppe und eine freie NH_2-Gruppe, während das Hypertensin, nicht das Pressorhormon, eine COOH-Gruppe besitzt. Für die Inaktivierung ist beim Pressorhormon die SH-Gruppe (wie bei Cystein und Glutathion) notwendig (EVANS, SPARGUER und CROXATTO, zit. nach CRUZ COKE [54]). Während das Vasopressin mehr auf die Capillaren einwirken soll, wird die Gefäßwirkung des Hypertensins in die Arteriolen lokalisiert (ABEEL und PAGE [105]). Demnach entspricht der chemische Unterschied beider Stoffe auch ihrer Wirkung.

Nephrin. Zu ähnlichen Resultaten führten die Forschungen von ENGER [106] (siehe auch die Zusammenstellung durch SARRE [107]). ENGER konnte im Gegensatz zu dem nicht dialysablen und durch Kochen zerstörbaren Renin durch Extraktion mit Sublimat-Alkohol einen Stoff isolieren, den er Nephrin nannte. Dieser ist dialysabel, geht aus alkalischer Lösung in Äther über, ist in saurer Lösung hitzebeständig, löslich in Wasser, in 80%igem Alkohol und in Eisessig, dagegen nicht löslich in Chloroform, Dioxan, Methylchlorid und Petroläther. Das Nephrin wird durch Tierkohle, Kaolin, Tonerde, Kieselgur oder Talkum nicht absorbiert (Unterschied von Hypophysin). Normales Blut enthält kein Nephrin (ENGER und DÖLP [108]). Es läßt sich aus den Nieren von Katzen, Hammeln, Kaninchen gewinnen, nicht aus anderen Organen wie Herz, Lunge, Leber, Milz, Nebennieren, Pankreas, Schilddrüse, Hypophyse, Hirn oder Prostata. Auch aus den Nieren von Hund und Mensch kann man es darstellen, nicht eindeutig sind die Erfolge bei Schweine- und Rindernieren. Es wirkt blutdrucksteigernd und führt bei Durchströmung des Kaninchenohres zur Abnahme der Tropfenzahl, ebenso wie am Trendelenburgschen Froschpräparat. Am isolierten Katzen-, Meerschweinchen- und Kaninchendarm ruft Heparinplasma von Kranken mit blassem Hochdruck eine Lähmung wie Adrenalin hervor; am Uterus ist es unwirksam im Gegensatz zu Adrenalin und Oxytyramin. Cocain verstärkt die Wirkung nicht, wie es bei Adrenalin der Fall ist, ebenso hemmt Ergotamin die Wirkung nicht im Gegensatz zu Adrenalin. Konzentrierte Extrakte erweitern die Froschpupille. Die Substanz ist im Blute und Harn von Menschen mit Hochdruck, ebenso bei Tieren mit experimentellem Hochdruck vorhanden. Nun haben ENGER und KULEZYCKYJ-POLIVKA[109] die stark steigernde Wirkung des Zusatzes von Renin zu derartigen Extrakten festg stellt und meinen daher, daß erst durch Renin das Nephrin in Freiheit gesetzt wird. Im Plasma war beim Hochdruckhunde Nephrin nachweisbar, und zwar im Heparinplasma; denn man muß die Gerinnung sorgfältig durch Paraffinieren und Heparinzusatz ausschalten, damit nicht die Spätgifte von FREUND[110] oder die Constrictine von O'CONNOR[111] entstehen (das Frühgift von FREUND ist nach ZIPF[112] die Adenylsäure). Bei renalem chronischem Hochdruck des Menschen fand sich ebenfalls im Blut Nephrin, dagegen nicht bei akuter Glomerulonephritis, jedoch meistens bei maligner Sklerose. Nach Zerstörung des Harnstoffes durch Urease war auch im Harn Nephrin nachweisbar (ENGER[106]) unabhängig von der Ausscheidung der Schlacken im Harn. Der Verf. fand im Harn auch bei der akuten Glomerulonephritis Nephrin. Bei der Eklampsie gehen die blutdrucksteigernden Wirkungen der Harne mit dem Blutdruck der Pat. parallel. Nicht nur an den Froschbeinen sind diese Extrakte constrictorisch wirksam, sondern man sieht auch am Froschherzen Erscheinungen: 0,5 cm³ Urin Hochdruckkranker macht Steigerung der Hubhöhe und der Pulszahl. Am dezerebrierten Tier ist solcher Extrakt viel weniger wirksam. Die Nephrinwirkung zeigt keine deutliche Tachyphylaxie und am Meerschweinchenuterus keine Kontraktion, ebenso besitzt das Nephrin keinen antidiuretischen Effekt, 3 Erscheinungen, die dem Hypophysin zukommen.

Tyramin. HEINSEN und WOLF[113] fanden bei Kranken mit blassem Hochdruck, nicht bei Glomerulonephritis, mit der 1,2-Nitrosonaphtholreaktion Tyramin im Blut. Auch experimentell konnten sie[114] im strömenden Blute von Hunden mit Hochdruck nach Unterbindung der Nierenarterie ohne Sperrung der Vene Tyramin nachweisen, und zwar nur bei Hunden, deren Blutdruck nach dem Eingriff erhöht gefunden wurde, nicht aber bei Vereiterung oder unvollständiger Unterbindung. Für die Reaktion sind 300 cm³ Blut erforderlich; sie tritt nach 5—7 Tagen auf und erstreckt sich auf die in Parastellung substituierten Phenole (Empfindlichkeit 1 : 10⁶). Daher sehen sie Tyramin als Ursache der Blutdrucksteigerung bei renalem Hochdruck an. — Dagegen erhielten ENGER und ARNOLD[115] bei Hypertonikern und Blutdruckgesunden keine regelmäßigen Befunde; die Tyraminreaktion war bei Hypertonikern nicht wesentlich anders als bei Gesunden und war unabhängig vom NaCl-Gehalt der Nahrung und dem Eiweißgehalt derselben. Im Blut von Gesunden war die Reaktion stets in 300 cm³ Blut negativ; selbst in 1100 cm³. Negativ waren auch alle Fälle von essentieller Hypertonie, von Übergangsformen zur malignen Sklerose und von chronischen Nephritiden ohne Blutdrucksteigerung. Dagegen zeigten die Rückstände dieser Blutproben bisweilen eine positive Reaktion; erst eine Sammelprobe von 1000 cm³ Blut von verschiedenen Kranken mit chronischer hypertonischer Nephritis ergab nach Ätherextraktion eine sehr schwache Farbreaktion. Bei maligner Sklerose überwogen die negativen bei weitem die positiven Befunde. Bei akuter Nephritis sind die Werte etwas geringer, wenn Harnstoffretention vorhanden ist; bei der chronischen hypertonischen Nephritis findet sich eine Verminderung der Tyraminausscheidung im Harn ohne Stickstoffretention. (Bei Hunden tritt nach Tyramininjektion bis zur Blutdrucksteigerung eine riesige Erhöhung der Tyraminausscheidung auf.) — Auch VERNEY und VOGT[56] fanden im Blut von Tieren mit experimentellem Hochdruck kein Tyramin. — Dann haben ENGER und LAMPAS[116] am Hunde die Wirkung langfristiger Tyramininjektionen als Durant über 2½ Jahre beobachtet; sie fanden den systolischen Druck erhöht, den diastolischen nicht, und es war die Niere in ihrer Konzentrationsfähigkeit eingeschränkt; auch war die Urochromausscheidung gering, der Augenhintergrund normal. (Langfristige Tonephrininjektionen als Durant, wie sie ENGER und GÖBEL[117] vornahmen, ergaben kein dem Hochdruck am Menschen ähnliches Bild: Blutdrucksteigerung, besonders systolisch, linksseitige Hypertrophie und rechtsseitige Dilatation des Herzens, Nieren o. B., etwas Fettinfiltration in Leber und Niere. — Langfristige Adrenalininjektionen als Durant [ENGER[118]] führten häufig zu Abscessen; der systolische Blutdruck war erhöht, der diastolische nicht; die Konzentrationsfähigkeit der Niere war erhalten; im Augenhintergrund wurden Schlängelung, Verengerung und Wandverdickung der Netzhautarterien gefunden, in den Nieren hyaline Wandverdickung der Glomerulusgefäße und Amyloidablagerung; am Herzen und den Gefäßen nichts Wesentliches.)

Oxytyramin. Ferner haben HOLTZ und CREDNER[119] das Oxytyramin als chemisch definierten Stoff für den Hochdruck bei Nephritis verantwortlich gemacht. Sie untersuchten die Entstehung von Oxytyramin aus dem Dioxyphenylalanin (Dopa) durch Abspaltung von CO_2 durch eine Decarboxylase der Niere bei Ausschluß von Sauerstoff, während in Gegenwart von Sauerstoff die Desamidierung der Aminosäuren und die weitere Oxydation erfolgt. Hält man den Sauerstoff nicht fern, so kommt es in den fermenthaltigen Organen wie Leber und Niere zu keiner Aminbildung durch die Decarboxylase, sondern zu einer Zerstörung durch die Aminooxydasen: so wird aus Dopa nicht Oxytyramin, das blutdrucksteigernd wirkt, sondern Dioxyphenylaldehyd, das den Blutdruck senkt, und weiter die unwirksame Dioxyphenylessigsäure. — Nach Eingabe von Dopa an Kaninchen tritt im Harn eine blutdrucksteigernde Substanz auf, welche den Kaninchen- und Meerschweinchendarm lähmt, nämlich Oxytyramin. Auch der Harn des Menschen wirkt nach i.v. Zuführung von Dopa an der Katze blutdrucksteigernd, nach oraler Einnahme findet eine viel langsamere Ausscheidung statt. Dabei wird der Harn nach Kochen mit Salzsäure wirksamer, also erfolgt die Exkretion in gebundener Form, etwa wie Phenol an Schwefelsäure. Die Katzen sind am empfindlichsten, Kaninchen und Meerschweinchen bedürfen zur Blutdrucksteigerung sehr viel größerer Mengen. Die aus normalem Harn erhaltene Oxytyraminfraktion wird in ihrer Wirkung an der Katze durch Cocain verstärkt und damit an die Seite des Adrenalins gerückt, die Tyraminwirkung dagegen durch Cocain abgeschwächt. Aber quantitativ ist der Effekt der Oxytyraminfraktion an den verschiedenen Organen und bei verschiedenen Tieren nicht dem des Adrenalins gleich (HOLTZ, CREDNER und KRONEBERG[120]). Die Autoren führen für die blutdrucksteigernde Substanz des Harnes den Namen Urosympathin ein und machen auf Gedankengänge von CANNON und BACQ[121] aufmerksam, wonach 2 Überträgersubstanzen der sympathischen Nerven vorhanden sind: Sympathin I (inhibitory) und Sympathin E (excitatory); ersteres entstehe durch Reiz des Splanchnicus, letzteres durch Reiz der mit der arteria hepaticoduodenalis verlaufenden „Lebernerven". Beide werden in ihrer Wirkung durch Cocain verstärkt. Aber nach Ergotoxin und Reiz der Splanchnici kommt es zu Blutdruckabfall (Katze) und zur Erschlaffung am Uterus in situ; trotz Ergotoxin führt aber Reiz des unteren Grenzstranges oder der Lebernerven zu Blutdrucksteigerung und läßt den Uterus unbeeinflußt. Am dezerebrierten Tier bewirkt Reizung des Halsmarkes nach Ergotoxin Blutdruckabfall: Überwiegen des Sympathins I durch Ausschüttung aus den Nebennieren; nach Entfernen der Nebennieren Blutdruckanstieg: reine Sympathin E-Wirkung. Wahrscheinlich ist nach GREER, PINKSTON, BRAXTER und BRANNON[122] Sympathin E identisch mit Arterenol (Adrenalin ohne die Methylgruppe am N). Arterenol ist wie Urosympathin nur schwach inhibitorisch wirksam. Nach Ergotoxin kommt es bei Urosympathin wie bei Arterenol nur zur Abschwächung, nicht aber zur Umkehr der pressorischen Wirkung wie bei Adrenalin oder Oxytyramin. Während Arterenol an Katzen- und Kaninchenblutdruck gleich wirksam ist, ist dies bei Urosympathin nicht der Fall. Es lassen sich also mit einer für die Isolierung von Polyphenolderivaten spezifischen Methode in jedem menschlichen Harn pressorisch wirksame Substanzen nachweisen, nämlich das Urosympathin, das wahrscheinlich ein Gemisch von Oxytyramin, Adrenalin und Arterenol ist. Die in 24 Std ausgeschiedenen Urosympathinmengen sind am Katzenblutdruck äquivalent mit 2—3 mg Oxytyramin bzw. 100—150 γ Adrenalin oder Arterenol. Die Ausscheidung von Urosympathin ist nach Arbeitsleistung und in manchen Fällen von essentieller Hypertonie vermehrt, sie kann bis zu 8 mg Oxytyramin-Äquivalent steigen. Dagegen wird nach Injektion von Dopa bei Hochdruck kein Oxytyramin ausgeschieden, es besteht also eine Retention; in diesem Fall erscheinen gegenüber den normalen Werten von 2—4 mg Oxytyramin nur 1—1,5 mg Äquivalente (HOLTZ und CREDNER[123]).

Wir geben hier eine Tabelle in Anlehnung an eine solche von HESSEL[124] und OPPENHEIMER[125] unter Beifügung der Befunde von HOLTZ u. a.

Stoff	Blutdruck	Puls	Cocain	Ergot.	Gefäß	Darm	Uterus	Iris
Adren.	steigt	beschl.	verst.	kehrt um	kontr.	lähmt	kontr.	weit
Vasopr.	,,	verlangs.	unwirks.	—	,,	kontr.	kontr.	unwirks.
Renin	,,	unwirks.	,,	?	,,	,,	unwirks.	,,
Nephrin	,,	beschl.	,,	unwirks.	,,	lähmt	,,	weit
Tyramin	,,	—	schwächt	,,	,,	kontr.	kontr.	weit
Oxytyr.	,,	—	verst.	kehrt um	,,	lähmt	,,	weit
Hypertens.	,,	—	,,	unwirks.	,,	kontr.	unwirks.	—
Arterenol	,,	—	,,	schwächt	,,	lähmt wenig	—	—

Formeln:

HO—C$_6$H$_3$—CH$_2$·CH(NH$_2$)·COOH
HO—

Dioxyphenylalanin

HO—C$_6$H$_3$—CH$_2$·CH$_2$·NH$_2$
HO—

Oxytyramin

HO—C$_6$H$_3$—CH(OH)·CH$_2$·NH$_2$
HO—

Arterenol

HO—C$_6$H$_3$—CH(OH)·CH$_2$·NH·CH$_3$
HO—

Adrenalin.

Aus allen diesen Untersuchungen geht hervor, daß bei Sauerstoffmangel der normale Abbau der Aminosäuren, der Eiweißbausteine, nicht mehr durch Desaminierung zu ungiftigen Produkten führt, sondern durch Decarboxylasen zu unwirksamen Aminen. Dabei scheint in der Niere, deren Sauerstoffversorgung gehemmt ist, durch die Decarboxylase aus Dioxyphenylalanin das Oxytyramin und weiter das Adrenalin, aus Tyrosin das Tyramin usw. zu entstehen, so daß derartige Amine zu Blutdrucksteigerung führen können. Auch im Harn werden solche Produkte faßbar; es scheint aber auch eine Retention derselben vorzukommen. In allen Einzelheiten sind die Eigenschaften der gefundenen Stoffe nicht übereinstimmend, so daß mit einem Gemisch solcher Substanzen zu rechnen ist und, wie es scheint, mit einem quantitativ wechselnden.

Fassen wir die Fülle der mitgeteilten Befunde zusammen. Das blutdrucksteigernde Prinzip wird beim renalen Hochdruck durch Drosselung der Nierendurchblutung mittels eines Fermentsystems (Renin) aus einem Globulinkörper des Blutplasmas (Hypertensinogen) in Freiheit gesetzt und wird als Hypertensin (Angiotonin) beschrieben. Hinzu kommt noch ein anderer Stoff (Nephrin), der möglicherweise in Beziehung zum Renin steht. Außerdem ist noch eine Reihe adrenalinähnlicher Stoffe beim Nierenhochdruck aufgefunden worden. — In folgendem wollen wir untersuchen, wie sich diese experimentellen Befunde mit den klinischen vereinigen, bzw. auf Veränderungen, wie sie die Klinik aufweist, anwenden lassen.

Der renale Hochdruck ist ein sogenannter Widerstands-Elastizitätshochdruck (WEZLER und BÖGER[126], SIEDECK und RIEDL[127], HILDEBRANDT[128], HERKEL, NÜRNBERGER und PAPAGEORGIU[129], J. FREY und VÖLKER[130], STEINMANN[131], DELIUS[132], WACHSMUTH[133]). Oder genauer gesagt läßt sich bei der renalen Hypertonieform, die durch diesen genannten humoralen Hochdruckmechanismus ausgelöst werden soll, am Kranken meist ein funktioneller Verlust der Elastizität der großen Arterien und eine Zunahme des peripheren Widerstandes nachweisen, welch letzteres auch von VOLHARD[33] als Ursache der Hypertonie (blasser Hochdruck) angesehen wurde.

Von GOLDRING und CHASIS[154] wurde bei Hypertoniekranken mittels ballistokardiographischer Methode und Herzkatheterismus (Bestimmung des Herzminutenvolumens nach dem FICKschen Prinzip) sowie direkter Blutdruckmessung ein Widerstandshochdruck ermittelt: während der totale periphere Widerstand bei Gesunden mit 1512 bzw. 1247 dyn cm^{-5} sec gemessen wurde, war er bei Hypertoniekranken nach Berechnungen des Mittelwertes auf 2130 bzw. 2180 dyn cm^{-5} sec angestiegen; das Herzminutenvolumen wurde nur sehr gering erniedrigt beobachtet. — Im Experiment fanden WEZLER, THAUER und SARRE[134] am Carotisschlingenhund nach partieller Nierenarteriendrosselung allerdings nur allein einen Widerstandshochdruck ausgeprägt. Im akuten Stadium von Feldnephritiden ermittelten LEPESCHKIN und PILGERSTORFER[135] eine auf Steigerung des Minutenvolumens beruhende Hypertonie, die ihren Grund in einer Vergrößerung der zirkulierenden Blutmenge hatte, während die chronischen Fälle eine Hypertonie durch Erhöhung des peripheren Widerstandes zeigten. „Bei der Feldnephritis tritt also die vasokonstriktorische Komponente gegenüber der Friedensnephritis in den Hintergrund, was mit der relativen Seltenheit eines Ausganges in blassen sekundären Hochdruck übereinstimmt. Der infolge Blutmengenvermehrung auftretende Minutenvolumhochdruck geht nach Flüssigkeitseinschränkung oder Aderlaß prompt herunter" (S. 785 bei [135]).

Allein das genannte hämodynamische Verhalten zeigt schon deutlich, daß zumindest zu Beginn einer der Nephritisformen der Reninmechanismus für eine Erklärung des Hochdrucks nicht in Frage kommen kann, daß also der Nierenhochdruck nicht immer auf die einfache Formel des Drosselungshochdrucks gebracht werden darf.

Bezüglich der Beurteilung der Wirkungsweise des Reninmechanismus bzw. des Zustandekommens der renalen Hypertonie kann nicht verschwiegen werden, daß die sphygmographischen Methoden in der Hand unkritischer Untersucher mit Fehlern ausgestattet sein können, die einer genauen Klassifizierung, wie sie für die verschiedenen Hypertonieformen erfolgte, oft im Wege stehen mögen. J. FREY und VÖLKER[73] haben (1941) die Änderungen verschiedener Kreislaufgrößen bei Blutdruckschwankungen untersucht und gefunden, daß bei nephrogenem Hochdruck die Pulswellengeschwindigkeit in der Aorta vorwiegend normal

32   Blutdruckverhältnisse.

und der Windkessel kürzer und dehnbarer ist, das Minutenvolumen um die Norm schwankt und der periphere Widerstand erhöht ist. Essentielle Hypertensionen haben meist erhöhte Pulswellengeschwindigkeit, einen längeren und starreren Windkessel, ein in einem Teil der Fälle nahezu konstantes Minutenvolumen und einen erhöhten peripheren Widerstand, soweit man dies aus Rechnungen, basierend auf Bestimmungen der Pulswellengeschwindigkeit und des Blutdruckes, erkennen kann.

Schwierigkeiten verursachen hierbei die Bestimmungen des Aortenquerschnittes Q, der bei vielen Hypertonien vergrößert ist, wie jeder aufmerksame Kliniker weiß. Trotzdem beruht eine Reihe solcher physikalischer Bestimmungen bei Hypertoniekranken auf der Annahme eines normalen Aortenquerschnittes, ersehen aus der SUTERschen Tabelle (1897). BICKENBACH[136] z. B. hat sich deshalb um eine Methode der individuellen Bestimmung von Q bemüht. In den angeführten Untersuchungen wurde versucht, den Aortenquerschnitt möglichst genau zu ermitteln, wozu Photographien mit Röntgenlicht dienten. Es ergab sich dabei eine Vergrößerung von Q um etwa 50% gegenüber den SUTERzahlen. Um dies durch ein besonders deutlich ausgeprägtes Beispiel zu belegen, seien die folgenden ermittelten Werte angeführt:

Untersuchung Nr. 7. E. K., 39 Jahre alt, 176 cm groß, 73 kg schwer.

Diagnose: Blasser Hochdruck.

	P mm Hg	ΔP mm Hg	a. rad. cm/sec	a. fem. cm/sec	$\lambda/4$ cm	E' dyn/cm^5	Vs cm^3	Vm L	W dyn. sec. cm^5
Q nach S.: 4,2 cm^2	180/130	50	827	910	62	3380 +41%	46	3,44 −10%	3700 +100%
Q röntg.: 7,35 cm^2						1930 −19%	80	6,00 +47%	2120 +18%
Normalwerte		Pm: 105	980	800	68	2400	59	4,1	1800

In diesem Beispiel stellt sich der Hochdruck — nach Berechnung mit dem SUTERschen Aortenquerschnitt Q — als Widerstands- (100%) Elastizitäts- (41%) Hochdruck dar; das Minutenvolumen liegt mit 10% unter der Norm. Nimmt man aber das röntgenologisch bestimmte Q, so ändert sich das Hochdruckbild: aus dem Widerstands-Elastizitätshochdruck wird ein Minutenvolumenhochdruck. Wir bringen dieses Beispiel, nicht um die ausgezeichnete Möglichkeit der Beurteilung von Kreislaufgrößen durch sphygmographische Methoden zu beanstanden, sondern um vor Mitteilungen von Klassifizierungen der Krankheitsbilder zu warnen, die ohne nötige Kritik und Kenntnis der Methoden gewonnen wurden; sie sind nur geeignet, die sphygmographischen Methoden in Mißkredit zu bringen. Übrigens fehlt es nicht an Hinweisen hierauf (z. B. SIEDECK und RIEDL[127]). Es wäre außerdem eine Überprüfung der Bestimmungen des Aortenquerschnittes besonders für klinische Untersuchungen angezeigt; weiter ist die Beurteilung des Blutdruckes, gemessen in einem Arm, in seiner Übertragung auf den gesamten arteriellen Kreislauf mit Unsicherheiten und Fehlern verknüpft.

Wenn man also eine Klassifizierung des renalen Hochdrucks nach dem physikalischen Verhalten einiger Kreislaufgrößen bei Hypertoniekranken vornehmen will, so bedarf es dazu wohl noch weiterer präziser analytischer Arbeit.

Es hat nach den bislang vorliegenden Untersuchungen, die aber teilweise beanstandet werden können, den Anschein, als ob bei subchronischer und chronischer renaler Hypertension neben dem peripheren auch der zentrale Widerstand in der Strombahn nach dem Herzen erhöht sei. Im Experiment am Carotisschlingenhund entsteht bei partieller Nierenarteriendrosselung jedoch allein ein Widerstandshochdruck (WEZLER, THAUER und SARRE[134]).

Mehrfach wurde diskutiert, ob der renale Hochdruck eine „Zweckmäßigkeitsreaktion" darstelle (VOLHARD[33] [2], S. 610), indem dadurch eine Steigerung des Filtrationsdruckes eintrete; sie wurde von VOLHARD abgelehnt, „weil wir Grund zur Annahme haben, daß sich die Nierengefäße an dieser allgemeinen Gefäßreaktion in besonders hohem Grade beteiligen", also ein Circulus vitiosus entstehe in dem Sinne, daß in einer angeblichen Regulation zur Abwendung einer Insuffizienz der Grund zu ihrer weiteren Verstärkung mitinbegriffen sei, wie man aus ähnlichen Geschehen im Organismus zu erkennen geneigt ist. Die Ablehnung einer Zweckmäßigkeit des Reninmechanismus wird dadurch unterstrichen, daß im Tierexperiment eine starke Kontraktion der Nierengefäße beobachtet wurde

(HESSEL[137], v. EULER und SJÖSTRAND[97]); auch CORCORAN und PAGE[138] stellten nach Injektion von hochgereinigten Reninpräparaten eine verminderte Nierendurchblutung fest, die proportional der Konstriktion der Glomerulusarteriolen ging. Diese Beobachtungen bedürfen aber noch der Ergänzung an kranken Nieren, ob nämlich bei experimenteller Nephritis z. B. sich eine zusätzliche Reningabe wirklich in einer Gefäßkonstriktion auswirke. Kennen wir doch ein gegen das Hypertensin gerichtetes Ferment (Hypertensinase), das dieses zu blutdruckunwirksamen Produkten inaktiviert. Es könnte an eine vermehrte Zerstörung des Hypertensins innerhalb der erkrankten Niere selbst oder an andere Reaktionen gedacht werden. Man kann in dieser Ansicht der Hypertensininaktivierung durch die Niere selbst durch die Befunde von ENGER, LINDER und SARRE[72] bestärkt werden, die fanden, daß bei schrittweiser Drosselung der Nierenarterien sich der Blutdruck ebenso stufenförmig erhöht, die mittels der REINschen Stromuhr an der Vene gemessene Gesamtdurchblutung der Niere sich aber jeweils nach der Drosselung wieder repariert. Es wurde auch von der renalen Hypertonie als von einem ,,Erfordernishochdruck" gesprochen; hierbei ist ein bestimmtes Maß von Regulationen (und damit auch von Gegenregulationen) möglich[139]. Man kann einwenden, daß die subdiaphragmale Grenzstrangresektion, die man der subjektiven Besserung wegen zur Blutdrucksenkung bei rotem und blassem Hochdruck ausführt (z. B. ZENKER und LÖHR[140]), eine Verschlechterung des Nierenzustandes zur Folge haben könnte, weil damit der ,,Erfordernishochdruck" gesenkt würde. Aber es könnte neben der Gefäßerweiterung in der unteren Körperhälfte auch eine solche der Niere miteinbegriffen sein, weil die Nierengefäße außer durch Pressorsubstanzen noch durch den Sympathicus tonisiert werden. Aus den Erfolgen der Sympathicuschirurgie bei Hochdruck folgern SARRE und KOPPERMANN[141], daß das dabei oft eintretende erhebliche Absinken des Blutdrucks, wodurch das Kreislaufsystem entlastet wurde und vor allem die cerebralen Beschwerden sich besserten, offenbar keine Verschlechterung der Organdurchblutung bedingte, so daß man den Hochdruck nicht als Erfordernishochdruck bezeichnen kann. Zur gleichen Anschauung führen Ergebnisse von PEET[142], der an 2000 Fällen mit beidseitiger Splanchnicusresektion oberhalb des Zwerchfells ein Schwinden der Albuminurie bei den meisten Fällen, ein Normalwerden der Harnstoffausscheidung in 45% und ein Normalwerden einer ungenügenden Harnkonzentrierung in 44% sah. Die Ergebnisse der chirurgischen Behandlung des Hochdrucks geben der Ablehnung des renalen Hochdrucks als ,,Erfordernishochdruck" durch VOLHARD[33] (2) recht. Dies wird noch unterstrichen durch die Befunde von WILSON und BYROM[143], die zeigten, daß die Konstriktion einer Nierenarterie eine maligene Hypertension mit den entsprechenden Veränderungen der Gefäße der anderen Niere und der übrigen Organe bedingt.

Bei Betrachtung des Hochdrucks ist streng zu unterscheiden zwischen dem experimentell erzeugten Hochdruck mittels Drosselung der Blutzufuhr und dem durch entzündliche und degenerative Prozesse an den Nierengefäßen hervorgerufenen, so daß von vornherein keine volle Kongruenz beider Bilder erwartet werden darf, was jedoch immer wieder im Schrifttum getan wird. Begreift doch im Gegensatz zum experimentellen Nierenarteriendrosselungshochdruck eine Nierenerkrankung auf entzündlicher Basis sicherlich auch eine Entzündung anderer Organsysteme, darunter des peripheren und zentralen Nervensystems, in sich. Hierzu sind die Befunde von STAEMMLER[144] und HUNGERLAND[145] anzuführen, die eine degenerative Schädigung der sympathischen Ganglien bei der akuten Nephritis sahen, aus der die Hypertonie als ,,Schädigung des vasomotorischen Reflexapparates durch Bakterientoxine" abgeleitet wird, auch wenn sich bei Nachuntersuchungen herausstellte, daß solche Ganglienveränderungen sich ohne Nierenerkrankungen ebenfalls nachweisen lassen. Möglicherweise werden beim blassen Hochdruck die Gefäße gegen Adrenalin empfindlicher (HÜLSE[146]). Auch sind Anzeichen vorhanden, daß die pressosensiblen Zonen (z. B. Carotissinus) am Bluthochdruck der besprochenen Art mitbeteiligt sein können, deren Auswirkungen auf arterielle Kreislaufgrößen von J. FREY und FEDERSCHMIDT[147] für den Menschen zuerst analysiert wurden.

Wenn wir uns vor Augen halten, welche Bedeutung auf der einen Seite die Nierendurchblutung und der für die Harnbereitung so wichtige Blutdruck besitzen, welche Verwüstungen auf der anderen Seite aber am Gefäßsystem der Niere bei Sklerosen der größeren und kleineren Arterien und bei Schrumpfnieren eintreten (siehe die eindrucksvollen Bilder von GÄNSSLEN[148]; auch SARRE[149]), so wird man erstaunt sein können, daß eine Durchblutung schwer geschädigter Glomeruli noch in gewissem Maß möglich ist, wie z. B. Tuscheinjektionen bei experimenteller Nephritis des Kaninchens nach MASUGI[150] zeigen (J. FREY). Die sichtbare Einschränkung der Filtrationsfläche (Abb. 2b) sowie die Erschwerung der Abpressung des provisorischen Harns durch die entzündlichen Knäuelveränderungen können manchmal in erstaunlich guter Weise kompensiert werden, wie der Vergleich der Funktion der kranken Niere mit ihrem histologischen Bild aufweist.

Es ist in jedem Fall für die Betrachtung der Genese der renalen Hypertension wichtig, sich vor Augen zu halten, daß der Nachweis des Renins mittels der empfindlichsten Methoden nur in einigen Fällen von akuter Hypertonie (Tier und Mensch) geführt wurde, während bei chronischer Blutdruckerhöhung dieser Nachweis beim Drosselungshund und beim Menschen im allgemeinen Venenblut und dem Blut der Nierenvene (gewonnen durch Venenkatheterismus) nicht gelang, obwohl nach DELL'ORO und BRAUN-MENENDEZ[67] eine Reninmenge, die eine Blutdruckerhöhung von 20—40 mm Hg erzeugt, leicht nachweisbar sei. Diese Argumentation LELOIRS[54] ist von großer Bedeutung und zeigt die Mängel der Renintheorie schon von der experimentellen Seite her auf, auch wenn man berücksichtigt, daß bei experimenteller chronischer Hypertonie eine größere Empfindlichkeit gegen Adrenalin und Tyramin (VERNEY und VOGT[56], BROWN und MAEGRAITH[151]), Hypophysenhinterlappenhormon (BROWN und MAEGRAITH[151]) und Renin selbst (LEITER und EICHELBERGER[101], PAGE und HELMER[102]) besteht.

Bei einseitiger Nierendrosselung erfährt die andere Niere Gefäß- und Parenchymveränderungen, wie sie auch bei der menschlichen malignen Hypertension und chronischen interstitiellen Nephritis gesehen werden[143], während die gedrosselte Niere infolge ihres Schutzes vor dem Hochdruck von diesen Veränderungen freibleibt[44]. Aus diesen Feststellungen geht hervor, daß der Drosselungshochdruck sekundär zu Veränderungen der gesunden Niere (auch zu solchen in anderen Organen) führen kann, wie sie bei primären Nierenerkrankungen selbst gesehen werden. Es ist deshalb beim renalen Hochdruck nicht in jedem Fall einwandfrei zu entscheiden, was Ursache und was Wirkung ist, nämlich ob der Reninmechanismus primär Ursache der Blutdruckerhöhung sei, oder ob bei extrarenal ausgelöster Hypertonie sich erst später auch die fermentative Form hinzugesellt; es muß angenommen werden, daß für viele Fälle das letztgenannte Geschehen vorliegt.

Neben dem fermentativen Hochdruckmechanismus (Renin-Hypertensinogen) darf aber die Bedeutung anderer Bedingungen für das Zustandekommen der renalen Hypertonie, so das zentrale und vegetative Nervensystem, nach den experimentellen Befunden von ENGER, LINDER und SARRE[72] sowie denjenigen der Klinik (J. FREY und VÖLKER[130]) doch nicht übersehen werden. Wurde doch im Experiment ein Ausbleiben des Drosselungshochdrucks z. B. nach Dekapitierung gesehen[72]. Weiter ist wohl eine Mitbeteiligung des zentralen und peripheren vegetativen (orthosympathischen) Nervensystems am Entzündungsprozeß anzunehmen (STAEMMLER[144], HUNGERLAND[145], VEIL und STURM[38], STURM[152] u. a.), und es muß auch mit dem Auftreten von sympathicomimetischen Substanzen (HOLTZ[37]) gerechnet werden. Schließlich können Schwankungen der zirkulierenden Blutmenge und damit des Minutenvolumens (J. FREY und VÖLKER[130]; LEPESCHKIN und PILGERSTORFER[135]) an Änderungen bzw. Zustandekommen des nephrogenen Hochdrucks gleichfalls mitbeteiligt sein. Aus diesem Zusammentreffen mehrerer oder sogar vieler Bedingungen für die Pathogenese des Hochdrucks, die hier nur zum Teil näher auseinandergesetzt wurden, wird unter Einschluß der Möglichkeit gegenregulatorischer Reaktionen nach unserer Meinung (J. FREY) das so bunte und in vieler Hinsicht keineswegs immer einheitliche Bild des renalen Hochdrucks der Klinik zusammengefügt, das mit dem mehr monotonen des Drosselungshochdrucks des Experiments kontrastiert. Es wird deshalb nicht wundernehmen, wenn beim renalen Hochdruck auch im hämodynamischen Verhalten des Organismus einmal mehr die fermentative Form, zum zweiten mehr die sympathicotonische oder eine andere in den Vordergrund rückt. Diese funktionellen hämodynamischen Zustandsänderungen im elastischen und peripheren arteriellen Gefäßabschnitt ließen sich auch bei Blutdruckänderungen erkennen (J. FREY und VÖLKER[130]), die bei renaler Hypertension — soweit aus den Bestimmungen entnommen werden darf — mehr in Schwankungen des Minutenvolumens (!), bei Fällen von essentiellem Hochdruck vornehmlich in Änderungen der Windkesselfunktion der Aorta, gering auch in solchen des peripheren Widerstandes gesehen werden können. Anzunehmen, daß der renale Hochdruck seinen Ursprung allein im fermentativen Mechanismus habe (GOLDBLATT[54]), so wie er sich im klinischen Bild darstellt, hielten wir uns nach unseren eignen Befunden ebenso nicht berechtigt, wie nach den genannten Ergebnissen der Literatur, worauf unter anderen in neuerer Zeit auch BOHN[42] hingewiesen hat. Der *renale Hochdruck ist ein Syndrom, dessen Komponenten verschiedener Natur und verschiedenen Ursprungs sind*; von diesen hypertensiven Reaktionen können eine oder wenige zum führenden Symptom werden, sie enthalten aber auch hypotensive Gegenregulationen (J. FREY).

Die Bedeutung der Durchblutung und vor allem des Blutdrucks für die Harnbereitung aber wird aus den Befunden an der erkrankten Niere besonders deutlich vor Augen geführt. Es muß allerdings nach unserer Ansicht unterschieden werden zwischen Nierenerkrankungen ohne und mit Beteiligung der präarteriellen (präglomerulären) Gefäßanteile im Sinne der Drosselung; im ersten Fall kann sich innerhalb der Niere (Glomeruli, möglicherweise auch andere Gefäßprovinzen des Organs) der filtrierende und harnbereitende Blutdruck noch eher voll auswirken, wie z. B. bei der diabetischen Glomerulosklerose (SPÜHLER und ZOLLINGER[153]), im zweiten Fall ist mit einer Reduzierung desselben und damit Minderung seiner funktionellen Bedeutung viel mehr zu rechnen.

Literatur.

[1] JANSSEN u. REIN: Arch. exper. Path. u. Pharmakol. **128**, 107 (1928). — [2] STARLING u. VERNEY: Proc. roy. Soc. B **97**, 321 (1925). — [3] RICHARDS u. PLANT: Amer. J. Physiol. **59**, 144 (1922). — [4] DREYER u. VERNEY: J. Physiol. **57**, 451 (1923). — [5] HOHL: Biochem. Z. **173**, 95 (1926). — [6] HARTWICH: Arch. exper. Path. u. Pharmakol. **111**, 206 (1926).— [7] HARTMANN, ØRSKOV u. REIN: Pflügers Arch. **238**, 239 (1937). — [8] VOLHARD: Handb.inn.Med.VI/1, 2.Aufl., S. 7. Berlin: Springer 1931. — [9] HAYMANN: Amer. J. Physiol. **79**, 389 (1927). — [10] TIGERSTEDT: Lehrb. d. Physiol. d. Menschen I, S. 339. Leipzig: Hirzel 1919. — [11] STARLING:

J. Physiol. **19**, 312 (1896); **24**, 317 (1899). — [12] MOORE u. PARKER: Amer. J. Physiol. **7**, 261 (1902). — [13] MOORE u. ROAF: Biochem. J. **2**, 34 (1907). — [14] SCHADE u. CLAUSSEN: Z. klin. Med. **100**, 363 (1924). — [15] FAHR u. SWANSSEN: Amer. J. Physiol. **76**, 201 (1926). — [16] WINTON: J. Physiol. **72**, 361 (1931). — [17] KERPEL-FRONIUS: Ergebn. inn. Med. **51**, 623 (1936). — [18] HILL u. MCQUEEN: Brit. J. exper. Path. **2**, 205 (1921). — [19] LICHTWITZ: Die Praxis der Nierenkrankheiten, 2. Aufl., S. 17/18. Berlin: Springer 1925. — [20] PÜTTER: Die 3-Drüsentheorie der Harnbereitung. Berlin: Springer 1926. — [21] BEHRENS: Arch. exper. Path. u. Pharmakol. **139**, 154 (1929). — [22] KUNSTMANN: Arch. exper. Path. u. Pharmakol. **132**, 122 (1928). — [23] SCHADE: Physikal. Chemie i. d. inn. Medizin. Leipzig: Steinkopff 1923. — [24] PFAFF u. HEROLD: Grundlagen einer neuen Therapieforschung d. Tuberkulose. Leipzig: Thieme 1937. — [25] KNOWLTON: J. Physiol. **43**, 219 (1911/12). — [26] MAGNUS: Arch. exper. Path. u. Pharmakol. **45**, 210 (1901). — [27] CUSHNY: J. Physiol. **28**, 443 (1902). — [28] CLARA: Arch. Kreislauff. **3**, 42 (1938). — [29] BECHER, E.: Nierenkrankheiten I, S. 56. Jena: Fischer 1944. — [30] HEIDENHAIN: zit. nach VOLHARD, Handb. inn. Med. VI/1, 2. Aufl., S. 14. — [31] HÖBER: Physikal. Chemie d. Zelle u. d. Gewebe, S. 842. Leipzig: Engelmann 1926. — [32] ELLIS: zit. nach PLATT, Practitioner Sept. 1947; in Ars medici 1948, 6. — [33] VOLHARD: Kongr. inn. Med. Wien 1923 (1); Handb. inn. Med. VI/1 u. 2., 2. Aufl. Berlin: Springer 1931 (2); in BECHER, Nierenkrankheiten I, S. 318. Jena: Fischer 1944 (3); Klin. Wschr. **1948**, 607 (4). — [34] BECHER, E.: Nierenkrankheiten I, S. 225. Jena: Fischer 1944. — [35] HESSEL: in BECHER, Nierenkrankheiten I, S. 285. Jena: Fischer 1944. — [36] ENGER: in BECHER, Nierenkrankheiten I, S. 301. Jena: Fischer 1944. — [37] HOLTZ: Klin. Wschr. **1946**, 65. — [38] VEIL u. STURM: Die Pathologie d. Stammhirns, 2. Aufl., S. 283. Jena: Fischer 1946. — [39] v. BERGMANN: Funktionelle Pathologie, 2. Aufl. Berlin: Springer 1936. — [40] SIEBECK: in BECHER, Nierenkrankheiten I, S. 398. Jena: Fischer 1944. — [41] BILECKI u. OTTO: Ärztl. Wschr. **1948**, 129. — [42] BOHN: Klin. Wschr. **1948**, 225. — [43] SCHLEICHER: Der symptomat. Hochdruck, S. 179. Leipzig: Thieme 1944. — [44] BENNET: Proc. Soc. med. Lond. **39**, 59 (1945). — [45] BRAUN-MENENDEZ, FASCIOLO, LELOIR, MUNOZ u. TAQUINI: Hipertension arterial nefrogena. Buenos Aires: Ateneo 1943. — [46] HARTWICH: Verh. deutsch. Ges. inn. Med. **41**, 187 (1929), **44**, 76 (1932); Z. exper. Med. **69**, 462 (1930). — [47] GOLDBLATT, LYNCH, HANZAL u. SUMMERVILLE: J. exper. Med. **59**, 347 (1934). — [48] PAGE: zit. nach CRUZ COKE, The New York Academy of sciences, Section of Biology, Conference on „Experimental Hypertension", 9. u. 10. Febr. 1945, als Manuskript gedruckt. — [49] HERMANN, JOUDAN u. VIAL: C. r. Soc. Biol. Paris **133**, 523 (1941). — [50] WILLIAMS, GROLLMANN u. HARRISON: Arch. int. Med. **67**, 895 (1941). — [51] PLENTL, PAGE u. DAVIS: J. biol. Chem. **147**, 143 (1943). — [52] LONGSWORTH, FERRY u. ARMSTRONG: J. clin. Invest. (Am.) **23**, 566 (1944); zit. nach WUHRMANN u. WUNDERLY, Die Bluteiweißkörper d. Menschen, S. 50/51. Basel: Schwabe 1947. — [53] ENGER u. GERSTNER: Z. exper. Med. **102**, 413 (1938). — [54] GROLLMANN, LELOIR, FASCIOLO, MUNOZ, BRAUN-MENENDEZ, DEXTER, TAQUINI, CRUZ COKE, GOLDBLATT, WAKERLIN, JOHNSON, KAMM, GOLDBERG, DONALDSON, MOSS, COMBERG, PAGE, REMINGTON: The New York Academy of sciences, Section of Biology, Conference on „Experimental Hypertension", 9. u. 10. Febr. 1945, als Manuskript gedruckt. — [55] HOUSSAY u. FASCIOLO: Boll. Acad. Med. Buenos Aires, Sept. 1937, S. 342 (1) — HOUSSAY u. TAQUINI: C. r. Soc. Biol. Paris **128**, 1125 (1938) u. Rev. Soc. Biol. **14**, 86 (1938) u. J. Physiol. **94**, 281 (1938) (2). — [56] VERNEY u. VOGT: Quart. J. exper. Physiol. **28**, 253 (1938). — [57] KAHLSON u. WERZ: Arch. exper. Path. u. Pharmakol. **148**, 173 (1930). — [58] VOGT: Klin. Wschr. **1938 II**, 1148. — [59] TIGERSTEDT u. BERGMANN: Skand. Arch. Physiol. (D.) **8**, 223 (1898). — [60] KOHLSTAEDT u. PAGE: Proc. Soc. exper. Biol. a. Med. **43**, 136 (1940). — [61] PAGE, HELMER, KOHLSTAEDT, FOUTS u. KEMPF: J. exper. Med. **73**, 7 (1941). — [62] PLENTL u. PAGE: J. biol. Chem. **155**, 363, 379 (1944). — [63] LANDIS: Amer. J. med. Sci. **202**, 14 (1941). — [64] CROXATTO u. CROXATTO: Rev. Soc. argent. de biol. **17**, 439 (1941). — [65] HUIDOBRO u. BRAUN-MENENDEZ: Amer. J. Physiol. **137**, 47 (1942). — [66] TAQUINI u. BRAUN-MENENDEZ: Rev. Soc. argent. de biol. **17**, 465 (1941). — [67] DELL'ORO u. BRAUN-MENENDEZ: Rev. Soc. argent. de biol. **18**, 65 (1942). — [68] DEXTER, FRANK, HAYNES u. ALTSCHULE: J. clin. Invest. **22**, 847 (1943). — [69] CULLINS u. HAMILTON: Amer. J. Physiol. **140**, 499 (1944). — [70] DEXTER u. HAYNES: Proc. Soc. exper. Biol. a. Med. **55**, 288 (1944). — [71] KOHLSTAEDT u. PAGE: J. exper. Med. **72**, 201 (1940). — [72] ENGER, LINDER u. SARRE: Z. exper. Med. **104**, 10 (1939). — [73] GOORMAGHTIGH: Lancet **6380**, 747 (1945) — [74] SCHLOSS: Helvet. med. acta **14**, 22 (1947). — [75] HOUSSAY, BRAUN-MENENDEZ u. DEXTER: Ann. int. Med. **17**, 461 (1943). — [76] LELOIR, MUNOZ, TAQUINI, BRAUN-MENENDEZ u. FASCIOLO: Rev. Soc. argent. de cardiol. **9**, 269 (1942). — [77] PAGE: J. exper. Med. **70**, 521 (1939). — [78] PAGE, MCSWAIN, KNAPP u. ANDRUS: Amer. J. Physiol. **135**, 214 (1941). — [79] MUNOZ, BRAUN-MENENDEZ, FASCIOLO u. LELOIR: Amer. J. med. Soc. **200**, 608 (1940). — [80] HOUSSAY u. DEXTER: Ann. int. Med. **17**, 451 (1942). — [81] LEWIS u. GOLDBLATT: Bull. New York Acad. Med. **18**, 459 (1942). — [82] GAUDINO: Rev. Soc. argent. de biol. **20**, (1944). — [83] CORCORAN, KOHLSTAEDT u. PAGE: Proc. Soc. exper. Biol. a. Med. **46**, 244 (1941). — [84] MCEWEN, HARRISON u. IVY: Proc. Soc. exper. Biol. a. Med. **42**, 254 (1939). — [85] v. EULER: Nord. Med. (Stockh.)

1942, 503. — [86] REMINGTON, COLLINS, HAYS u. SWINGLE: Proc. Soc. exper. Biol. a. Med. 45, 470 (1940). — [87] SWINGLE, TAYLOR, COLLINS, HAYS: Amer. J. Physiol. 127, 768 (1939). — [88] FASCIOLO, LELOIR, MUNOZ u. BRAUN-MENENDEZ: Rev. Soc. argent. de biol. 16, 643 (1940). — [89] CRUZ COKE, PLAZA DE LOS REYES u. MARDONES: Boll. Soc. Biol. Stgo. 1 (1944). — [90] CRUZ COKE, PLAZA DE LOS REYES u. MARISH: Boll. Soc. Biol. Stgo. 1, 181 (1944). — [91] PICKERING u. PRINZMETAL: Clin. Sci. 3, 211 (1938). — [92] HELMER u. PAGE: J. biol. Chem. 127, 757 (1930). — [93] VOLK: Zbl. inn. Med. 1937, 113. — [94] FRIEDMAN, BEN, SOMKIN u. OPPENHEIMER: Amer. J. Physiol. 128, 481 (1940). — [95] FREEDMAN: Amer. Heart J. 20, 304 (1940). — [96] MERILL, WILLIAMS u. HARRISON: Amer. J. Sci. 196, 18 (1938). — [97] v. EULER u. SJÖSTRAND: Acta physiol. scand. 2, 264 (1941). — [98] ANDERSON, PAGE, CHO HAO LI u. OGDEN: Amer. J. Physiol. 191, 393 (1944). — [99] HESSEL: Arch. exper. Path. u. Pharmakol. 190, 180 (1938). — [100] HILL u. PICKERING: Clin. Sci. 4, 207 (1939). — [101] LEITER u. EICHELBERGER: J. clin. Invest. 18, 477 (1939). — [102] PAGE u. HELMER: J. exper. Med. 71, 495 (1940) — KOHLSTAEDT, PAGE u. HELMER: Amer. Heart. J. 19, 92 (1940). — [103] DALE: Biochem. J. 4, 427 (1909). — [104] DUDLEY: J. Pharmacol. 14, 295 (1919). — [105] ABEEL u. PAGE: J. exper. Med. 75, 303 (1942). — [106] ENGER: Arch. exper. Path. u. Pharmakol. 204, 217 (1947). — [107] SARRE: Physiol. d. Niere, Naturforschg. u. Medizin in Deutschland (Fiat Rev. of German Sci.) 58/2, S. 197. Wiesbaden: Dietrich 1948. — [108] ENGER u. DÖLP: Z. klin. Med. 139, 542 (1941). — [109] ENGER u. KULEZYCKYI-POLIVKA: Z. klin. Med. 143, 510 (1944). — [110] FREUND: Arch. exper. Path. u. Pharmakol. 86, 266 (1920); 88, 39 (1920); 91, 272 (1921). — [111] O'CONNOR: Arch. exper. Path. u. Pharmakol. 67, 195 (1912). — [112] ZIPF u. WAGENFELD: Arch. exper. Path. u. Pharmakol. 150, 70 u. 91 (1930). — [113] HEINSEN u. WOLF: Klin. Wschr. 1934 II, 1688 — [114] WOLF u. HEINSEN: Arch. exper. Path. u. Pharmakol. 179, 15 (1935). — [115] ENGER u. ARNOLD: Z. klin. Med. 131, 759 (1937). — [116] ENGER u. LAMPAS: Arch. exper. Path. u. Pharmakol. 196, 171 (1940). — [117] ENGER u. GÖBEL: Z. exper. Med. 108, 99 (1940). — [118] ENGER: Z. exper. Med. 108, 300 (1940). — [119] HOLTZ u. CREDNER: Arch. exper. Path. u. Pharmakol. 200, 356 (1942). — [120] HOLTZ, CREDNER u. KRONEBERG: Arch. exper. Path. u. Pharmakol. 204, 228 (1947). — [121] CANNON u. BACQ: Amer. J. Physiol. 96, 392 (1931). — [122] GREER, PINKSTON, BRAXTER u. BRANNON: Amer. J. Physiol. 62, 18 (1938). — [123] HOLTZ u. CREDNER: Arch. exper. Path. u. Pharmakol. 204, 244 (1947). — [124] HESSEL: Klin. Wschr. 1938, 843 u. Arch. exper. Path. u. Pharmakol. 190, 181 (1938). — [125] OPPENHEIMER: Handb. d. Biochemie, Erg., Bd. III, 1090. Berlin: Springer 1936 unter „Renin". — [126] WEZLER u. BÖGER: Erg. Physiol. 41, 292 (1939). — [127] SIEDECK u. RIEDEL: Z. klin. Med. 135, 88 (1938). — [128] HILDEBRANDT: Klin. Wschr. 1940 II, 934, 1206. — [129] HERKEL, NÜRNBERGER u. PAPAGEORGIU: Z. klin. Med. 138, 578 (1940). — [130] FREY, J., u. VÖLKER, 1941 (unveröff.). — [131] STEINMANN: Klin. Wschr. 1941 I, 259. — [132] DELIUS: Arch. Kreislauff. 9, 1 (1942). — [133] WACHSMUTH: Z. Kreislauff. 34, 41 (1942). — [134] WEZLER, THAUER u. SARRE: zit. nach WEZLER in BECHER, Nierenkrankheiten I, S. 277. Jena: Fischer 1944. — [135] LEPESCHKIN u. PILGERSTORFER: Klin. Wschr. 1947, 774. — [136] BICKENBACH: Dtsch. Arch. klin. Med. 171, 647 (1931). — [137] HESSEL: zit. nach VOLHARD (2), S. 336. — [138] CORCORAN u. PAGE: Amer. J. Physiol. 129, 698 (1940). — [139] SARRE u. RAMB: Dtsch. Arch. klin. Med. 189, 121 (1942). — [140] ZENKER u. LÖHR: Klin. Wschr. 1948, 170. — [141] SARRE u. KOPPERMANN: Verh. dtsch. Ges. inn. Med. 1948. — [142] PEET: Amer. Surg. 75, 1 (1948). — [143] WILSON u. BYROM: Quart. J. Med. 10, 65 (1941); Practitioner 158, 453 (1947). — [144] STAEMMLER: zit. nach BECHER, Nierenkrankheiten I, S. 255. Jena: Fischer 1944. — [145] HUNGERLAND: zit. nach BECHER, Nierenkrankheiten I, S. 255. Jena: Fischer 1944. — [146] HÜLSE: zit. nach BECHER, Nierenkrankheiten I, S. 246. Jena: Fischer 1944. — [147] FREY, J., u. FEDERSCHMIDT: Arch. Kreislauff. 7, 329 (1940). — [148] GÄNNSLEN: Erg. inn. Med. 47, 275 (1934). — [149] SARRE: Dtsch. Arch. klin. Med. 183, 515 (1938/39); Ärztl. Forschg. 2, H. 7/8 (1948). — [150] MASUGI: Klin. Wschr. 1935 I, 373. — [151] BROWN u. MAEGRAITH: J. Physiol. 99, 304 (1941). — [152] STURM: Dtsch. med. Wschr. 1942 I, 110, 141. — [153] SPÜHLER u. ZOLLINGER: Dtsch. Arch. klin. Med. 190, 321 (1943). — [154] GOLDRING u. CHASIS: Hypertension and Hypertensive Disease, S. 43, The Commenwealth Fund. New York 1944. — [155] FRIEDMAN u. KAPLAN: J. exp. Med. 77, 65 (1943).

IV. Absonderungsflächen der Nieren.

Bei dem Bemühen, eine Ansicht über die Harnbereitung im einzelnen zu gewinnen, ist es von Vorteil, wenn man eine Vorstellung über die *Absonderungsflächen* der einzelnen Nierenabschnitte hat, wobei wir auf die Zusammenstellung bei v. MÖLLENDORFF[1] zurückgreifen können.

Die sich ändernden und meist aus anatomischen Gesichtspunkten vorgenommenen Bezeichnungen, die oft ein Mißverstehen zwischen Generationen von Ärzten und Naturforschern mit sich bringen, machen ein kurzes Eingehen auf die Benennungen auch der Anteile des Nephrons notwendig. Mit der Bezeichnung „Hauptstück" oder „Schaltstück" wird der Akzent auf einen bestimmten Nephronanteil konzentriert und diesem offenbar gegenüber anderen eine besondere Bedeutung zuerkannt, ohne daß überhaupt nur angenäherte Meinungsgleichheit bestünde, welcher Nierenanteil die „Haupt"sache sei, welcher nur der Überleitung oder „Schaltung" diene. Wir wollen daher einmal in der Benennung bewußt altmodisch bleiben, weil wir glauben, daß die mehr nach morphologischen Gesichtspunkten vorgenommenen Bezeichnungen, die außerdem teilweise eine Entdeckerehrung miteinbegreifen, weder eine Funktion präjudizieren noch abweisen. Die hier gebrauchten Ausdrücke sind: Glomerulus oder Knäuel von Capillar-(Arteriolen-)schlingen mit der zuführenden Arteriole (Vas afferens) und dem abführendem Gefäß (Vas efferens); BOWMANsche Kapsel, die als Auffangbecher um den Glomerulus herumgreift; daran schließt sich der gewundene Teil des Nephrons als Tubulus contortus I (1. Hauptstück) an, dem die HENLEsche Schleife mit dünnem und dickem Teil folgt, woran sich wieder ein gewundener Abschnitt des Nephrons als Tubulus contortus II (2. Hauptstück, Schaltstück) ansetzt; die HENLEsche Schleife stellt den gestreckten Teil des Nephrons dar; die Sammelröhren dienen der Ableitung des jetzt fertigen Harns aus der Niere zum Nierenbecken.

PÜTTER[2] hat eine Berechnung der Austauschflächen der Nephrone beider menschlichen Nieren vorgenommen, die im einzelnen folgende Ausdehnung haben (Werte etwas abgerundet):

Glomerulus	5 000 cm²
Tubulus cont. I	42 500 „
HENLEschleife	20 000 „
Tubulus cont. II	10 000 „
Gesamtfläche	77 500 cm²

Würde man dieses Gesamtnephron der Länge nach aufschneiden und die Innenfläche aufklappen und auseinanderbreiten, so erhielte man (nach PÜTTERS Zahlen berechnet) folgendes Verhältnis der Innenflächen der einzelnen Nephronanteile zueinander (Glom. : Tub. I : Schl. : Tub. II) 1 : 8,5 : 4 : 2. Die Nierenepithelien des Tubulus-I-Systems stehen also bei weitem an der Spitze. Allerdings sind dies durchaus nur Annäherungswerte, was deutlich aus dem Vergleich verschiedener Berechnungen hervorgeht. So glaubt VIMTRUP[3] die Glomerulusfläche mit 1,5 m² annehmen zu müssen, also einen dreifach höheren Wert, als PÜTTER berechnet, während REHBERG[4] 880 cm² (GREMELS[5] für die Hundeniere 610 cm²) angibt. H. STRAUB[6] führt folgende Daten an: Zahl der Glomeruli 8—10 · 10⁵; Länge der Glomeruluscapillaren 50 km; Fläche der Glomeruli $3/4$—$1\frac{1}{2}$ m²; Fläche der Kanälchen 7,26 m². Das Lumen der HENLEschen Schleife ist nach v. MÖLLENDORFF[1] nicht kleiner als das des Tubulus, jedoch ist bekanntlich ihre Länge sehr unterschiedlich.

Die Innenfläche des Nephrons ist nun keine konstante, sondern sie wechselt nach der jeweiligen Funktion. Genau so, wie man bestimmte Zellveränderungen (Änderung des Golgiapparates, Kernwanderung, Veränderung im Bürstenbesatz mit sogenannten Kuppenbläschen usw.) als Ausdruck der wechselnden Funktionen der Tubulus-I-Epithelien sehen kann (FISCHER[7]), tritt eine Erweiterung des Tubuluslumens mit Abflachung der Epithelien bei Absonderung größerer Harnmengen ein (z. B. VOLHARD[8]). Auch ist die Durchblutung der einzelnen Glomeruli eine nicht gleichmäßige, sondern einem rhythmischen Wechsel zwischen fast vollkommener Blutleere und stärkster Durchströmung unterworfen, indem benachbarte Glomeruli sich gegensinnig verhalten können (RICHARDS und SCHMIDT[9], EBBECKE und JAEGER[10]). Auch ELLINGER und HIRT[11] sahen bei ihren Versuchen mit Ausscheidung fluoreszierender Stoffe eine wechselnde Tätigkeit der Glomeruli, die natürlich mit geänderter Durchblutung derselben einhergeht: Sommerfrösche wiesen eine vorübergehende Ausschaltung eines großen Teils oder einzelner Capillarschlingen der Glomeruli von der Zirkulation auf, während im Winter alle Glomeruli gleichzeitig tätig waren. Die Sauerstoffausnützung folgt ebenfalls einer Rhythmik (JANSSEN und REIN [12]). Es kann aber bei vermehrter Harnabsonderung auch die Fläche der Glomeruli vergrößert werden, indem einmal die Zahl der in Ruhe mit 50—85% durchbluteten Glomeruli auf 95—100% steigt (RICHARDS [13]), zum zweiten bei Salzdiuresen Durchblutung und Gefäßquerschnitt der Glomeruli zunehmen, was am lebenden Tier durch Mikroskopie mit auffallendem Licht gesehen werden kann (E. FREY [14]). Demnach kann die Glomerulusfläche verändert werden durch Änderung der Zahl der durchbluteten Knäuel wie durch Gefäßweitenumstellung, wodurch eine wechselnde Größe der Durchblutung eintritt (siehe dazu besonders Kap. X und XI). Das gleiche ist bei den Tubuli der Fall.

Wir haben also eine Gesamtaustauschfläche des menschlichen Nierenpaares in der Größenordnung von etwa 7—10 m², von der die Glomeruli etwa 0,5 bis 1,5 m² ausmachen. Im Vergleich zu Darm und Lunge ist diese Fläche als klein zu bezeichnen. Sie wechselt in ihrer Ausdehnung mit dem Funktionszustand.

Will man die Absonderungsmengen der einzelnen Nierenflächen mit denen anderer Drüsen vergleichen, so ist man lediglich auf Vermutungen angewiesen. Nach der Annahme PÜTTERS [2] werden die Absonderungs- bzw. Resorptionsflächen der Speichel-, Milch- und LIEBERKÜHNschen Drüsen, Dünndarmzotten und Schweißdrüsen von Mengen von 0,02 bis 0,08 mm³/min/cm² passiert. Ohne auf einzelne Anschauungen der Harnabsonderung und deren Arten jetzt einzugehen, berechnen wir (nach PÜTTERschen Zahlen) bei Zugrundelegen von 1,5 l Harn pro Tag den Durchtritt folgender Flüssigkeitsmengen pro Fläche:

Glomerulus-filtratmenge in 1/Tag	filtriert im Glom. mm³/min/cm²	rückresorbiert im Tubulus I mm³/min/cm²
120	16,6	1,9
10	1,4	0,14
4	0,55	0,04

Abgesehen von den Glomeruli, deren Bau mit demjenigen der Drüsen nicht vergleichbar ist, zeigen die Zahlen, daß bei Annahme geringer Filtratmengen (4 l/Tag) die die Tubulus-I-fläche passierenden Flüssigkeitsmengen denen der genannten Drüsen ähnlich sind, während bei Annahme übergroßer Glomerulusfiltratmengen (z. B. 120 l/Tag) die Mengen um 2 Zehnerpotenzen höher liegen.

Literatur.

[1] v. MÖLLENDORFF: Handb. d. mikrosk. Anat. d. Menschen 7, 1. Berlin: Springer 1930. — [2] PÜTTER: Die Drei-Drüsentheorie der Harnbereitung. Berlin: Springer 1926. Die Sekretionsmechanismen der Niere. Berlin-Leipzig: de Gruyter 1929. — [3] VIMTRUP: Amer. J. Anat. 41, 123 (1928). — [4] REHBERG u. BRANDT: Biochem. J. 20, 447 (1926). — [5] GREMELS: in Becher, Nierenkrankheiten I. Jena: Fischer 1944. — [6] STRAUB, H.: Lehrb. inn. Med. II, 2. Aufl.. S. 3. Berlin: Springer 1939. — [7] FISCHER: Verh. Dtsch. Anat. Ges. 1938, Erg. H. z. Anat Anz. 87, S. 401. — [8] VOLHARD: Handb. inn. Med. 6/1, 2. Aufl., S. 186. Berlin: Springer 1931 — [9] RICHARDS u. SCHMIDT: Amer. J. Physiol. 71, 178 (1924). — [10] EBBECKE u. JAEGER Pflüg. Arch. 232, 36 (1933). — [11] ELLINGER u. HIRT: Z. Anat. u. Entwicklungsgesch. 90 791 (1929); Arch. exper. Path. u. Pharmakol. 145, 193 (1929), 150, 285 (1930), 159, 111 (1931). — [12] JANSSEN u. REIN: Ber. Physiol. 42, 567 (1928). — [13] RICHARDS: Amer. J. med. Sci. N. S. 163, 1 (1922). — [14] FREY, E.: Klin. Wschr. 1937 I, 289.

V. Formen der Harnvermehrung.

Nunmehr sollen die *Formen der Harnvermehrung (Diuresen)*, wie sie sich insbesondere ihrer experimentellen Prüfung darstellen, auseinandergesetzt werden. Es wird hierauf ein ganz besonderes Gewicht gelegt werden müssen, denn in der Literatur herrscht über dieses Gebiet, obwohl die Fragestellung einfach erscheint, ein ziemliches Durcheinander, derart, daß Harnvermehrung gleich Harnvermehrung angenommen wird, was zu erheblichen Fehlschlüssen und oft widersprechenden Ansichten geführt hat.

1. Wasserdiurese.

Es lassen sich zwei streng voneinander zu trennende Typen der Harnvermehrung analysieren, von denen wir zuerst einmal denjenigen nach Wassertrinken, also eine Wasserdiurese, betrachten wollen.

Unter Diurese verstehen wir hier nicht die Harnbildung oder Harnausscheidung an sich — wie man recht oft in der Literatur liest —, sondern die Zunahme der Harnmenge nach einem Reiz, ausgelöst durch Wassertrinken, parenterale Wasserzufuhr, Kochsalzinjektionen, Harnstoffgaben, Medikation von harntreibenden Mitteln und anderes mehr; und zwar bedeutet Kochsalzdiurese die Diurese nach Kochsalzinjektion, Harnstoffdiurese diejenige nach Harnstoffgabe, Wasserdiurese eine solche nach Wassertrinken und nicht etwa die Kochsalz- oder Harnstoff- oder Wasserausscheidung selbst, wie es ebenfalls in der Literatur so häufig zu lesen ist.

Ist der Körper durch Trinken reinen Wassers wasserreich geworden, so antwortet die Niere mit einer Diurese, einer Vermehrung der Harnmenge, und gleichzeitig mit einer Verdünnung des Harns, die ganz anders verläuft als die nach intravenösen Einläufen von Salz oder Coffein entstehende Diurese (E. FREY[1], DRESER[2]). Es wird häufig so dargestellt, als sei die Harnverdünnung nach Wasser nur quantitativ von derjenigen nach Gabe von Diuretika verschieden, während die „Wasserdiurese", mit deren Benennung wir ein ganz bestimmtes physiologisches Geschehen in der Niere bezeichnen wollen, in Wirklichkeit etwas ganz anderes darstellt. Die Zusammensetzung des Harns wird nämlich mit zunehmender Harnmenge nicht blutähnlicher, sondern blutungleicher und strebt dem destillierten Wasser als Extrem zu. Wie ja allgemein bekannt ist, liegt auf der Höhe einer Wasserdiurese das spezifische Gewicht des Harns unter 1001, und der Harn gefriert nahe dem Nullpunkt, indem er nämlich eine Gefrierpunktsdepression von nur $-0{,}075°$ aufweist. Der Harn repräsentiert also einen osmotischen Druck von etwa $9/10$ Atmosphären gegen 7 Atmosphären des Plasmas. Die Wasserdiurese kommt nur nach Wassertrinken oder oraler Gabe zustande (E. FREY[1]), nicht aber nach intravenösen Einläufen, wie zuerst THOMPSON[3] und später nur noch wenige Autoren beobachteten. E. FREY[4] hat höchstens bei ganz langsamem Einfließen von Wasser in die Vene eine Wasserdiurese eintreten sehen; eher schon, wenn man das Wasser in eine Darmvene gab. Der Ureterendruck ist bei verdünntem Harn dem Blutdruck nahekommend, ein umgekehrtes Verhalten wie bei konzentriertem Harn, wo der Ureterendruck niedrig ist (E. FREY[1]).

Dabei hindert eine Narkose (Urethan, Chloralhydrat, Morphin oder Äther) auch bei durchtrennten Nierennerven die Wasserdiurese, gleichgültig, ob das Wasser per os, intraperitoneal, in den Dünndarm oder rectal gegeben wurde (E. FREY[5], später auch COW[6]). Deswegen haben wohl auch JANSSEN und REIN[7] eine Harnverdünnung am narkotisierten Tier vermißt. Diese Narkotisierbarkeit einer Diurese liegt aber nur bei der Wasserdiurese vor, nicht bei anderen Diuresearten.

Hypophysenhinterlappenhormon bewirkt ebenfalls eine Hemmung der Wasserdiurese (z. B. VERNEY[8]), es kann aber auch (in Narkose) eine Harnvermehrung veranlassen (TRENDELENBURG[9]). Man glaubte, daß die in Narkose vorgenommenen Tierversuche im Gegensatz ständen zu den Beobachtungen am nichtnarkotisierten Tier und Menschen. Tatsächlich konnte JANSSEN[10] zeigen, daß eine lokale Injektion von Urethan in die Nierenarterie die bestehende Hemmung aufhob und zwar zuerst in der einen Niere, in welche die Injektion erfolgte. Diese Aufhebung der Antidiurese konnte J. FREY in dem mitgeteilten Krankheitsfall einer hypophysären Oligurie (S. 3/4) am Menschen ebenfalls durch Narkose erzielen. Man könnte aus diesen Befunden schließen, daß durch die Narkose die Antidiurese in eine Diurese verwandelt würde. Auffällig ist, daß die Hemmung der Harnabsonderung durch das Hypophysenhinterlappenhormon (HHH) gerade bei der Wasserdiurese hervortritt und daß eine solche Wasserdiurese durch Narkose aufgehoben wird (E. FREY[5]); die beiden Hemmungen — HHH und Narkose — müßten dann zusammen wieder eine Harnflut ergeben. Es hat sich nun zeigen lassen, daß die diuretische Wirkung i.v. Injektionen von großen Dosen an nicht narkotisierten Tieren geradeso auftritt, wie an narkotisierten; zum Zustandekommen der diuretischen Wirkung des HHHs ist also die Narkose nicht erforderlich (E. FREY[11]). Man kann weiter für den angeführten Fall der hypophysären Oligurie annehmen, daß das HHH von der Inkretdrüse nur in mäßiger Vermehrung an das Blut abgegeben wurde. Weshalb allerdings eine Wasserdiurese durch eine Narkose gehemmt wird (Angriffspunkt in der Niere selbst?), ist bislang noch ungeklärt.

Einem aufmerksamen Beobachter fällt vielleicht auf, daß eine Wasserdiurese „einen Diabetes insipidus im Kleinen" darstellt, wie es FEE[12] ausdrückte. Dies weist auf Zusammenhänge mit der Hypophyse hin, womit wir uns auch noch eingehend beschäftigen werden. In der Tat konnte MARX[13] nachweisen, daß Blut eines nüchternen Tieres, einem anderen Tier eingegeben, eine antidiuretische Wirkung ausübt, während Blut, das auf der Höhe einer Wasserdiurese entnommen wurde, den Ablauf einer Wasserdiurese eines anderen Tieres, dort injiziert, nicht beeinflußte. Dem hat VERNEY[14] auf Grund seiner experimentellen Feststellungen widersprochen, worauf wir ebenfalls noch zurückkommen werden. Es kreist jedenfalls ein Stoff — es soll das Adiuretin BÖTTGERs[15] des Hypophysenhinterlappens sein — im Blut, der zur Zeit einer vermehrten Wasserausscheidung in seiner Blutkonzentration gesunken ist. Genau, wie beim Diabetes insipidus Hypophysenhinterlappenhormon die Harnflut abstoppt (VON DEN VELDEN[16]), so geschieht dies bei der Wasserdiurese (z. B. VERNEY[8]). Wir können daher auch sagen, daß die hypophysär-diencephale Polyurie (J. FREY) „eine Wasserdiurese im Großen" sei.

Nun fragt es sich, ob bei der Wasserdiurese eine gleichzeitige Beeinflussung der harnpflichtigen Stoffe eintrete. Dies ist bejaht worden, in dem Sinne, daß trotz starker Harnverdünnung die absolute Ausscheidung der Harnfixa vermehrt sei (siehe bei ELLINGER[17]); die Angaben sind aber deshalb mit Vorsicht zu bewerten, da im Schrifttum keine Klarheit darüber erhalten werden kann, was die einzelnen Untersucher unter einer Wasserdiurese verstehen. Schon allein aus der Tatsache, daß eine hypophysäre Polyurie (Diabetes insip.) jahrelang unbehandelt bestehen kann, ohne daß es zu einer Demineralisation oder Verminderung eines oder mehrerer Salze im Körper kommt, sollte darauf hindeuten, daß die Annahme einer stetigen Beeinflussung der Ausscheidung der Harnfixa bei einer Wasserdiurese unrichtig ist (siehe dazu den Krankheitsfall, der auf S. 5 beschrieben wurde).

Es gibt jedoch Versuche, nach denen eine vermehrte Salzausscheidung bei einer künstlichen Polydipsie als erwiesen angegeben werden könnte. So wollen VEIL[18] und REGNIER[19] u. a. eine Entsalzung der Gewebe durch Wassertrinken festgestellt haben, letzterer bei 11 tägigem Trinken von 6,5 l Wasser pro Tag einen Verlust von 68 g NaCl. STRAUSS[20] prüfte dies an 2 Studenten nach und fand bei dem einen nach 11 Tagen Wassertrinkens von 6,3 l/Tag eine NaCl-Unterbilanz von 51 g und nach 7 Tagen von 41 g, während der 2. Student während der Trinkperiode nur 6 g NaCl überschießend verlor. Auffallend ist, daß in der nachfolgenden Zeit mit normalen Trink- und damit Harnmengen kein Auffüllen des angeblich verlorenen Kochsalzes stattgefunden hat, während man doch bei Entsalzungen ein schnelles Wiederersetzen des verlorenen Kochsalzes sieht (z. B. STEINITZ[21], GLASS[22], MELLINGHOFF[23], J. FREY, S. 161). Berühmt geworden ist der Versuch KUNSTMANNS[24]. Der Verf. trank 127 Tage lang durchschnittlich 10 l am Tag (bis zu 18 l Wasser/Tag) und will dabei (nach Chlorbestimmungen im Harn) 195,8 g NaCl (!) aus seinen Körperbeständen verloren haben. Nach Beendigung des Versuchs konnten aber nur 10 g Kochsalz wieder angesetzt werden. GLATZEL[25], der in seiner Kochsalzabhandlung auch über den KUNSTMANNschen Versuch referiert, wundert sich mit größtem Recht über diesen angeblichen Kochsalzverlust und stellt vergleichende Berechnungen an: der Gesamtkochsalzgehalt des Körpers betrage rund 112—165 g (nach MAGNUS-LEVY, HACKH, HEUBNER. Zitate bei GLATZEL[25]). KUNSTMANN müßte demnach erheblich mehr Kochsalz verloren haben, als er je im Körper besaß. Vielleicht hat KUNSTMANN selbst Zweifel gehabt, da er solche Versuche durch WOLF[26] an Hunden nachprüfen ließ: das Ergebnis war ein gleiches, ein Hund z. B. verlor in 157 Tagen ungefähr 38 g Kochsalz (Tiergewicht 6300 g), was im Verhältnis zum Menschen noch eine viel größere Menge wäre. Erstaunlicherweise aber zeigten die Blut- und Organanalysen der Tiere keine NaCl-Verminderung.

Alle diese Unmöglichkeiten könnten entweder ihren Grund darin haben, daß wir vielleicht tatsächlich mehr Kochsalz in uns haben, als MAGNUS-LEVY, HEUBNER u. a. angeben; dem widerspricht das Fehlen des Wiederauffüllens des angeblichen Kochsalzverlustes in der auf die Polydipsieversuche folgenden Zeit. Oder es ist tatsächlich mit der Nahrung oder der Flüssigkeitsaufnahme mehr Kochsalz in den Körper gelangt als angegeben wurde, was wir jedoch bezweifeln möchten. Oder die Harnanalysen sind falsch. Schließlich könnte vielleicht das Kochsalz im Harn in einer der Analyse entgehenden Form vorhanden sein, wenn der Harn konzentrierter ist; eine Annahme, die jedoch nach der Meinung von SCHMITZ[27] abzulehnen ist, da „das Chlor im Harn ausschließlich in Form seiner einfachen Ionen enthalten" und „das Vorkommen von organisch oder an Sauerstoff gebundenem Chlor" . . . „mit ziemlicher Sicherheit ausgeschlossen" ist.

Bleibt also nur die Annahme eines Analysenfehlers übrig, was wegen der Einfachheit der Chlorbestimmung im Harn sicherlich Entrüstung hervorrufen wird. J. FREY hat deshalb während längerer Zeit die Kochsalz-(Chlor)-Konzentration des Harns verfolgt und täglich sowohl eine Nativportion wie eine Verdünnung analysiert, wobei der Tagesportion jeweils 6 l chlorfreien Wassers zugegeben wurden. Es hat sich dabei herausgestellt, daß die Harnverdünnungen immer etwas mehr Kochsalz ergaben als der Nativharn, auch wenn die Untersuchungen im allgemeinen Laboratorium der Klinik ohne Aufklärung des Untersuchers über den Sachverhalt vorgenommen wurden (nach J. VOLHARD u. a.[28]). Dies mag wohl daran liegen, daß der Farbumschlag bei geringer Chlormenge leichter erkennbar ist bzw. daß bei größerer Chlormenge zuviel rücktitriert wird; daß also — wie auch bei uns vorgekommen — bei Polydipsieversuchen über längere Zeit ein Analysenfehler kleinster Art diese starke Entsalzung vortäuscht (siehe auch TREADWELL[74]). Die Unmöglichkeit der vorliegenden Zahlen hätte die Untersucher schon darauf hinweisen müssen. Außerdem müßten bei wirklichem Zustandekommen so großer Entsalzungen schwere, ja tödliche Erkrankungen auftreten, wie wir es von der hydro-salopriven Urämie her wissen (siehe S. 18). Das Fehlen der nachfolgenden ausgleichenden Kochsalzretention und die normalen Chlorwerte in Blut und Organen nach einer Trinkperiode, das Ausbleiben des azotämischen Krankheitssyndroms und die angeblich stärkere Entsalzung des Körpers über seinen Salzgehalt hinaus sprechen für die Unsinnigkeit der mitgeteilten Zahlen. Daß zu Beginn und zu Ende einer Polydipsie zusammen mit der plötzlichen Wasserverschiebung auch Elektrolytverschiebungen einhergehen, die auch noch andere diffusible Stoffe miteinbegreifen (siehe b. MARX[29]), darf nicht wundernehmen, jedoch ist dies kein Anlaß, daraus auf Dauerverschiebungen oder auf Entsalzungen zu schließen. Wir können also GLATZEL nicht zustimmen, wenn er meint, daß der Diabetes-insipidus-Kranke an Kochsalz verarme; die klinische Erfahrung spricht auch gegen eine solche Meinung, denn wir haben noch nie gehört oder gesehen, daß ein solcher unbehandelter Kranker mit enormen Harnmengen (etwa 20 l/Tag) an einer hyposalämischen Urämie gestorben wäre.

Die beim Trinken großer Wassermengen gemachten Beobachtungen (Hydrämie, Gewichtsveränderungen, psychische Alterationen usw.) konnten von uns im Selbstversuch nicht bestätigt werden. Körpergewicht, Hämoglobin und Erythrocyten z. B. zeigten keine Schwankungen, wie auch nach der Trinkperiode kein Verlangen nach weiterem Wassertrinken vorlag. Auch NONNENBRUCH[30] konnte die von REGNIER[19] beschriebenen Veränderungen nicht bestätigen.

Wir können uns nach den experimentellen Feststellungen also dahingehend äußern, daß durch eine Wasserdiurese zwar vorübergehende kurzdauernde, jedoch in der Bilanz nicht ins Gewicht fallende Beeinflussungen der Harnfixa eintreten (siehe dazu auch GROSS[72]), insbesondere nicht, wenn eine Dauerwasserdiurese vorliegt, wie es nämlich bei der hypophysär-diencephalen Polyurie (Diabetes insipidus) der Fall ist. Wasserdiurese und hypophysär-diencephale Polyurie sind in ihrer Nierenwirkung identisch und in ihrem Ablauf nur nach Ursache und Dauer unterscheidbar (J. FREY). Die Wasserdiurese ist ein physiologischer Vorgang nach Wassertrinken, der so lange anhält, bis das getrunkene Wasser durch einen bestimmten Mechanismus in der Niere, ausgelöst durch Senkung der HHH-Konzentration im Blut (MARX[13]), wieder ausgeschieden ist; die hypophysär-diencephale Polyurie stellt als pathologischen Prozeß eine primäre dauernde Absonderungsminderung des Hinterlappenhormons aus der Hypophyse dar, die zum gleichen Nierenmechanismus — nämlich einer Wasserdiurese — führt, im Gegensatz zur hypophysär-diencephalen Oligurie (J. FREY, S. 13), wo zuviel HHH abgesondert wird.

Wir können deshalb auch nicht der Ansicht von LICHTWITZ[31] beipflichten, der in der hypophysär-diencephalen Polyurie eine Herabsetzung der Kochsalzpartiarfunktion der Niere sieht, und ebensowenig Erich Meyer[32] (siehe auch Meyer-Bisch[33]), der die Theorie der Konzentrationsschwäche der Niere für Kochsalz für die genannte „Wassereinsparungskrankheit" (J. Frey) aufstellte. Denn wir sahen, daß die hypophysär-diencephale Polyurie in ihren Auswirkungen nichts anderes bedeutet, als wenn man Wasser in den Harn gießt und ihn dadurch verdünnt, oder wenn man dauernd viel Wasser trinkt, was dasselbe ist, nur unbequemer.

Nehmen wir am besten einen Fall von E. Meyer[32] selbst (Fall Fürst) und wenden desselben Analysenzahlen an; diesem Fall wollen wir die Analysenzahlen eines Gesunden gegenüberstellen. Bei der hypophysären Polyurie haben wir links die tatsächlichen Harnanalysen, rechts diejenigen Zahlen angeführt, wie sie sich rechnerisch durch Eindickung auf das 4,7fache ergeben.

Hypophysär-diencephale Polyurie (Fall Fürst von E. Meyer)

unbeeinflußte Harnmenge			rechnerische Harneindickung (wie beim Gesunden)			
cm³ Harn	mg % NaCl	mg % N	Harn eingedickt x- mal	cm³ Harn	mg % NaCl	mg % N
7000	164	122	4,7	1490	770	574
7000	163	125	4,7	1490	767	588
6100	152	139	4,7	1300	715	667

Demgegenüber ist ein Gesunder aufgeführt, bei dem durch rechnerische Behandlung eine Harnverdünnung (links) der tatsächlichen Analysenzahlen seines Harns (rechts) vorgenommen wurde, also eine künstliche hypophysär-diencephale Polyurie. Man ersieht daraus, daß sich aus dem Harn des Hypophysenkranken rechnerisch ein gesunder machen läßt und umgekehrt.

rechnerische Harnverdünnung (wie bei hypophysärer Polyurie)				unbeeinflußte Harnmenge		
cm³ Harn	mg/₀ NaCl	mg⁰/₀ N	Harn verdünnt x - mal	cm³ Harn	mg % NaC	mg % N
7380	134	152	5,4	180	724	820
7530	140	176	4,9	530	686	864
7600	153	197	4,4	1600	673	868
7420	135	160	5,2	1420	704	832
7360	133	152	5,4	1360	720	820
7640	140	175	4,9	1550	690	856
7550	144	183	4,7	1640	678	860

Daß die Kochsalz- und Stickstoffkonzentrationen in den Gegenüberstellungen des Gesunden und Kranken nicht vollkommen übereinstimmen, läßt sich wohl auf die verschiedene Ernährung beider zurückführen, indem der Gesunde offenbar mehr Eiweiß gegessen hat als der Kranke. Dafür sind aber auch die Kochsalzkonzentrationen beim Gesunden durchschnittlich geringer, ein wichtiges antagonistisches Verhalten, das wir noch ausführlich besprechen werden.

Es schwindet also die „Konzentrationsschwäche der Niere für Kochsalz" E. Meyers[32] beim Hypophysenkranken, ebenso wie sie beim Gesunden entsteht, wenn man dem Harn einfach reines Wasser entnimmt bzw. hinzufügt. Bei der hypophysär-diencephalen Polyurie ist demnach die Niere ebenso „kochsalzkonzentrationsschwach" wie bei der physiologischen Wasserdiurese. Die Niere fügt nur ihrem provisorischem Harn in beiden Fällen — veranlaßt durch die Senkung des Adiuretingehaltes im Blut — eine gewisse Menge destillierten Wassers hinzu (tatsächlich destilliertes Wasser, denn beide Zustände — Wasserdiurese und hypophysär-diencephale Polyurie — können im Extrem dem salzlosen Wasser zustreben, wie wir schon erörtert haben und wie es aus der Klinik geläufig ist). Daß bei der Theorie MEYERS das Kochsalz im Harn „konzentrationsschwach" erscheint, liegt daran, daß die Konzentration im Blut mit 600 mg % recht hoch liegt, im Gegensatz z. B. zum Stickstoff, der mit 30 mg % im Blut klein ist. Haben wir einen Gehalt von 164 mg % NaCl und 122 mg % N im Harn (siehe Tabelle), so erscheint trotz noch vorliegender Konzentrierung des Stickstoffs über den Blutwert das Kochsalz konzentrationsschwach. Dicken wir diesen Harn um das 4,7 fache ein, indem wir ihm destilliertes Wasser entziehen, so wird neben dem nun noch konzentrierteren Stickstoff auch eine höhere Kochsalzkonzentration im Harn als im Blut entstehen, die vermeintliche „Partiarschwäche" für Kochsalz ist also geschwunden.

Nach den Vorstellungen MEYERS und LICHTWITZ' müßte eigentlich bei der Wasserdiurese wie bei der hypophysären Polyurie eine solche vermeintliche „Konzentrationsschwäche" für alle Harnfixa bestehen, nur fiel sie offenbar beim Kochsalz den Verff. auf, weil dieses gegenüber anderen harnpflichtigen Stoffen im Blut in sehr viel höherer Konzentration vorhanden ist. Bestünde eine Partiarschwäche für Kochsalz allein — wie behauptet — und demnach auch eine Ausscheidungsschwäche für diesen Stoff, so müßten sich bei langem Wassertrinken allmählich große Kochsalzmengen im Körper ansammeln; es würde also genau das Gegenteil dessen eintreten, was die Polydipsieversuche vermeintlich ergeben hätten und man erkennt auch daraus die Unhaltbarkeit solcher Erklärungen, die keine sind.

Wir müssen solche „Theorien", die das Wesen der hypophysär-diencephalen Polyurie (Diabetes insipidus) keineswegs treffen, ersetzen durch die einfache Vorstellung, daß nämlich die Niere sich in einer Dauerwasserdiurese befindet, derart, daß dem Harn reines Wasser zugesetzt wird (J. FREY). Hierdurch wird der Harn genau wie bei der Wasserdiurese mit steigender Menge immer blutunähnlicher und nähert sich dem destilliertem Wasser. Ein erstaunliches Ereignis an sich, daß die Niere ein solches zuwege bringt (Absonderung von reinem Wasser!). Wir nähern uns mit diesen Erkenntnissen wieder den früheren Vermutungen von SCHWENKENBECHER[34] sowie FORSCHBACH und WEBER[35], die die Ursache der hypophysär-diencephalen Polyurie in einer erhöhten „wasserdiuretischen Reizbarkeit" der Nieren sahen, ohne daß die Verfasser die wahren Zusammenhänge (insbesondere mit der Hypophyse) damals kennen konnten.

Wir wissen heute, daß die Hypophyse mit dem Zwischenhirn eine funktionelle Einheit darstellt (siehe dazu z. B. VEIL[36] und RAAB[37] mit ausführlicher Literatur). Die Reizung verschiedener Stellen im Diencephalon kann vegetative Einzelsymptome verursachen, wie vermehrte Wasser-, Kochsalz-, Zuckerausscheidung, Atembeschleunigung, Blutdrucksteigerung und vieles mehr und man hat mittels Piqûre auf alle möglichen Zentren geschlossen wie Wasser-, Salz-, Zucker-, Diurese- u. a. Zentren, Angaben, die sich als recht unzuverlässig herausstellten. Es ist daher besser, mit W. R. HESS[38] davon zu sprechen, „daß die Organisation des Zwischenhirns nach Funktionszielen und nicht im Sinne einer zentralen Repräsentation von Organen orientiert ist" (Wortlaut REIN[39]). „Das Gebiet des Hypothalamus wird möglicherweise seine Funktion nervös über die tieferen vegetativen Zentralstellen verrichten oder aber — und vielleicht oft gleichsinnig — unter Mitinnervation der Hypophyse auch deren vielseitige innersekretorische Tätigkeit" (REIN[39]). Und zu diesen Funktionszielen gehört auch die Regulation des Wasserhaushalts. Allerdings steht hierbei als Regulans das Hormon der Posthypophyse vor dem nervösen Einfluß im Vordergrund, denn die isolierte Niere erhält ihre Leistungsfähigkeit durch dieses Hormon wieder.

Fassen wir das in diesem Kapitel dargelegte zusammen. Wir sahen, daß die Wasserdiurese eine grundsätzliche Form der Harnvermehrung ist (E. FREY), die nur nach oraler Wasserzufuhr deutlich auftritt und durch Narkose verhindert werden kann (E. FREY). Ihr Wesen besteht darin, daß sie mit steigender Harnflut mehr und mehr von der Blutkonzentration weg dem reinen Wasser zustrebt. Eine gleichzeitige, länger anhaltende Beeinflussung der Harnfixa durch Wasserdiuresen ist ebenso abzulehnen wie vor allem eine Entsalzung, insbesondere bei chronischen Dauer-Polydipsieversuchen und Wassereinsparungskrankheiten (J. FREY). Die hypophysär-diencephale Polyurie (Diabetes insipidus) stellt als krankhaften (möglicherweise reversiblen) Dauerzustand ein Geschehen dar, das nicht einen quantitativen Unterschied von der Wasserdiurese und nicht eine „Konzentrationsschwäche für Kochsalz" bedeutet, sondern einer jeweils unterschiedlichen, teilweise sehr großen Beimischung von reinem Wasser zum Harn entspricht (J. FREY). Aus dem gleichen Verlauf der physiologischen und pathologischen Wasserdiurese — Senkung des HHH-Gehaltes im Blut (VERNEY, MARX) — kann die Anschauung gestützt werden, daß die Wasserdiurese darin besteht, daß dem Harn durch einen besonderen Mechanismus in der Niere reines Wasser zugefügt wird (J. FREY).

2. Salzdiurese, Glomerulusdiurese.

Nach Charakterisierung der Wasserdiurese wenden wir uns nun einer zweiten Diureseform zu, die sich grundsätzlich von der ersten unterscheidet: dem Typ der Salz- oder Glomerulusdiurese (E. FREY[1]). Da auch andere Substanzen die gleiche Art der Harnvermehrung auslösen wie das Kochsalz, faßte E. FREY die Kochsalz-, Glaubersalz-, Harnstoff-, Zucker-, Quecksilber-, Coffeindiurese und die Harnflut nach anderen Purinkörpern als „Salz"- oder „Glomerulus"diuresen zusammen. Im Kap. XI,1 kommen wir auf diese Art der Diuresen im speziellen noch zurück.

Über die Diurese (siehe dazu die Bemerkungen auf S. 40) nach i.v. Zufuhr von Kochsalz liegen zahlreiche Untersuchungen vor, sowohl über die Folgen i.v. Dauerinfusionen wie Injektion von hypertonischer Kochsalzlösung. Die Diurese nach isotonischer Kochsalzlösung kann außerordentliche Grade erreichen, aber erst nach Zufuhr sehr großer Mengen; dagegen treten die Diuresen nach hypertonischen Lösungen sofort in starkem Maße auf. Hypotonische Kochsalzlösung vermehrt die Harnmenge nur wenig, bei destilliertem Wasser bleibt sie nicht vollkommen aus, wie wir sahen. Dabei ordnen sich bei Anwendung verschiedener Salze wie Sulfat, Nitrat usw. diese nach Art der HOFMEISTERschen Reihe, indem sie nach den Feststellungen von FISCHER und SYKES[40] mit dem am schwächsten wirksamen Kochsalz beginnen und über Nitrat, Acetat, Phosphat zum stark wirksamen Sulfat steigen; v. LIMBECK[41] und MÜNZER[42] hatten schon vorher diese Unterschiede in der Wirksamkeit festgestellt.

Daß der Typ der „Salzdiurese" nach einem hervorstechenden Merkmal auch als „Glomerulusdiurese" bezeichnet werden kann, hat E. FREY[43] durch direkte mikroskopische Beobachtungen an Flachschnitten lebender Nieren festgestellt. Hierbei kommt es zu einer stärkeren Durchblutung der Glomeruli mit Flüssigkeitsaustritt in die BOWMANsche Kapsel, was dort in Form von hellen Halbmonden sichtbar wird. Außerdem beginnen die angeschnittenen Glomeruli auf den Reiz einer Salzdiurese wieder stark zu bluten. Auch spricht die stets zu beobachtende Volumzunahme der Niere nach Salzinjektionen, die wir bereits erwähnten (Kap. II), für eine Gefäßerweiterung. Sie geht regelmäßig anfangs parallel der Harnmenge, wenn diese später auch langsamer abfällt als das Nierenvolumen. Weiter konnte durch Tuscheinjektionen in die Art. carotis bei Salzdiuresen (z. B. Na_2SO_4) gezeigt werden, daß es tatsächlich auch die Glomeruli sind, die von einer starken Gefäßerweiterung betroffen werden (E. FREY[44]), so daß nach allen Untersuchungsergebnissen nicht daran gezweifelt werden kann, daß bei den Diuresen vom Typ der Salz- oder Glomerulusdiuresen eine Gefäßdilatation der Glomeruli eintritt. Es sei auf die Abb. 18 verwiesen, die oben links die Glomeruli bei normaler Harnabsonderung, oben rechts diejenigen bei einer Glomerulusdiurese nach 30 cm³ 12,3%igem Na_2SO_4 intravenös (und anschließender Tuscheinschwemmung durch die Art. carotis in die Aorta) zeigt. Man sieht auch hier eine Vermehrung der durchbluteten Glomeruli und eine intensivere Schwärzung. Es besteht also eine Identität von Salz- und Glomerulusdiurese.

Und nun zur Charakteristik dieser Diureseart. 1906 wurde von E. FREY[1] gezeigt, daß bei allen Harnvermehrungen in der Art derjenigen nach Coffein,

Salzinfusionen usw. der Harn mit Einsetzen der Diurese blutähnlicher wird, um auf der Höhe großer Harnfluten ein reines Blutfiltrat zu sein, ein Blutfiltrat hinsichtlich der Gesamtkonzentration wie auch der Konzentrationen der Einzelbestandteile, z. B. des Kochsalzes oder auch des vorher gegebenen Bromnatriums[45]. Der Harn wird blutähnlicher, d. h. wenn er vor der Diurese konzentrierter als das Blut war, so wird er jetzt verdünnt; und umgekehrt: war er vor der Harnflut verdünnter als das Blut, so steigt seine Konzentration an. Und da er vor der Glomerulusdiurese für gewöhnlich konzentrierter ist als das Blut (z. B. 1025 spezifisches Harngewicht), so ist eine Harnverdünnung dabei das häufigere Ereignis. Hat man aber wasserreiche Tiere vor sich, so wird im Verlauf einer Glomerulusdiurese der Harn konzentrierter, selbst wenn mehr als vorher fließt. Beim Frosch, der sich ja in ständiger „Wasserdiurese" befindet, tritt auf

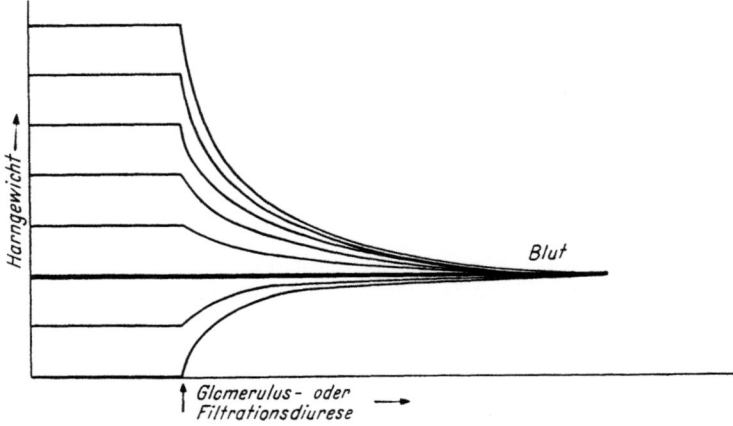

Abb. 2. Das *Blutähnlicherwerden des Harns bei der Glomerulus- oder Filtrationsdiurese*, gemessen an spezifischem Harngewicht (und Gefrierpunktserniedrigung): bei — dem Blut gegenüber — eingedicktem Harn vor der Diurese nähert sich sein spez. Gew. von oben, bei verdünntem Harn (Wasserdiurese) von unten einem Wert von 1010 (Blut); es kann also durch eine Filtrationsdiurese je nach dem Ausgangspunkt der Harnkonzentrationen vor der Diurese sowohl eine Abnahme — was meist der Fall ist — als auch eine Zunahme des Harngewichts eintreten (J. FREY).

einen Reiz zur Glomerulusdiurese ebenfalls eine Konzentrationssteigerung des Harns ein. Also nicht das Dünnerwerden des Harns ist das *Charakteristikum* solcher Diuresen, sondern das *Blutähnlicherwerden*, gleichgültig, von welcher Konzentrationsstufe aus (Abb. 2). Es ist deshalb unrichtig, die Harnvermehrungen nach intravenösen Salzinjektionen ganz allgemein als „Verdünnungsdiuresen" zu bezeichnen, wie es z. B. CUSHNY[48] tut. Nach einem in der Klinik gebräuchlichen Ausdruck v. KORÁNYIS[46] und VOLHARDS[47] nähert sich in diesem Fall der Harn über die Hyposthenurie der Isosthenurie. Die sonst meist saure Reaktion wird bei diesen Diuresen neutral (RÜDEL[41]).

Auf der Höhe solcher Glomerulusdiuresen macht nun nicht die Konzentration allein, sondern auch die Zusammensetzung des Harns die Schwankungen des Bluts passiv mit: ist das Blut z. B. durch intravenöse Injektion von hypertonischer Kochsalzlösung im ganzen konzentrierter geworden, so sinkt während der einsetzenden starken Diurese die Gesamtmolenkonzentration (Gefrierpunktsdepression) zunächst auf das Blutniveau, dann aber steigt sie während des weiteren Einlaufs der konzentrierten Kochsalzlösung gradlinig an, weil inzwischen die Gesamtkonzentration des Blutes größer geworden ist. Und das Gegenstück: bestimmt man den Kochsalzgehalt während des Einlaufs einer isotonischen Natriumnitratlösung in die Vene bei einem wasserreichen Tier, das sich in einer anfänglichen Wasserdiurese befand, so steigen zuerst die Kochsalzprozente im Harn an, stellen sich bei der nun einsetzenden Salz- oder Glomerulusdiurese auf das Blutniveau ein, dann aber sinken sie wieder, weil inzwischen der Kochsalzgehalt des Plasmas durch den Einlauf der kochsalzfreien Lösung gesunken ist (E. FREY[50]). Die Abb. 3 zeigt diese Verhältnisse im einzelnen durch Beleg von Kaninchenversuchen.

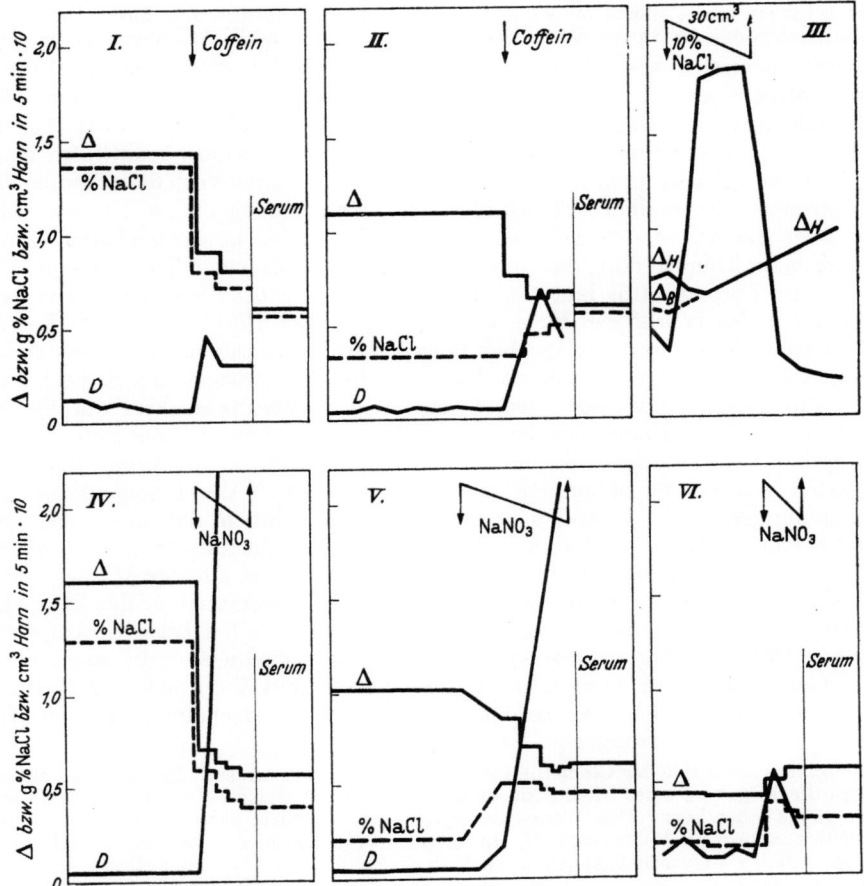

Abb. 3. Annäherung bzw. Angleichung von Gefrierpunktserniedrigung (Δ) und Kochsalzkonzentration (% NaCl) des definitiven Harns bei verschiedenen Arten von Glomerulus- oder Filtrationsdiuresen an die gleichen Größen des Blutserums (Versuche *I—VI*; Erläuterungen der einzelnen Versuche im Text): der *provisorische Harn* ist ein *Plasma-Ultrafiltrat* (E. FREY).

Im Teil I der Abb. 3 sehen wir eine Coffeindiurese eines salzreichen Tieres, bei der die Kochsalzwerte des Harns absinken, obwohl sie vorher sehr hoch waren, und sich denen des Blutes nähern. Bei salzarmem Tier (Teil II) steigen mit einsetzender Coffeindiurese die Kochsalzprozente, während die Gesamtkonzentration (Δ) fällt; beide nähern sich den Serumwerten, Δ von oben, % NaCl von unten. „Auch wenn man das Blut durch Injektion konzentrierter Salzlösungen in seiner Gesamtkonzentration vermehrt" (Teil III; Infusion einer 10%igen NaCl-Lösung), „macht der Gefrierpunkt des Harns bei der Glomerulusdiurese die Schwankungen der Konzentration des Serums passiv mit"[50] (2). Auf der Höhe der Glomerulusdiuresen, die hier im Beispiel durch isotonische Natriumnitratlösungen erreicht wurden (Teil IV, V und VI), wird in allen Fällen ein reines Blutfiltrat geliefert: Gefrierpunkt und Kochsalzkonzentration des Harns sind gleich denen des Serums geworden. Daß dies mit körperfremden Stoffen (z. B. Natriumbromid) in genau der gleichen Weise eintritt, wurde schon erwähnt[45]. Durch den Einlauf einer isotonischen Natriumnitratlösung nehmen aber die Chloride im Blut infolge einsetzender Glomerulusdiurese allmählich ab, weshalb (Teil V) im Verlauf dieser Glomerulusdiurese die Kochsalzkonzentration des salzarm gehaltenen Tiers im Harn erst ansteigt, dann wieder fällt. Im Teil VI der Abb. 3 ist das gleiche, nur jetzt bei einer vorherigen Wasserdiurese zu sehen.

Auch bei der Sulfatdiurese ist auf der Höhe der Harnverdünnung, wie MAGNUS[51] beobachtete, die Ausscheidung des Sulfats gering und die des Kochsalzes hoch und erst bei Nachlassen der Diurese tritt Sulfat in höherer Konzentration auf bei gleichzeitigem Sinken des Kochsalzes, das nun bis zum Verschwinden desselben gehen kann; eine Erscheinung, die auch für ein reines Blutfiltrat auf der Höhe der Diurese spricht. Die Ausscheidung der einzelnen Substanzen im Harn wird uns noch später im Kap. XII und XIII zu beschäftigen haben.

Immer herrscht, wie wir nun sahen, völlige Übereinstimmung der Einzelkonzentrationen von Kochsalz (und auch von Bromid), wenn man auf der Höhe großer Glomerulusdiuresen Harn und Blut analysiert. Dabei zeigen die Kurven der Gesamtkonzentration (δ) und der Kochsalzkonzentration (%NaCl) im Harn manchmal ein gleichsinniges, manchmal ein gegensinniges Verhalten, indem bei konzentriertem Normalharn die Gefrierpunktserniedrigung bis zu der des Bluts sinkt, aber die Kurve der Kochsalzprozente einmal bei kochsalzreichen Tieren mit steigender Diurese fällt, das andere Mal bei kochsalzarmen Tieren steigt. Die gemeinsame Formel dafür lautet also: *Der Harn wird bei der Glomerulusdiurese blutähnlicher, bis er auf der Höhe derselben ein reines Blutfiltrat ist* (E. FREY).

Dies ist wohl ein unwiderleglicher Beweis dafür, daß tatsächlich in der Niere ein reiner Filtrationsprozeß abläuft. Und daß dieser Filtrationsprozeß vornehmlich in die Glomeruli verlegt wird, fordert der Membrancharakter der Gefäßschlingen an den Knäuelcapillaren der MALPIGHIschen Körperchen analog den Capillaren des übrigen Kreislaufs; überdies konnte er ja direkt bioptisch festgestellt werden. So haben RICHARDS und SCHMIDT[52] durch mikroskopische Untersuchungen an der lebenden Froschniere sehen können, daß unter der Einwirkung einer Glucose- oder Salzinjektion (Glomerulusdiurese nach unserer Definition) neben einem Durchblutungswechsel einzelner Glomeruli oder sogar Schlingenanteile eine Zunahme der glomerulären Blutströmung auf das Doppelte oder Dreifache eintrat und belegten dies mit eindrucksvollen Bildern. Auf diese sichtbare Durchblutungssteigerung bei der Glomerulusdiurese, die auch noch andere Gefäßanteile der Niere miteinbegreifen kann und die in jedem Fall dieses Diuresetyps nachweisbar ist, besonders hinzuweisen, erscheint uns auch für spätere Auseinandersetzungen wichtig.

Der anatomische Bau der Glomeruli fordert im Vergleich zu anderen Teilen des Nephrons geradezu die Annahme einer Filtration, auch wenn es keine strikten Beweise reiner Filtrationsvorgänge (oder besser Ultrafiltrationsvorgänge) in der Niere gäbe. Dort fehlt nämlich die Membrana propria RANDERATHS[53], die sonst überall zwischen Parenchym und interstitiellen Gefäßen angeordnet ist (siehe auch CLARA[54]).

Das Blutähnlicherwerden des Harns sowohl seiner Gesamtkonzentration wie seiner Kochsalzkonzentration nach — und zwar von höherem und auch niedrigerem Gehalt aus als das Blut — erklärt zahlreiche Widersprüche im Schrifttum. Meist liegt die Kochsalzkonzentration im Harn höher als im Plasma (Funktion der Wassereinsparung durch die Niere) und sinkt bei einsetzender Glomerulusdiurese ab. Die Autoren sprechen dann häufig von einer Herabsetzung des Kochsalzgehaltes im Harn. Dabei sind aber die absoluten Mengen an Kochsalz/Zeit größer als vorher, weshalb dann wieder von einer Förderung der Kochsalzausscheidung (z. B. durch Coffein) gesprochen wird. Manchmal werden die Verhältnisse noch unübersichtlicher, wenn z. B. einem Tier zur Anregung der Harnflut vorher Wasser in den Magen gegeben oder zur Erleichterung der Einführung eines Ureterkatheters eine Ringerlösung i.v. injiziert wurde. Ja, in vielen Versuchen werden hintereinander solche Eingriffe vorgenommen, wobei sich die beiden als grundsätzlich verschieden voneinander darstellenden Diuresen, die Wasser- und Glomerulusdiurese, gleichzeitig auswirken, wie es E. MEYER[32] bei seinen hypophysär-diencephalen Polyurien getan hat. Manchmal werden die Ergebnisse im Schrifttum so ausgedrückt, daß einfach von Förderung oder Senkung der Chloridausscheidung gesprochen wird; wobei man erst im Originalprotokoll nachsehen muß, wie hoch die Kochsalzkonzentrationen vor dem diuretischen Eingriff waren, in einigen Fällen fehlen sogar die Versuchsprotokolle. Diese Hinweise sollen nur das Durcheinander, das beim Experimentieren mit Diuresen allenthalben anzutreffen ist, beleuchten; seit über 40 Jahren aber liegen diese Verhältnisse klar und es wäre ein Überblick sehr erleichtert, wenn man sich der hier angewandten Beschreibungsform bedienen würde.

Es ist also ERNST FREY 1906[1] gelungen, den *Beweis einer Filtration in den Glomeruli der Niere* zu erbringen, zu einer Zeit, als die Filtrations-Rückresorptionstheorie KARL LUDWIGS (1844)[56] verlassen und durch HEIDENHAINS Theorie[57] der Sekretion ersetzt war. Und zwar ist diese Glomerulusfiltration abhängig von der Größe des Blutdrucks, der durchfließenden Blutmenge und von der Membranfläche, wie wir bereits gezeigt haben (Kap. II—IV).

Diese Salz- oder Glomerulusdiuresen, die auf einer vermehrten Filtration beruhen, sind nun als unphysiologisch anzusehen. ,,Denn unter dem Einfluß aller dieser Stoffe, des Zuckers, der Salze, der Coffeinpräparate, sehen wir die Niere, das sonst so fein reagierende Organ, die Regulation des Wasserbestandes aufgeben und ohne Rücksicht auf den Wasser- und Salzhaushalt große Mengen einer serumähnlichen Flüssigkeit absondern. Daher entfalten denn auch alle diese Stoffe nicht eine Wirkung auf die Epithelien der Harnkanälchen, sondern veranlassen eine Gefäßerweiterung im Glomerulus mit einem immer gleichbleibenden Effekt, einer gesteigerten Filtration" (E. FREY[55] [2]). Mit dieser speziellen Gefäßerweiterung steht die Niere allerdings nicht vereinzelt da; es reagieren auch andere Gefäßprovinzen (Koronarien, Gehirngefäße usw.) auf diese ,,Diuretica" (Purinkörper, Digitalis und andere mehr) mit Gefäßdilatation. Es stellt also die Reaktion der Niere auf diese Diuretica nur einen graduell verschiedenen, und zwar verstärkten Teil eines Allgemeinvorganges im Sinne einer Gefäßerweiterung dar, während es auf der anderen Seite eine Anzahl von Stoffen gibt, deren dilatatorischer Effekt wesentlich gleichmäßiger ausfällt (Nitrite, Histamin und andere). Solche Reaktionen der Niere sind häufig unzweckmäßig. Wenn man eine konzentrierte Kochsalzlösung in die Vene injiziert, so wird der Organismus kochsalzreicher und im Vergleich dazu wasserärmer. Die Niere sondert daraufhin vermehrt Harn ab, wo sie doch mit dem Lösungsmittel sparen müßte. Die Kochsalzkonzentrationen des Harns, die vorher über denen des Blutes lagen, nehmen ab, obwohl doch dadurch die Elimination des Salzüberschusses aus dem Körper nicht sehr vergrößert wird, und man hat sich häufig darüber gewundert, daß trotz hohen Kochsalzgehaltes des Plasmas die Ausscheidung des Salzes so gering ist. Ja, wir konstatieren, daß der Organismus wegen der Unfähigkeit, sofort größere Salzmengen durch die Nieren zu eliminieren, auf dem Umweg über einen Reflex das Gleichgewicht zwischen Lösungsmittel und gelöstem Stoff wieder herstellt, nämlich durch den Durst. Weiterhin kann er bei Salzüberangebot einen erheblichen Anteil desselben in den Geweben ablagern und damit einer sofortigen Elimination entziehen und einer protrahierten vorbehalten. So ist die ,,Salzdiurese" etwas Unphysiologisches und die Diurese nach Wassertrinken die einzig physiologische Harnvermehrung beim Menschen. Daher hilft bekanntlich bei Verdurstenden auch das Trinken von Meerwasser oder dasjenige des konzentrierten Harns nicht, sondern vermehrt nur noch die Austrocknung. Wir werden noch sehen (Kap. IX), daß Kochsalz niemals durch Sekretion in den Tubuli zur Ausscheidung gelangt und demnach nur durch vermehrte Filtration den Organismus verlassen kann. Daraus erklärt sich die Reaktion der Niere auf Kochsalzüberschuß, die in einer Erweiterung der Glomerulusgefäße besteht; das durch erhöhte Filtration verlorengegangene Wasser wird dann mittels des Durstreflexes ersetzt. Hierauf hat später auch JANSSEN[56] aufmerksam gemacht.

Nun haben RICHARDS und WEARN[57] 1924 — und später eine Reihe von Schülern — beim Frosch durch ihre bewunderungswürdige Punktionsmethode der Kapsel Glomerulusprodukt gewinnen können und durch chemische Analyse nachgewiesen, daß es Kochsalz in etwas höherer Konzentration als das Plasma und eine reduzierende Substanz enthält, während der definitive Harn zuckerfrei war. Umgekehrt war der Harnstoff im Glomerulusfiltrat viel geringer als im definitiven Harn vorhanden. Dies ist gewiß eine schöne Bestätigung der Feststellungen E. FREYS, daß das Glomerulusprodukt ein Plasmafiltrat sei. Wenn die Kochsalzkonzentration im Glomerulusfiltrat etwas höher als im Plasma ist, so beruht dies darauf, daß auf der Filtratseite die Plasmaeiweißkörper fehlen, wodurch ein Donnan-Gleichgewicht in Form vermehrter Anionen hergestellt ist.

Daß es trotzdem noch schärfste und offenbar nicht zu überzeugende Gegner der Glomerulusfiltration gab, sei mit den Worten FAHRS[58] selbst aufgezeigt (1934): „Ich persönlich halte die Filtrationshypothese im ganzen trotz der unzweifelhaften Bereicherungen, die sie in Einzelfragen für die Nierenphysiologie gebracht hat, für einen der unbegreiflichsten Irrtümer in der Geschichte der Medizin, ein Irrtum, der nur der jahrhundertelang geglaubten Meinung zur Seite zu stellen ist, daß in der Arterie Luft sei, und das Blut in den Venen peripher flösse!"

Eine — nicht in allen Fällen bestehende — Parallelität zwischen Filtrationsdruck (Blutdruck) und Glomerulusfiltrat (Harnmenge) haben wir in Kap. III aufzeigen können. Diese nicht immer in Erscheinung tretende Abhängigkeit wurde durch die dabei gleichzeitig ablaufende wassereinsparende Funktion der Niere verständlich. Die Größe des Filtrationsdruckes ist aber neben der Filtrationsfläche (Kap. IV) der wichtigste Faktor zum Abpressen des Glomerulusfiltrats, wie die Befunde der Literatur ergaben; dies ist ebenfalls ein Hinweis auf einen Filtrationsprozeß, oder genauer gesagt, einen Ultrafiltrationsprozeß, weil das Plasmaeiweiß zurückgehalten wird. Zum Abpressen eines solchen Ultrafiltrats ist ein Druck erforderlich, welcher den kolloidosmotischen Druck der Plasmaproteine überwinden kann, der bei 7—8 g-% Plasmaeiweißstoffen 25 bis 30 mm Hg beträgt. Daß der Blutdruck in den Glomeruli völlig hinreichend für einen Filtrationsprozeß ist, haben wir im Kap. III zeigen können. Fällt er unter eine kritische Grenze, so hört jede Harnabsonderung auf (siehe dort).

Es läßt sich also nachweisen, daß in der Niere eine Ultrafiltration eines blutgleichen provisorischen Harns stattfindet (E. FREY, 1906) und daß dieser Filtrationsprozeß nur dann im definitiven Harn rein in Erscheinung tritt, wenn durch Gefäßerweiterung eine Salz- oder Glomerulusdiurese stattfindet (siehe Kap. X und XI). Alle Stoffe, die zu dieser Harnvermehrung führen, veranlassen den Organismus zu vermehrter Wasseraufnahme (Durst).

3. Unterschied beider Diuresearten.

Nach Besprechung der beiden Diuresearten (Wasserdiurese und Salz- oder Glomerulusdiurese) und ihrer Charakterisierung erscheint es uns zweckmäßig, auf die Unterscheidungsmerkmale beider noch weiter einzugehen. Denn wir sehen uns nach den Erfahrungen mit dem Schrifttum veranlaßt, darauf hinzuweisen, bei Betrachtungen über die Harnbereitung und ihre Störungen diese Diuresearten auseinanderzuhalten.

Ordnen wir einmal aus der Fülle der früher angestellten Kaninchenversuche[1, 4, 50] (1), [55], (1—9) die Diuresen, gleichgültig, auf welche Weise sie zustande gekommen und wie groß die Versuchstiere waren, in ein Schema ein (Abb. 4, entnommen der Arbeit von E. FREY[55] [6]).

Beim Vergleich der Konzentrationen verschiedener Harne sehen wir nicht ein Parallelgehen der Harnverdünnung mit der Harnmenge, sondern es können die gleichen Harnmengen nach Gaben verschiedener Diuretika sehr wohl recht verschiedene Konzentrationen aufweisen. Dies hängt von der Art des diuretisch wirksamen Stoffes ab. Gibt man eine konzentrierte NaCl-Lösung i.v., so steigt die Harnmenge, der Harn ist verdünnter als vor Einleitung der Diurese, aber er ist lange nicht so verdünnt, wie der Harn des gleichen Tiers nach Eingabe von reinem Wasser in den Magen bei gleicher Harnmenge in der gleichen Zeit. In der Abbildung sind die Werte der Gefrierpunktserniedrigungen, die ein Maß für die Konzentrationen des

Harns abgeben, und die Harnmengen einer Niere in 5 min eingetragen (Ordinate: Δ; Abscisse: cm³ Harn/5 min einer Niere). Man sieht, die eingetragenen Zahlen ordnen sich in 2 Reihen an: eine Linie bilden diejenigen Zahlen, die von Diuresen nach Einführung von isotonischen und konzentrierten Salzlösungen sowie von Coffein und anderen Diuretica stammen; die zweite Linie enthält die Werte von Diuresen, die durch Wassereingießungen zustande kommen. Im Normalzustand, also bei geringer Harnbildung und -ausscheidung, kommen beide Reihen aus einem Punkt, um sich mit steigenden Harnmengen immer weiter voneinander zu entfernen. Als durchschnittlicher Verlauf sind 2 Kurven in elementarer Art eingezeichnet. Die Abweichungen der Werte darin erklären sich daraus, daß die Zahlen von verschiedenen Versuchen stammen, also von verschieden großen Tieren, die schon normalerweise verschiedene Harnmengen liefern, und daß die Daten ohne Rücksicht auf den Stand der Diurese, ob Höhe oder Abfall, eingetragen wurden. Auch sind die Eingriffe verschieden große gewesen und bestanden z. B. in wechselnden Mengen i.v. Injektionen von 10 oder 20% NaCl, von Harnstoff-, Glaubersalz- und Zuckerlösungen hoher Konzentration, auf der anderen Seite in wechselnden Gaben von Wasser. Berücksichtigt man dies, so ist die Übereinstimmung eine völlig befriedigende.

Es fallen mit steigender Harnmenge die Gefrierpunktswerte bei der Wasserdiurese viel schneller als bei der Glomerulusdiurese. Dieser Umstand würde für eine ungenügende Rückresorption bei der Glomerulusdiurese sprechen (falls man

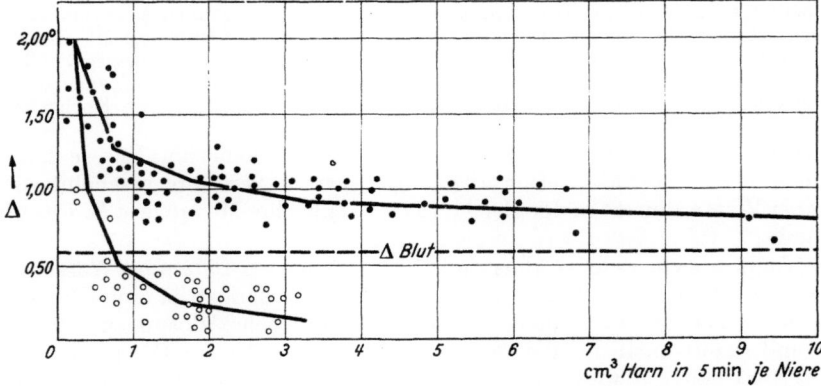

Abb. 4. *Unterschied der Glomerulus- von der Wasserdiurese:* bei der Glomerulusdiurese nähert sich die Harnkonzentration (Δ) mit steigender Harnmenge derjenigen des Bluts (obere Kurve), bei der Wasserdiurese entfernt sie sich von dieser und nähert sich dem destillierten Wasser (untere Kurve) (E. FREY).

physikalische Gründe dafür annehmen will), indem das schnelle Fließen des Harns durch die Harnkanälchen keine Zeit zu Wassereinsparung oder Rückresorption von Wasser in den Tubuli zuließe. Aber auch auf der Höhe ungewöhnlich starker Diuresen, die sich aus äußeren Gründen am besten beim Tier erzwingen lassen, beim Menschen jedoch nur krankhafterweise bei plötzlicher Ausschwemmung von großen Ödemmengen vorkommen, sinkt der osmotische Druck des Harns nicht tiefer als bis zu dem des Bluts, und es wird dann ein Harn geliefert, der neben der Konzentration auch die Zusammensetzung des Bluts hat, also — wie wir sahen — ein Filtrat des Bluts darstellt, welches bei seinem nun sehr raschen Hindurchströmen durch die Tubuli hinsichtlich seiner Konzentration und seiner Zusammensetzung nicht mehr beeinflußt werden kann. Das Eintragen solcher starken Diuresen in Abb. 4 hätte eine zehnfache Länge derselben erfordert.

Die Werte der Gefrierpunktserniedrigungen nach Wassereingießungen dagegen sinken gegen 0 hin, und zwar sehr stark, viel stärker als bei Glomerulusdiuresen: schon eine geringe Vermehrung der Harnmenge drückt seine Konzentration erheblich herab. Die Zahlenwerte ordnen sich um eine Kurve, die man erhält, wenn man eine bestimmte Salzlösung durch Hinzugießen von Wasser verdünnt und die erhaltenen Werte in ein Schema einträgt. Dies bedeutet nach der Beweiserbringung einer Filtration in den Glomeruli eine völlig neue Anschauung für die Harnbereitung, nämlich die, daß dem *filtrierten provisorischen Harn bei der Wasserdiurese* irgendwo in der Niere — und es müssen dann wohl die Tubuli sein — *reines Wasser* hinzugefügt wird (E. FREY). Die Kurve, um welche sich die Zahlen der Wasserdiurese tatsächlich ordnen, ist also auch eine theoretisch zu fordernde durch die Beziehung, daß sich das Volumen des Harns umgekehrt verhalte wie seine Konzentration (hyperbolische Kurve). Wir erhalten aus dieser mathematischen Beziehung demnach eine Anschauung über das Wesen der Wasserdiurese, wie sie aus den Versuchen mit Wassertrinken und den Berechnungen bei der hypophysär-diencephalen Polyurie hervorging (J. FREY, S. 42 bis 45). — Anders verhält sich die obere Kurve (Abb. 4), um welche sich die Werte der Salzdiurese ordnen. Sie stellt eine solche dar, wie sie gewonnen wird unter der Voraussetzung, daß die Harneindickung in den Harnkanälchen mit der Harnmenge abnimmt, und die mathematischen Beziehungen sind hierbei andere und kompliziertere als bei der Wasserdiurese, folgen aber etwa einer quadratischen Gleichung.

In neuester Zeit hat sich THER[73] mit der Beziehung der Harnmenge zur Flüssigkeitsaufnahme befaßt und die zur Zeit t insgesamt ausgeschiedene Harnmenge M_t direkt proportional dem Logarithmus der Zeit t und die Halbwertszeit τ am geringsten bei Trinken von Leitungswasser und am größten bei normaler Aufnahme einer Kochsalzlösung gefunden: auch hieraus geht die bekannte Ablagerungsfähigkeit der Gewebe für Kochsalzwasser hervor.

Es läßt sich also die Regel aufstellen, daß bei der Glomerulusdiurese der Harn zwar meist verdünnter als vorher, aber lange nicht so verdünnt erscheint wie der Harn einer Wasserdiurese in der gleichen Zeit bei gleicher Menge, wie E. FREY[55] [6] 1907 fand.

Nun fragt es sich, welcher Umstand bei gleichzeitiger Salz- und Wasserzufuhr den Reiz zur Diurese abgibt. Bei hypertonischen Salzlösungen ist eine Glomerulusdiurese stets das Resultat, auch bei isotonischen Kochsalzlösungen, mögen die Gaben und damit auch die Wasserzufuhr noch so groß sein. Diese Glomerulusdiuresen sind untereinander verglichen gleich groß, wenn die gleichen Mengen Kochsalz in der gleichen Zeit intravenös einfließen, d. h. man bekommt die gleiche Harnflut mit einer konzentrierten Kochsalzlösung kleiner Menge wie mit isotonischer großen Volumens. Den Reiz für den Eintritt der Salzdiurese gibt die Menge des Kochsalzes ab; das gleichzeitig eingeflossene Wasser ist als Reiz für die Glomerulusdiurese gleichgültig, denn es dient lediglich als Material (E. FREY[55] [3]). Bei hypotonischen Lösungen jedoch tritt nun das Wasser als Reiz auf und kann bei dieser Beibringungsart eine Diurese, diesmal natürlich eine Wasserdiurese, veranlassen. Auch dies spricht für die Gegensätzlichkeit beider Diuresearten. Jedoch ist — wie bereits erwähnt — die Harnvermehrung bei intravenöser Wasserinjektion eine nur sehr geringe, wenn sie überhaupt auftritt, und eine ausgesprochene Wasserdiurese wird nur durch orale Wassereinführung erhalten.

Der Reiz für eine Salzdiurese ist also durch eine qualitative Änderung der Blutbeschaffenheit gegeben, die die Glomeruli zu einer Vasodilatation veranlaßt und die Niere zu diesem Typ der Diurese zwingt; auf welchen Wegen er zustande kommt, wird später (Kap. XI und XII) auseinandergesetzt werden. Tritt aber eine lediglich quantitative Änderung der Blutzusammensetzung durch Verdünnung (Hydrämie) ein, so resultiert daraus eine Wasserdiurese. Diese kommt durch Wassertrinken oder enterale Wassergabe zustande, aber intravenös nur dann, wenn man das Wasser langsam und in geringer Menge einlaufen läßt (überhaupt versiegt während des intravenösen Wassereinlaufs die Harnabsonderung, um erst nach Beendigung desselben einzusetzen [E. FREY[4]]).

Wenn man während einer Wasserdiurese einen Reiz für eine Salzdiurese setzt (z. B. durch Coffein), so können beide Diuresearten nebeneinander verlaufen, ohne daß die Harnmenge sich ändert. Mit anderen Worten: die Quantität der Wasserdiurese wird um die Quantität der Glomerulusdiurese vermindert. Die Gesamtharnkonzentration steigt dabei natürlich und nähert sich von einem Wert, der unterhalb dem des Blutes gelegen ist, demjenigen des Blutes. Ähnliches haben E. MEYER[32] und VEIL[63] bei der hypophysären Polyurie, der Dauerwasserdiurese, beobachtet, wobei Kochsalzgaben natürlich auch die Aufpfropfung einer Salzdiurese auf eine Wasserdiurese bedingen. An Hand von Gefäßinhaltsdarstellungen wird dieses Verhalten im Kap. X, Abb. 24, näher auseinandergesetzt, die Interferenz mehrerer Diuresereize geprüft und die Dominanz der einen Harnflut über die andere aufgezeigt (J. FREY). Denn die aus dem normalen Rahmen der Harnbereitung herausfallende Salzdiurese aller Modalitäten verdrängt, wenn der Reiz hierzu ein genügend großer ist, die Wasserdiurese und setzt sich gegen diese durch.

Das Vorkommen von diuresefördernden und -hemmenden Stoffen, die aus der Leber stammen sollen (siehe bei NONNENBRUCH[59]), mag hier, da es den Rahmen der Darstellung überschreitet, nur Erwähnung finden. So teilt OETTEL[60] Untersuchungsergebnisse mit, die in einer Glomerulusdiurese bestehen (von ihm wegen der dabei nachweisbaren Durchblutungssteigerung „Durchblutungsdiuresen" genannt) und die nach Verabfolgung eines Leberstoffes auftreten, den er Hepatodiuretin nennt. — E. BECHER[61] hat sich wiederum in einem Abschnitt seines Buches (S. 52/53) im Gegensatz zu einem anderen (S. 55/56), wo nach seiner Ansicht eine „reine physikalische Filtration im Glomerulus unwahrscheinlich ist", dafür ausgesprochen, „daß die Bildung des Glomerulusharns durch Filtration oder Ultrafiltration geschieht". Er hat bei starken Diuresen (offenbar Glomerulusdiuresen), z. B. durch Harnstoff[62], die 1906 von E. FREY gemachten Feststellungen bestätigen können (1924), indem B. „eine weitgehende Annäherung der chemischen Zusammensetzung des Harns an die des Serums"[61] fand. „Der Harn nähert sich in seiner Zusammensetzung einem Blutfiltrat. In zahlreichen Diureseversuchen konnte ich" (B.) „das immer wieder beobachten." Allerdings verlieren diese Bestätigungen in ihrer Ausdeutung an Wert, indem BECHER die genannten Diuresetypen nicht berücksichtigt oder nicht kennt. Denn er fährt fort (S. 52/53): „Allerdings findet man bei starken Wasserdiuresen, z. B. beim VOLHARDschen Wasserversuch, beim Menschen diese Annäherung der Harn- und Serumkonzentration nicht in dem Maß, wie im Tierversuch" (!). Wieso BECHER beim VOLHARDschen Wasserversuch überhaupt von einer „Annäherung" der Harnkonzentration an die des Blutes spricht, bleibt unerfindlich, da beim VOLHARDschen Wasserversuch — wie allgemein bekannt — der Harn sich mit zunehmender Diurese dem destillierten Wasser nähert. Wir haben durch Wiedergabe dieses Beispiels eines Originaltextes aufzeigen wollen, daß das Wissen über Diuresefragen und ähnliches auch in einem modernen, umfassenden Nierenbuch (1944) einmal längst erkannte Tatsachen nicht berücksichtigt, zum zweiten der Verf. seine eigenen Beobachtungen nicht zu deuten weiß. Der grundlegende Unterschied beider Diuresearten, die seit 1906 bekannt sind, ist später (1932) nur noch MOLITOR und PICK[64] aufgefallen, die dies als neue Beobachtung darstellten.

Im Schrifttum wird gern von Hydrämie als Ursache für eine Diurese gesprochen, und es wird eine solche nach Kochsalz- oder Glaubersalzinjektionen zusammengeworfen mit der Veränderung nach Wassertrinken, und doch ist der Effekt jedesmal ein anderer. Wir sahen, daß die qualitative Änderung der Blutbeschaffenheit zur Salz- oder Glomerulusdiurese, die rein quantitative Änderung derselben zur Wasserdiurese führt, zu zwei Typen oder Formen der Harnvermehrung, die sich streng und grundsätzlich voneinander unterscheiden. Die einzige physiologische Vermehrung der Menge des ausgeschiedenen Harns tritt nur dann ein, wenn der Körper an Wasser angereichert ist. Die andere Diurese beruht auf einer Gefäßerweiterung in den Glomeruli (und anderen Nierenbereichen), die — als der Niere aufgezwungen — deren regulierende Tätigkeit beeinträchtigt. Durch die Trennung der beiden Harnflutarten konnten wir aber auch weitere wichtige Einblicke in die Harnbereitung gewinnen, wie den Vorgang einer Filtration in den Glomeruli und das Zustandekommen der Wasserdiurese, offensichtlich durch Hinzufügen reinen Wassers zum provisorischen Harn.

Daß die Glomerulusdiurese wie auch diejenige nach Wassertrinken außerdem Veränderungen in der Zusammensetzung der Körperflüssigkeiten und des Wassergehaltes des Organismus bedingen kann, ist bekannt und vielfach untersucht (z. B. NONNENBRUCH[71]).

4. Gewebsdiuretika.

Man hat häufig nach Eingabe von Diuretika Blutveränderungen gefunden, die man für primäre Wirkungen hielt, bis sich herausstellte, daß ihr Angriffspunkt in der Niere lag und die Blutveränderungen nur Folge der Diurese waren oder ursächlich höchstens unterstützend wirkten. Immerhin kommen als Vorflut der Niere die Bindungsverhältnisse der Gewebe für Wasser in Betracht, indem die Körperzellen als Vorniere VOLHARDS selbst Wasser binden oder freilassen, wenn sie quellen oder entquellen. Die Substanzen, welche solche Veränderungen veranlassen, sind die Säuren und Basen und ferner das Hormon der Thyreoidea.

Das Wasserbindungsvermögen der Eiweißstoffe ist je nach ihrer elektrischen Ladung verschieden, am geringsten im isoelektrischen Punkt, wenn sie weder als Säuren noch als Basen auftreten. Nun sind die Eiweißstoffe Aminosäuren, dissoziieren also in neutraler Lösung H-Ionen ab, so daß der Rest negativ geladen zurückbleibt und einen Wassermantel erhält. Wird das Milieu etwas saurer, so wird die Dissoziation der schwachen Eiweißsäure auf den isoelektrischen Punkt zurückgedrängt, das Wasserbindungsvermögen der Eiweißstoffe nimmt also bei Säuerung des Körpers ab. Dies kann durch Eingabe von Säuren wie Salzsäure oder Phosphorsäure geschehen, besser aber durch Verabfolgung von Ammoniumchlorid z. B. in Form der Mixtura solvens. Dann wird die basische Komponente, der Ammoniak, durch Überführen in Harnstoff aus dem Säure-Basengleichgewicht ausscheiden und nur die saure Komponente zurückbleiben. Dies stellt also den umgekehrten Vorgang dar wie bei der Einnahme von Natriumbikarbonat, wo der saure Anteil, die Kohlensäure, mit der Lungenluft den Körper verlassen kann und nur der basische Anteil zurückbleibt. So kommt es nach Ammoniumchlorid nicht nur zu einer Säuerung des Harns, sondern auch zu einer Entquellung der Gewebe; die Zellen geben ihr Wasser her und dies führt zu einer Diurese. Umgekehrt führt Alkalisieren des Organismus zu Wasserretention durch Wasseraufnahme der Gewebe.

Das zweite extrarenale Diureticum ist das Thyreoidin oder auch das Thyroxin. Das bekannte Krankheitsbild des Myxödems führt zu einer teigigen Schwellung der Gewebe, die sich vom gewöhnlichen Ödem, der Ansammlung von Flüssigkeit in den Gewebsspalten, unterscheidet. Bei Eingabe von Schilddrüsenpräparaten ist dieser Zustand zur Norm zu bringen, indem sie zu einer Entquellung der Gewebe führen. Dies läßt sich experimentell zeigen. Thyroxin setzt die Entwicklung des Ödems des Frosches bei der Durchströmung mit der kolloidfreien Ringerlösung herab (E. FREY[66]) und verringert die Quellbarkeit von Muskeln in isotonischer oder schwach hypotonischer Kochsalzlösung (KLÜNDER[67]). HILDEBRANDT[68] sah nach Thyroxininjektion beim Kaninchen die Blutmenge bis zu 40% zunehmen; es fand also ein reichlicher Einstrom von Wasser aus den Geweben statt. Und so hat EPPINGER[69] die Schilddrüsenstoffe als Unterstützungsmittel für die Diurese empfohlen. Die extrarenalen Diuretica stellen also der Niere einen Wasserüberschuß zur Verfügung, die renalen wirken auf das Organ selbst.

Als Veränderungen der Blutflüssigkeit oder des Gesamtkreislaufs haben wohl auch die Polyurien zu gelten, welche JANSSEN und SCHMIDT[70] nach Carotisunterbindung beschrieben. Es handelt sich bei diesen interessanten Feststellungen um reflektorische Vorgänge, die sich auch an der entnervten Niere auswirken, wie JANSSEN[71] zeigte, bei denen sich also die Reflexe nicht auf die Niere selbst erstrecken können. Die Autoren fanden, daß Abklemmen der Carotiden nach einer Latenz von 2—3 Std zu einer Polyurie führt, daß diese nach Denervierung des Carotissinus oder nach Durchschneidung des Glossopharyngeus, in dem die Carotisnerven verlaufen, ausbleibt, ebenso wie nach Dezerebrierung. Die Polyurie tritt auch nach Entfernen des Plexus caroticus, der oberen Halsganglien und nach Thyreoidektomie auf. Die veränderte Kopfdurchblutung kann die Ursache nicht sein, denn die Harnvermehrung wurde auch nach einseitiger Unterbindung beobachtet, wobei sich die andere Carotis kompensatorisch erweitert. Auch Vagusdurchschneidung sowie Depressordurchtrennung oder Abbinden der Femoralis führt zu Polyurie[71]. Die Bedeutung der Vorniere für die Harnbereitung und ihre reflektorische Beeinflussung wird hierdurch eindringlich aufgezeigt.

Literatur.

[1] FREY, E : Pflügers Arch. 112, 71 (1906). — [2] DRESER: Arch. exper. Path. u. Pharmakol. 29, 303 (1892). — [3] THOMPSON: J. Physiol. 25, 487 (1900). — [4] FREY, E.: Pflügers Arch. 120, 117 (1907). — [5] FREY, E.: Pflügers Arch. 120, 66 (1907). — [6] COW: Arch. exper. Path. u. Pharmakol. 69, 393 (1912). — [7] JANSSEN u. REIN: Verh. dtsch. Pharmakol. Ges. 7, 107 (1927); Arch. exper. Path. u. Pharmakol. 128, 107 (1928); Ber. Physiol. 42, 567 (1928). — [8] VERNEY: Verh. dtsch. Pharmakol. Ges. 1935, S. 25 — [9] TRENDELENBURG: Erg. Physiol. 25, 364 (1926) — [10] JANSSEN: Arch. exper. Path. u. Pharmakol. 135, 1 (1928) — [11] FREY, E : Arch. exper. Path. u. Pharmakol. 187, 221 (1937). — [12] FEE: zit. nach MARX in BECHER, Nierenkrankheiten I, S. 551. Jena: Fischer 1944. — [13] MARX: Klin. Wschr. 1930 II, 2384. — [14] VERNEY: Arch. exper. Path. u. Pharmakol. 181, 24 (1936). — [15] BÖTTGER: zit. nach JORES. Klin. Endokrinologie, S. 36. Berlin: Springer 1942; Klin. Wschr. 1936 I 73. — [16] VON DEN VELDEN: Berl. klin. Wschr. 1913 II, 2083. — [17] ELLINGER: Handb. d. norm. u. path. Physiol. Bd. IV, S. 397. Berlin: Springer 1929. — [18] VEIL: Dtsch. Arch. f. klin. Med. 139, 192 (1922). — [19] REGNIER: Z. exper. Path u. Ther. 18, 139 (1916). — [20] STRAUSS: Klin. Wschr. 1922 I, 1302. — [21] STEINITZ: Z. klin. Med. 107, 560 (1928). — [22] GLASS: Z. exper. Med. 82, 776 (1932). — [23] MELLINGHOFF: Z. exper. Med. 110, 423 (1942). — [24] KUNSTMANN: Arch. exper. Path. u. Pharmakol. 170, 701 (1933). — [25] GLATZEL: Erg. inn. Med. 53, 1 (1937). — [26] WOLF: Arch. exper. Path. u. Pharmakol. 179, 200 (1935). — [27] SCHMITZ: Handb. d. norm. u. path. Physiol. Bd. IV, S. 248. Berlin: Springer 1929. — [28] BECHER: Einfache quantitative, klin.-chem. Harn- und Blutuntersuchungsmeth. Jena: Fischer 1934. — [29] MARX: Der Wasserhaushalt d. ges. u. kranken Menschen, S. 208. Berlin: Springer 1935 — [30] NONNENBRUCH: Handb. d. norm. u. path. Physiol. Bd. 17, S. 250. Berlin: Springer 1926. — [31] LICHTWITZ: Klin. Chemie, Berlin 1918. — [32] MEYER, E.: Dtsch. Arch. klin. Med. 83, 1 (1905); Dtsch. Klinik XIII, S. 289. Berlin-Wien: Urban u. Schwarzenberg 1911. — [33] MEYER-BISCH: Neue dtsch. Klinik 3, S. 604. Berlin-Wien: Urban u. Schwarzenberg 1928. — [34] SCHWENKENBECHER, zit. nach MEYER-BISCH [33], bei dem jedoch eine Quellenangabe fehlt. — [35] FORSCHBACH u. WEBER: Z. klin. Med. 73, 221 (1913). — [36] VEIL u. STURM: Die Pathologie d. Stammhirns. Jena: Fischer 1946. — [37] RAAB: Erg. inn. Med. 51, 125 (1936). — [38] HESS: zit. nach REIN [39]. — [39] REIN: Lehrb. d. Physiol., 5./6. Aufl., S. 419. Berlin: Springer 1941. — [40] FISCHER und SYKES: Kolloid-Z. 13, 112 (1913). — [41] LIMBECK: Arch. exper. Path. u. Pharmakol. 25, 69 (1889). — [42] MÜNZER: Arch. exper. Path. u. Pharmakol. 41, 74 (1898). — [43] FREY, E.: Klin. Wschr. 1937 I, 289. — [44] FREY, E.: Arch. exper. Path. u. Pharmakol. 177, 134 (1935). — [45] FREY, E.: Dtsch. med. Wschr. 1910, Nr. 33. — [46] v. KORÁNYI, A.: Vorlesungen über funktionelle Pathologie u. Therapie der Nierenkrankheiten. Berlin: Springer 1929. — [47] VOLHARD: Handb. d. inn. Med. VI/1. Berlin: Springer 1931. — [48] CUSHNY: Die Absonderung des Harns, S. 160. Jena: Fischer 1926. — [49] RÜDEL: Arch. exper. Path. u. Pharmakol. 30, 41 (1892). — [50] FREY, E.: Pflügers Arch. 139, 435 (1911) (1); Dtsch. med. Wschr. 1911, Nr. 23 (2). — [51] MAGNUS: Arch. exper. Path. u. Pharmakol. 44, 396 (1900). — [52] RICHARDS u. SCHMIDT: Amer. J. Physiol. 59, 489 (1922); 71, 174 (1925). — [53] RANDERATH: Beitr. path. Anat. 95, 403 (1935). — [54] CLARA: Arch. Kreislaufk. 3, 42 (1938). — [55] FREY, E.: Pflügers Arch. 115, 223 (1906), (1); 115, 175 (1906), (2); 120, 93 (1907), (3); 120, 137 (1907), (4); 120, 154 (1907), (5). — Med. Klin. 1907, Nr. 40/42, (6). — Pflügers Arch. 139, 465 (1911), (7); 139, 512 (1911), (8); 139, 532 (1911), (9). — [56] JANSSEN: Arch. exper. Path. u. Pharmakol. 181, 126 (1936). — [57] RICHARDS u. WEARN: Amer. J. Physiol. 71, 209 (1924); RICHARDS: Proc. roy. Soc. Lond. B. 126, 398 (1938). — [58] FAHR: zit. nach RANDERATH [53]. — [59] NONNENBRUCH: Neue dtsch. Klinik, Erg. Bd. I. Berlin-Wien: Urban u. Schwarzenberg 1933. — [60] OETTEL: Zbl. ges. inn. Med 1, 65 (1946) — [61] BECHER, E.: Nierenkrankheiten I. Jena: Fischer 1944. — [62] BECHER: Dtsch. Arch. klin. Med. 145, 222 (1924). — [63] VEIL: zit. nach MEYER-BISCH [33]. — [64] MOLITOR u. PICK: Festschr. f. BÜRGI 1932, S. 298. — [65] NONNENBRUCH: Erg. inn. Med. 26, 119 (1924). — [66] FREY, E.: Arch. exper. Path. u. Pharmakol. 110, 329 (1925). — [67] KLÜNDER: I.-D. Göttingen 1936. — [68] HILDEBRANDT: Arch. exper. Path. u. Pharmakol. 102, 226 (1924). — [69] EPPINGER: Path. u. Therap. d. menschl. Ödems, Berlin 1917. — [70] JANSSEN u. SCHMIDT: Arch. exper. Path. u. Pharmakol. 171, 672 (1933). — [71] JANSSEN: Pflügers Arch. 235, 523 (1935). — [72] GROSS: Helvet. Physiol. Acta 6, 406 (1948). — [73] THER: Arch. exper. Path. u. Pharmakol. 205, 376 (1948). — [74] TREADWELL: Analyt. Chemie II, 11. Aufl., S. 614. Wien: Deuticke 1939.

VI. Antidiurese.

H. MARX, der sich mit der Theorie der Diurese viel beschäftigt hat, faßt seine Auffassung folgend zusammen: *„Die Diurese ist Modifikation der Antidiurese"*[1]. Damit kommen wir zum Problem der Diurese, nämlich zur Entstehung der Harnflut oder Harnvermehrung, nicht der Harnbereitung selbst. Die Glomerulus- oder Salzdiuresen in ihrer Sonderstellung sollen bei dieser Betrachtung nicht berücksichtigt werden. Es handelt sich jetzt vielmehr neben den Harnverdünnungen in Form der sogenannten Wasserdiuresen oder der wasserausscheidenden Funktion um das Gegenteil, nämlich die Harnkonzentration oder die wassereinsparende Funktion der Niere, die im Schrifttum als ,,Antidiurese" bezeichnet wird.

Diese Antidiurese, auf deren klinisches Vorkommen wohl als erster VEIL[2] (1922) aufmerksam gemacht hat und von der später dann vereinzelte Fälle gleicher Art veröffentlicht wurden (GRASSHEIM[3], KYLIN[4], CURSCHMANN[5], SCHACHTER[6], J. FREY [S. 2—4] und andere mehr) läßt sich als Folge einer vermehrten Absonderung des antidiuretisch wirkenden Hypophysenhinterlappenanteils, den BÖTTGER[7] als Adiuretin vom Vasopressin abgetrennt haben will, erklären, wie es auch von einem Teil der genannten Autoren angenommen wurde.

Immerhin ist aber vereinzelt die Ansicht geäußert worden (v. HANN[8], FODOR und JANKOWICH[9] u. a.), daß in der Prähypophyse ein diuretisch wirksames Hormon gebildet würde, welches als Gegenspieler des Adiuretins ebenfalls Oligurien (Antidiuresen) und Polyurien (Diuresen) je nach seiner Absonderungsstärke verursachen könne. Es wäre danach ebenso eine Oligurie durch Mangel an diesem Vorderlappenhormon oder Überproduktion an Hinterlappenhormon möglich, wie eine Polyurie durch das umgekehrte Verhalten der Hypophysenanteile (FALTA[10], KYLIN (S. 101)[4]; auch CURSCHMANN[5], RIWOLDT[11]). In neuster Zeit hat sich GAGEL[12] mit dem Vorkommen antidiuretisch und diuretisch wirkender Stoffe der Hypophyse und des Zwischenhirns und den sich daraus ergebenden Fragen auseinandergesetzt; auf seine Darstellung sei für Einzefragen verwiesen. Immerhin ist es nach RICHTER[13] nicht von der Hand zu weisen, daß die in der Prähypophyse vorhandenen stoffwechselwirkenden Hormone über eine Beeinflussung der Stoffumsetzungen im Organismus auch die Menge der Harnabsonderung beeinflussen können. Es erscheint deshalb vorerst nicht notwendig, von der Anschauung über die Abhängigkeit der Harnabsonderungsgröße von der Konzentration des HHH allein abzugehen.

Die diuresehemmende Wirkung des Hypophysenhinterlappenextraktes ist von VON DEN VELDEN[14] beim Diabetes insipidus (hypophysär-diencephale Polyurie) gefunden worden. Seitdem sind zahlreiche Versuche damit angestellt worden, die zum Teil zu widersprechenden Ergebnissen geführt haben. Man kann aus diesen Experimenten schließen, daß kleine Dosen diuresehemmend wirken, große dagegen eine Harnflut hervorrufen (v. KONSCHEGG und SCHUSTER[15], E. FREY[16]). Auf diese Formel lassen sich alle Beobachtungen bringen (FROMHERZ[17], MOLITOR und PICK[18]). — Narkotica setzen die Wirkung des Hypophysenhinterlappenextraktes herab[18]; der Angriffspunkt für diese Wirkungshemmung ist nach JANSSEN[19] in der Niere selbst gelegen, da lokale Einspritzung von Urethan in die Nierenarterie die Diuresehemmung durch das Hormon aufhebt. Dagegen wird die Hinterlappenantidiurese durch Eingabe von Kochsalz, von Harnstoff und Zucker durchbrochen (MOLITOR und PICK[18], J. FREY [Kap. X]). Diese diuresehemmende Eigenschaft des Hinterlappenextraktes tritt nach Wassergaben auf und ebensowohl auch an der isolierten Niere, die sich bei Fehlen des Hormons in der Durchströmungsflüssigkeit im Zustand der hypophysären Polyurie befindet. Diese Hemmung zeigt sich nur bei der Wasserdiurese, nicht bei den Glomerulusdiuresen, welche sie durchbrechen. Desgleichen beobachtet man diese Umstellung auf Konzentrierung an der isolierten Niere, wie sie STARLING und EICHHOLTZ[20], BRULL und EICHHOLTZ[21], EICHHOLTZ und STARLING[22] und FEE und HEMINGWAY[23], letztere bei fallendem Sauerstoffverbrauch, beschrieben.

Als Angriffspunkt des Hypophysenhinterlappenhormons hatten E. MEYER[24] und MEYER-BISCH[25] das Gewebe bezeichnet, und BARBOUR[26] fand hierbei eine gewisse Wasseravidität desselben. Im Gegensatz hierzu konnten VERNEY[27] und JANSSEN[28] jedoch beweisen, daß das HHH direkt an der Niere angreift, ebenso auch MIURA[29] und FROMHERZ[17]. VERNEY[27] zeigte in glänzender Weise am Herz-Lungen-Nieren-Präparat, bei dem das Körpergewebe — die Vorniere — fehlte, daß HHH in kleinsten Dosen und Einschalten des Kopfes die im Präparat herrschende Polyurie vom Typ der Wasserdiurese unter Anstieg der NaCl- und N-Konzentration zum Schwinden bringt, wie Einschalten eines hypophysenlosen Kopfes die Polyurie unbeeinflußt läßt. Dabei soll sich die Diuresehemmung durch Hypophysenextrakt als gänzlich unabhängig vom Nervensystem erwiesen haben. VERNEY[30] sah auch nach Durchschneidung der linken Splanchnici und aller sichtbaren Nervenäste 10 Tage vor dem Versuch (und Einpflanzen der Ureteren an die Oberfläche) die Beeinflussung beider Nieren völlig übereinstimmend verlaufen. Auch akute Durchtrennung machte nichts aus. Dabei wurde sehr schonend vorgegangen: ein dünner Gummischlauch mit einer Fadenschlinge wurde durch Uterus und Tube einseitig bis zum Splanchnicus geführt, die Ureteren an die Oberfläche verlagert und dann nach einigen Tagen nach Novocaininjektion in den Schlauch der Faden angezogen und so die Splanchnici ausgeschaltet. Auch in diesen Versuchen war die Ausscheidung beider Nieren nach Hypophysenhinterlappenextrakt identisch. „Solche Versuche haben gezeigt, daß beim Normaltier die einseitige Durchschneidung der Splanchnici nicht nur die sofortige Reaktion der Niere auf eingeflößtes Wasser unbeeinflußt läßt, sondern auch nicht jene Vermehrung der Harnausscheidung in der Ruhe hervorbringt, welche beim narkotisierten Tier als charakteristische Folge dieser Operation erkannt worden war. Man kann deshalb wohl mit Sicherheit schließen, daß weder die Reaktion der Niere nach Wasseraufnahme in Abhängigkeit von den Nierennerven vor sich geht, noch bei der ‚Ruheausscheidung' der Niere diese irgendwelche die Wasserausscheidung hemmende Impulse fortleiten." Der Gegensatz zwischen diesen Versuchen — einmal fehlender Einfluß der Nervendurchtrennung VERNEYs und zum zweiten diuretische Wirkung der Durchtrennung, die andere Autoren sahen — kann nicht auf die Narkose allein zurückgeführt werden. Denn ELLINGER[31] schreibt in seinem Handbuchartikel (S. 353): „Die Veränderung der Nierenfunktion nach Durchschneidung erhält sich über Monate hinaus unverändert", nämlich die Zunahme der Harnmenge der Niere mit durchtrennten Splanchnici. Diese Diurese verläuft nach dem Typ der Salzdiurese, d. h. der Glomerulusdiurese (E. FREY[32]), und beruht auf der Gefäßlähmung nach Durchtrennung der sympathischen Nerven. Es käme nur in Betracht, daran zu denken, daß VERNEY[30] immer die Wasserdiurese beobachtete, bei welcher die Glomerulusgefäße möglicherweise nicht die ausschlaggebende Rolle spielen, die anderen Autoren dagegen die normale oder andere Formen der Harnabsonderung. Oder es liegt der Unterschied an den verschiedenen Versuchstieren; vielleicht gewinnen die Gefäße beim Hund, an dem VERNEY arbeitete, nach Nervendurchschneidung ihre Automatie schneller wieder als beim Kaninchen, das die meisten anderen Autoren untersuchten. Sehr interessant sind in dieser Beziehung (auch für spätere Erörterungen) die Versuche MARSHALLS[33], der fand, daß auf Hypophysin in der Tierreihe nur dann eine Antidiurese auftrat, wenn eine HENLEsche Schleife in der Niere ausgebildet ist; Frösche und Fische z. B. reagieren nicht auf das Hormon, Alligatoren und Vögel dagegen antworten wie die Säugetiere mit einer Oligurie.

Immerhin ist eine Reihe von Experimenten gemacht worden, die auch die Deutung zulassen, daß das HHH nicht ausschließlich in der Hypophyse, sondern auch in den diencephalen Zentren gebildet wird, wie insbesondere Hypophysektomien zeigten (TRENDELENBURG[34], SATO[35]); erst nach Zerstörung des Tuber cinereum entsteht der maximale, nicht mehr reparable Diabetes insipidus. Auch ist der Einfluß des Großhirns auf die Absonderung des HHH unverkennbar (MARX[36], HOFF und WERMER[37], LABBÉ, VIOLE et AZARD[38]). Mit den diesbezüglichen Experimenten setzten sich vor allem RAAB[31], JORES[40], VEIL und STURM[41] auseinander, und es muß JORES zugestimmt werden, wenn er auf den Vergleich mit dem diabetischen Syndrom hinweist, bei dem die primäre Inselzellstörung nur *eine* Ursache für diesen Krankheitskreis darstellt, wie es für die unzureichende HHH-Absonderung bei Polyurien der Fall sein mag. Es muß betont werden, daß das Experimentieren mit Verletzungen bestimmter Hirnbereiche (Piqûre, z. B. „Salzstich" von JUNGMANN und E. MEYER[42]) keineswegs bindende Schlüsse auf die Pathogenese von Erkrankungen zuläßt, die mit Harnmengenveränderungen einhergehen. Das wird besonders deutlich aus den Auseinandersetzungen von VEIL und STURM[41] über verschiedene Formen der Polyurie (von ihnen als Diabetes insipidus bezeichnet), die allerdings meist mit starker Abnahme der Molenkonzentration (also Wasserdiurese nach unserer Definition) einhergehen, dann aber auch eine „dauernde Kochsalzflut im Urin" (VEIL und STURM) aufweisen können; hier liegt offensichtlich eine Glomerulusdiurese nach unserer Definition vor. Es ist deshalb nicht zweckmäßig, jede Polyurie als Diabetes insipidus zu bezeichnen, sondern diesen Namen (oder besser hypophysär-diencephale Polyurie nach J. FREY) für diejenige Form der Polyurie zu reservieren, die in einer Wasserdiurese (nach E. FREY[43]) und damit in Zusammenhang mit dem Hypophyse- Zwischenhirnsystem besteht.

Man könnte aus dieser genauen Trennung der Polyurieformen nach ihrer Art auch Anhaltspunkte für die Wirksamkeit von Hypophysenpräparaten gewinnen; handelt es sich um eine hypophysär-diencephale Polyurie (Diabetes insipidus), so ist Normalisierung der Harnmenge und Zunahme der Harnkonzentration durch Hormonmedikation möglich. Anders bei einer Polyurie auf der Basis der Glomerulusdiurese, wie sie im Experiment als Piqûre-Polyurie von JUNGMANN und MEYER[42] entsteht; daß hierbei eine Hypophysenhormonbehandlung unwirksam bleiben wird, wird aus den Experimenten mit gleichzeitiger Wasser- und Salzdiurese nach E. FREY[44] und J. FREY (Kap. X) verständlich. Auch fanden C. und M. OEHME[45] beim Kaninchen die gleiche Wirksamkeit von Theozin- oder NaCl-Injektion (10 cm^3 5%iges NaCl) mit und ohne Pituitringabe. Es „wirken Kochsalzzulagen... der Hemmung" durch Pituitrin „entgegen. Gibt man 1—3 g NaCl per os und zugleich Pituitrin i.v., so wird, je nach der Größe der gewählten Reize, die Hemmung in wechselndem Grade abgeschwächt... und der gleiche Antagonismus besteht zwischen Theozin und Pituitrin". Aus diesen geschilderten Versuchen (OEHME[45], E. FREY[44], J. FREY) läßt sich vielleicht folgern, daß die Glomerulusdiurese abläuft, gleichgültig ob viel oder wenig HHH im Blut kreist. Die Funktion der Filtration durch die Glomeruli ist unabhängig von der Größe der Wasserbearbeitung durch die Niere und setzt sich gegen letztere durch; die eingangs geschilderten Krankheitsbeispiele konnten dies ebenfalls darlegen. — Bei einer Störung der Wasserbearbeitung durch die Niere (Oligurie, Polyurie) liegt die Ursache hypophysär-diencephal, bei einer Harnflut in Form der Glomerulusdiurese ist aus den angeführten experimentellen Ergebnissen ein vom Vasomotorenzentrum oder von einem entsprechenden übergeordneten „Funktionskreis" (MARX[36]) des Hypothalamus („Funktionsziel" nach W. R. HESS) ausgehender Reiz mit starker Gefäßerweiterung der Glomeruli zu folgern. Außerdem ist die aus den Piqûre-Versuchen bedingte Anschauung im Sinne einer zentralen Repräsentation von Organen (Diuresezentrum, Salzzentrum für die Niere) so unsicher, daß es richtiger erscheint, diese zu verlassen und die Trennung der Polyurieformen nach ihrem Typ (Wasser-, Glomerulusdiurese), nicht nach ihrem mutmaßlichen Zentrum vorzunehmen. Jedenfalls kann für die physiologische Diureseform (Wasserdiurese) nach MARX[46] „wahrscheinlich gemacht werden, daß die Bedeutung der vielfältigen, nach dem Trinken zu beobachtenden Abläufe darin besteht, daß sie den adäquaten Reiz für das regulierende System abgeben, das die Diurese dann vorwiegend durch die Modifikation der Antidiurese steuert (VERNEY-MARX)". Und die Wasserdiurese-Antidiurese wird — wie wir auch nach dem folgenden sagen können — durch das HHH bewirkt (E. und J. FREY).

Es war MARX[36] gelungen, mit Blut nüchterner Hunde im Gegensatz zu solchen, bei denen Blut auf der Höhe einer Wasserdiurese entnommen war, an anderen Hunden einen antidiuretischen Effekt zu erzielen. Diese antidiuretische Substanz verhält sich wie HHH und es wurde auf eine Identität beider Stoffe geschlossen. MARX (2)[35] faßt die Ergebnisse von sich und anderen Autoren dahingehend zusammen, daß er sagt: „Die Niere steht unter der Einwirkung eines antidiuretisch wirkenden, im Blut kreisenden Hormons. Kommt es durch Senkung des Hormonspiegels zu einer Verminderung des physiologischen Antidiuresereizes, so entsteht Diurese. An der Regulation der Antidiurese ist in erster Linie das Hypophyse-Zwischenhirnsystem beteiligt" (S. 255) und VERNEY[28] (S. 24) formuliert die gleiche Ansicht dahingehend, „daß die Wassersekretion durch die Niere normalerweise durch ein Hypophysenhormon in Schranken gehalten wird, indem das Inkret das Wasser sozusagen in einem höheren Potentialgefälle hält, dabei durch Absinken seiner Konzentration und später Wiederanreicherung im strömenden Blut einer vermehrten Wasserabgabe Anstoß erteilt, diese durchführt und dann wieder unterbricht". Wir möchten jedoch nicht so weit gehen wie es MARX (2)[36] tut, wenn er vom HHH als vom „Hormon der Nierenfunktion" spricht, denn diese Begriffsbestimmung ist nach dem, was über die Nierenfunktion ausgesagt wurde, viel zu weit gefaßt; die verschiedenen Funktionen der Niere werden selbstverständlich nicht alle gemeinsam von diesem Hormon gesteuert. Sprechen wir besser vom HHH als vom „Hormon der Wasserausscheidung und -einsparung" (J. FREY).

Die Mengen von HHH, die im Blut vorhanden sind, können aus den Dosen, die eine Antidiurese bewirken, vermutet werden. So bedingt nach JANSSEN[19] eine subcutane Injektion von 7,5 γ Voegtlin-Pulver/kg Kaninchen einen Aufschub der H_2O-Diurese, nach BENZ, MARX und SCHNEIDER[47] sind es 2,5 γ, nach THEOBALD[48] 5—0,25 γ, nach HART und VERNEY[50] ist dazu eine Konzentration trockenen Hinterlappenpulvers 1:2,5 10^{-9} notwendig. Es ist also eine höchste Empfindlichkeit der Niere auf kleinste Hormonmengen festzustellen. Wie kompliziert jedoch die Verhältnisse auch hier liegen, nämlich bezüglich der wirksamen Dosen zur experimentellen Diuresehemmung, mag am deutlichsten aus den Worten VERNEYS[50] selbst hervorgehen. „In 8 Versuchen dieser Art wurde das Mittel der infundierten Mengen, die notwendig waren, um die Polyurie zu hemmen, zu 10 γ des internationalen Pulvers pro Kilogramm Körpergewicht pro Stunde bestimmt. Die Hemmung der Polyurie einer isolierten, von einem Herz-Lungen-Präparat durchströmten Niere wird ebenfalls durch etwa die gleiche Menge Hinterlappensubstanz erreicht. Diese Zahlen übertreffen weit (etwa 100mal) diejenigen, die beim Normalhund wirksam sind, eine Tatsache, die meiner Ansicht nach auch die Deutung unstatthaft macht, die MARX" (Klin. Wschr. 1930 II, 2384) „dem antidiuretischen Effekt von Blut eines durstenden Hundes verglichen mit Blut eines in der Wasserdiurese befindlichen Tieres am Herz-Lungen-Nieren-Präparat gibt. Auch bei der Diurese, welche nach der Wasserverabfolgung bei dezerebriertem Tier auftritt, geht die Gefährlichkeit, die Ursache für manche Phänomene bei solch einem Präparat mit derjenigen ähnlicher Erscheinungen beim Normaltier zu identifizieren, aus der Tatsache deutlich hervor, daß in vielen solchen Präparaten, wie BAYLISS und FEE" (J. Physiol. 69, 135 (1930)) „gezeigt haben, die Diurese gehemmt war, bis die Nierennerven durchtrennt waren. Aus diesen Versuchen wird ganz klar, daß die Nierenvorgänge, die an der Wasserausscheidung beteiligt sind, noch durch andere Faktoren als durch Hinterlappenextrakt hemmbar sind"... „Beim Diabetes insipidus zunächst scheint nur die ungeheure Wirksamkeit von Hinterlappensubstanz unverträglich zu sein mit der Vorstellung, daß Unterschiede, welche — mit Hilfe augenblicklich verfügbarer Methoden — zwischen der anti-diuretischen Wirksamkeit von Blutextrakten bei dieser Krankheit einerseits und beim normalen Menschen andererseits gefunden werden, bedingt sind durch Veränderungen des Spiegels dieser Substanz. Daß die antidiuretische Wirksamkeit, welche BENTZ, MARX und SCHNEIDER" (siehe S. 59) „bei Blutextrakten des normalen erwachsenen Menschen gefunden haben, auf Hinterlappensubstanz zurückzuführen ist, ist, wie die Autoren selber finden, tatsächlich schwer vorstellbar, da das gesamte Blutvolumen eine antidiuretische Wirksamkeit entfaltet, die ungefähr dem Tausendfachen der Menge entspricht, die eine deutliche Hemmung der Wasserdiurese hervorruft. Wenn es bewiesen werden kann, daß erstens diese hohe antidiuretische Wirksamkeit wirklich von der Hypophyse stammt, daß sie zweitens in einem Grade schwankt, der mit dieser Methode nachgewiesen werden kann, und daß drittens die Versuchsperson, von der das Blut genommen wird, in normaler Weise auf das eingenommene Wasser reagiert, dann fällt die Hypophysentheorie zusammen. Denselben Schluß würde man ziehen, wenn man fände, daß ähnlich hohe und schwankende Werte bei Diabetes insipidus gefunden werden, falls die Polyurie selbst denselben Grad von Empfindlichkeit hat, wie die des normalen Menschen nach der Einnahme von Wasser."

Man könnte auch daran denken, daß zur Feststellung der antidiuretisch wirksamen Dosen das Herz-Lungen-Nierenpräparat nicht völlig geeignet ist, da wegen des höheren Kochsalzgehaltes (und manchmal auch der künstlichen Harnstoffgaben) oder des geänderten Zuckergehaltes im Blut ein eigentümlicher Zustand des Präparates zustande kommt, bei dem durch Fehlen der Hinterlappensubstanz einmal eine Wasserdiurese besteht, auf der anderen Seite aber durch NaCl, Harnstoff und Zucker als Zugabe zum Blut des Präparates eine Glomerulusdiurese sich ausbildet, also zwei voneinander sich recht stark unterscheidende Diureseformen der Niere vorliegen, deren Mechanismus keinesfalls miteinander identisch ist. VERNEY[30] hat vielleicht doch Unrecht, da sich das Herz-Lungen-Nierenpräparat erstens in einer Dauerwasserdiurese, dann aber sicherlich auch in einer Salzdiurese (Ausspülen des Gefäßsystems eines zweiten Hundes mit Kochsalzlösung zur ausreichenden Blutgewinnung!) und drittens in einer Entnervungsdiurese, also in einer jeweils keinesfalls genau definierten und auch in ihren Anteilen sehr wechselnden Mischdiurese befindet. Da bei diesem Präparat wohl sicherlich eine Glomerulusdiurese vorliegt, so müßten größere Mengen von HHH notwendig sein, um die Harnmenge zu verkleinern, da die Salzdiurese die Hypophysenhemmung durchbricht (z. B. J. FREY, S. 3, außerdem Kap. X). Es könnte also die wechselnde Ausgangslage des Präparates die Widersprüche erklären; und da diese Experimente keine gesicherte Grundlage besitzen, ist man nicht berechtigt, deshalb die Auslegung von MARX a priori zu verwerfen.

Eine Folge der Exstirpation der Hypophyse ist die Polyurie. VERNEY[30] hat gegen diese Befunde Bedenken; er selbst sah nach 33 Hypophysektomien beim Hund 18mal eine Polyurie. Dabei könnten kleine Mengen des Hypophysenstoffes in den Kreislauf kommen und so die Polyurie ausbleiben. Denn die wirksamen Mengen sind ja sehr klein, wie wir sahen. „Das Erstaunliche ist daher nicht, daß manchmal eine Polyurie ausbleibt, sondern eher, daß sie überhaupt auftritt." Wir wissen jedoch, daß die hypothalamischen Hirnanteile für die exstirpierte Hypophyse bezüglich des Hinterlappenanteils eintreten können (TRENDELENBURG[34], SATO[35]) bzw. funktionell noch ausreichen.

Trotz der ausführlich gebrachten scheinbaren Unstimmigkeiten können wir sagen, daß die Wasserbearbeitung durch die Niere im Sinne einer Verdünnung und Eindickung (Polyurie, Oligurie) durch das an der Niere direkt angreifende Hypophysenhinterlappenhormon geleistet wird, wobei andere Funktionskreise des Hypothalamus ebenso eingreifen können wie das Großhirn. Bislang haben wir keinen zwingenden Grund, von der Ansicht abzugehen, daß es die Konzentration des HHH im Blut ist, die die Niere zur wasserausscheidenden oder wassereinsparenden Funktion veranlaßt. Seit Entdeckung des Einflusses des Hinterlappenstoffes auf die Harnabsonderung liegt es also nahe, dieser Wirkung nicht nur die Funktion einer Notstandssekretion zuzuerkennen, sondern auch anzunehmen, daß überhaupt die Regulation des Wasserbestandes des Körpers vornehmlich dem Einfluß des Hinterlappenhormons unterliegt (MARX[36]). Dieser Schluß wird gestützt durch das Verhalten der isolierten Niere, die einen stark verdünnten Harn abscheidet; es muß somit im Körper ein hemmender Einfluß dauernd wirksam sein, der die Exkretion eines konzentrierten Produkts herbeiführt. So stellt sich die Regulation der Harnmenge als das Wirken eines antidiuretischen Hormons dar, dessen Blutkonzentration von der Blutbeschaffenheit abhängt und die auch nervösen Impulsen unterliegt. Aber dieser Einfluß wird der Niere nicht durch die Nierennerven zugeleitet, sondern durch Ausschüttung einer chemischen Substanz, welche die Niere auf dem Blutwege erreicht.

Neuerdings ist VERNEY[49] in sehr interessanten Versuchen der Frage nachgegangen, was den Reiz zur Absonderung des HHH darstellt. Er fand, daß Injektion kleiner Mengen hypertonischer Lösungen von Kochsalz, Glaubersalz (oder Zucker) in die Carotis von (offenbar gewässerten) Hunden zu Diuresehemmung führt; eine Wirkung, die nach Exstirpation der Hypophyse oder Unterbindung der Carotis interna ausblieb; er schließt daraus auf „Osmoregulatoren" im Gebiet der Art. carotis interna (Nucleus supraopticus) und stellte die Menge von HHH fest, welche der Einspritzung der osmotisch wirksamen Stoffe in der Diuresehemmung entsprechen. Auf Harnstoff trat dabei keine Reaktion ein, auf Traubenzucker eine geringe, auf Rohrzucker und die Salze war sie stark. Es beeinflußte also ein Reiz der Osmoreceptoren die Absonderungsgröße des antidiuretischen Hormons. Die in den Experimenten des Verfassers angewandten kleinen Mengen von Salz führen beim Hund noch nicht zu einer Harnvermehrung im Sinne einer Glomerulusdiurese. VERNEY[41] stellte übrigens hierbei fest, daß die dauernd von der Posthypophyse abgesonderte Menge Hormons beim nichtgewässerten Hund der Wirkung von $0,5 \cdot 10^{-9}$ g Standardpulver pro Sekunde entspricht.

Eine Antidiurese läßt sich auch durch Pyramidon, Antipyrin, Phenacetin, Acetanilid und vor allem durch Chinin bewirken, wie AVERBRUCK[50] an der Wasserdiurese des Kaninchens und SCHERF[51] für Pyramidon an der Wasserbilanz des Menschen feststellten. Novalgin und Melubrin wirken ebenfalls oligurisch (POPPER[52]).

Daß es noch Veränderungen der Harnabsonderung schlechthin gibt, zeigen klinische Beispiele wie Experimente. Mechanische Verlegungen der abführenden Harnwege in- und außerhalb der Niere, entzündliche, toxische, degenerative und reflektorische Einflüsse können die Harnmenge bis zur Anurie versiegen lassen (siehe z. B. GEISTHÖVEL[53]). Daß die Durchblutung der Niere dabei eine große Rolle spielt, ist aus embolischen und thrombotischen Prozessen großer Nierengefäße bekannt; es läßt sich aber auch experimentell das Sistieren der Harnabsonderung bei Drosselung der Durchblutung leicht zeigen (z. B. STIERLEN[54]), ebenso führt eine Durchblutungsminderung infolge Gabe von Adrenalin und Beatmung mit CO_2 zur Antidiurese (SPRINGORUM und CENTENERA[55]). Aber auch ohne Durchblutungsänderungen kann eine Anurie durch mechanische Reizung der Ureteren oder des Blasenhalses eintreten (SPRINGORUM[56]). Weiter fanden AVERBECK, MEITNER und M. SCHNEIDER[57] bei Reizung der Nerven am Nierenhilus eine voneinander unabhängige Beeinflussung von Durchblutung und Harnausscheidung: bei gleichbleibender Durchblutung konnte der Harn bis zur Anurie versiegen und trotz starker Durchblutungsverminderung konnte die Harnabscheidung gleichbleiben; die Verff. vermuten zwei getrennt zu beeinflussende sympathische Fasersysteme, „von denen das eine auf die Durchblutung über die Gefäßmuskulatur, das andere auf die Harnausscheidung über die glatte Muskulatur der Nierenkelche wirkt". Daß auch eine venöse Stauung zu Verminderung oder sogar zum Versiegen der Harnabsonderung führt (z. B. HEIDENHAIN[58]), ist immer wieder als Gegenargument einer Glomerulusfiltration angeführt worden. Die Auseinandersetzungen über den filtrierenden Blutdruck und die die Nieren passierenden Blutmengen lassen unschwer erkennen, daß solche Begründungen nicht für eine Ablehnung der Filtrationsvorgänge herangezogen werden können.

Literatur.

[1] MARX: Verh. dtsch. Pharmakol. Ges. 1935; Arch. exper. Path. u. Pharmakol. **181**, 126 (1936). — [2] VEIL: Dtsch. Arch. klin. Med. **139**, 192 (1922). — [3] GRASSHEIM: Z. klin. Med. **110**, 469 (1929). — [4] KYLIN: Die Klinik der hypophysären Erkrankungen, S. 99. Leipzig: Barth 1943. — [5] CURSCHMANN: Med. Welt 1936, Nr. 16 (1); Klin. Wschr. **1939 II**, 1464 (2). — [6] SCHACHTER: Schweiz. med. Wschr. **1945**, 17. — [7] BÖTTGER: Klin. Wschr. **1936 I**, 73. — [8] v. HANN: Frankf. Z. Path. **21**, 337 (1918). — [9] FODOR u. JANKOWICH: zit. nach CURSCHMANN (1) [5]. — [10] FALTA: zit. nach KYLIN[4], S. 101. — [11] RIWOLDT: Z. klin. Med. **137**, 612 (1940). — [12] GAGEL: Klin. Wschr. **1947**, 289. — [13] RICHTER: Amer. J. Physiol. **110**, 439 (1934). — [14] v. DEN VELDEN: Berl. klin. Wschr. **1913**, 1969, 2083. — [15] v. KONSCHEGG u. SCHUSTER: Dtsch. med. Wschr. **1915**, 1091. — [16] FREY, E.: Arch. exper. Path. u. Pharmakol. **187**, 221 (1937). — [17] FROMHERZ: Arch. exper. Path. u. Pharmakol. **100**, 1 (1925). — [18] MOLITOR u. PICK: Arch. exper. Path. u. Pharmakol. **101**, 169 (1924); **107**, 180 (1925); **107**, 185 (1925); **112**, 113 (1926). — [19] JANSSEN: Arch. exper. Path. u. Pharmakol. **135**, 1 (1928). — [20] STARLING u. EICHHOLTZ: Proc. roy. Soc. Lond. **98**, 93 (1925). — [21] BRULL u. EICHHOLTZ: Proc. roy. Soc. Lond. **99**, 70 (1925). — [22] EICHHOLTZ u. STARLING: Proc. roy. Soc. Lond. **98**, 93 (1925). — [23] FEE u. HEMINGWAY: J. Physiol. **65**, 100 (1928). — [24] MEYER: Handb. inn. Med. IV/1, S. 1014. Berlin: Springer 1926. — [25] MEYER-BISCH: Erg. inn. Med. **32**, 271 (1927). — [26] BARBOUR: zit. nach MARX, Wasserhaushalt des gesunden und kranken Menschen, S. 192. Berlin: Springer 1935. — [27] VERNEY: Proc. roy. Soc. B **99**, 487 (1926). — LANCET **1929 I**, 546. — [28] JANSSEN: Arch. exper. Path. u. Pharmakol. **135**, 1 (1928). — [29] MIURA: Arch. exper. Path. u. Pharmakol. **107**, 1 (1925). — [30] VERNEY: Arch. exper. Path. u. Pharmakol. **181**, 24 (1936). — [31] ELLINGER: Hdb. norm. u. path. Physiol. IV, S. 253. Berlin: Springer 1929. — [32] FREY, E.: Pflügers Arch. **120**, 154 (1907). — [33] MARSHALL: J. Pharmacol. **49**, 237 (1933). — [34] TRENDELENBURG: Klin. Wschr. **1928 II**, 1679. — [35] SATO: Arch. exper. Path. u. Pharmakol. **131**, 45 (1928). — [36] MARX: Klin. Wschr. **1930 II**, 2384 (1); Der Wasserhaushalt des gesunden u. kranken Menschen. Berlin: Springer 1935. — [37] HOFF u. WERMER: Arch. exper. Path. u. Pharmakol. **119**, 153 (1926). — [38] LABBÉ, VIOLE ET AZARD: Presse méd. **1926 I**, 529. — [39] RAAB: Erg. inn. Med. **51**, 125 (1936). — [40] JORES: Die Krankheiten des Hypophysenzwischenhirnsystems in BUMCKE-FOERSTER, Hdb. d. Neurol. **15**, S. 291. Berlin: Springer 1937. — [41] VEIL u. STURM: Die Pathologie des Stammhirns. S. 58, 2. Aufl. Jena: Fischer 1946. — [42] JUNGMANN u. MEYER: Verh. dtsch. Ges. inn. Med. **30**, 211 (1913). — [43] FREY, E.: Pflügers Arch. **112**, 71 (1906). — [44] FREY, E.: Pflügers Arch. **120**, 117 (1907). — [45] OEHME, C. u. M.: Dtsch. Arch. klin. Med. **127**, 261 (1918). — [46] MARX: in BECHER, Nierenkrankheiten I, S. 552. Jena: Fischer 1944. — [47] BENTZ, MARX u. SCHNEIDER: Arch. exper. Path. u. Pharmakol. **175**, 165 (1934). — [48] THEOBALD: J. Physiol. **81**, 243 (1934). — [49] VERNEY: Arch. exper. Path. u. Pharmakol. **205**, 387 (1948); Lancet **1946 II**, 739, 781. — [50] AVERBRUCK: Arch. exper. Path. u. Pharmakol. **157**, 330 (1930). — [51] SCHERF: Klin. Wschr. **1931 I**, 1110. — [52] POPPER: Klin. Wschr. **1937 II**, 1454. — [53] GEISTHÖVEL: Die postoperative Anurie. Hildesheim: Lax 1947. — [54] STIERLEN: Pflügers Arch. **238**, 727 (1937). — [55] SPRINGORUM u CENTENERA: Pflügers Arch. **239**, 440 (1937). — [56] SPRINGORUM: Z. urol. Chir. **44**, 279 (1931). — [57] AVERBECK, MEITNER u. SCHNEIDER: Z. exper. Med. **111**, 436 (1943). — [58] HEIDENHAIN: Hermanns Hdb. d. Physiol. **5**, 310. Leipzig 1883.

VII. Bedeutung der Nervenversorgung der Niere.

Die Tätigkeit der Drüsen ist im allgemeinen vom Nervensystem abhängig, das sie erst dann in Funktion setzt, wenn ein Bedarf an Sekret vorliegt; nur die Leber sondert — zwar in wechselnder Stärke — ihre Galle dauernd ab, die aber dann wieder für den Bedarf in der Gallenblase gespeichert wird. Man hat nun vielfach die Niere ebenfalls als Drüse aufgefaßt, obwohl bei ihr der Drüsencharakter ganz in den Hintergrund zu treten scheint. Hier wird vielmehr die Anschauung vertreten, daß in der Niere hauptsächlich ein besonderes System von kleinen Gefäßen wirksam ist (E. FREY[1]). Man hat immer wieder versucht, einen Nerveneinfluß auf die Absonderung der einzelnen Stoffe nachzuweisen, obwohl durch eine Annahme solcher Nerven, welche die Abscheidung von Harnstoff, von Kreatinin und Harnsäure oder auch von Kochsalz und Sulfat veranlassen, sofort die Frage nach der empfindlichen Aufnahmestelle für diese chemischen Reize und nach einem Reflexzentrum auftreten muß. So glaubt BÜCHNER[2] die von ALTMANN im Endgebiet des Nephrons nachgewiesenen „hellen Zellen" als Chemoreceptoren ansprechen zu sollen, deren Aufgabe darin bestände, „daß der Harn im Endgebiet des Nephrons vor seiner Ausscheidung noch einmal abgeschmeckt wird und je nach seiner Zusammensetzung nervöse Erregungen auslöst, und das wäre für die Nierenarbeit und für den Organismus zweifellos sehr sinnvoll". Im allgemeinen sind allerdings solche Receptorenstellen auf die Konstanterhaltung eines Niveaus (z. B. presso- und chemosensible Zonen des Carotissinus) eingestellt, nicht auf wechselnde Konzentrationen, wie sie der gesunde Harn bietet.

Die Auffassung, daß die Harnabsonderung in erster Linie an einen Arbeitsprozeß geknüpft ist, der durch eine besondere Architektur der Gefäße bewerkstelligt wird, schließt natürlich die Nerveneinflüsse nicht aus, denen das Gefäßsystem der Niere unterliegt, und wir sehen in der Tat den nervösen Effekt sich hauptsächlich auf das Gefäßsystem der Niere erstrecken, wobei diese noch eine große Selbständigkeit zeigt, denn sie wird nach REIN und Mitarbeiter[3] nicht zur Regulation des Blutdrucks herangezogen wie andere Gefäßprovinzen, worauf bereits näher eingegangen wurde (Kap. III, 1.) Ihre Durchblutung ist relativ unabhängig vom Blutdruck, und ferner reagieren ihre Gefäße auf verschiedene Stoffe stärker als andere, wie noch im Kap. X gezeigt werden wird, z. B. gegenüber Coffein oder Hypophysensubstanz, und weisen eine Reaktion auf, die anderen Gefäßen nicht oder nur angedeutet zukommt, wie die auf Digitalisstoffe oder Salze. Und so bestehen die Nerveneinflüsse in der Niere wohl alle in vasomotorischen Reaktionen, welche ihrerseits die Abscheidung ändern.

Außerordentlich zahlreich sind die experimentellen Untersuchungen über den Einfluß der Reizung oder der Durchschneidung der Nierennerven. Beide Verfahren rufen Bedenken hervor. Ferner bringt Reizung durch Einstich in die Gehirnsubstanz Schwierigkeiten der Lokalisation mit sich und kann gleichzeitig eine Tätigkeitshemmung darstellen. Der Vergleich des Harns der Niere mit durchtrennten Nerven mit dem der anderen normalen hat im akuten Versuch die Störungen des Ureterkatheterismus und des großen Eingriffs mit Laparotomie, wobei die Untersucher häufig gezwungen waren, die Harnabsonderung durch vorherige Wassergaben oder Kochsalzinfusionen anzuregen, um eine Gerinnselbildung zu verhüten oder um überhaupt genügend Harn zur Analyse zu gewinnen, wodurch natürlich die Verhältnisse kompliziert werden, und endlich sind alle diese Eingriffe mit Schwankungen des Blutdrucks verknüpft, mit einer Adrenalinausschüttung und vielem anderen mehr. Die einwandfreiesten Resultate erhält man zweifellos mit der Nervendurchschneidung im chronischen Versuch und mit der Transplantation der Niere.

Seit CLAUDE BERNARD[4] die Piqûre ausführte, hat man versucht, genauere Lokalisationen dieses Stichs vorzunehmen, den Zuckerstich vom Diuresestich zu trennen und die Beeinflussung der Hypophyse zu vermeiden. So haben LESCHKE[5] und VEIL[6] zwischen einer oligochlorurischen Zwischenhirnpolyurie und einer polychlorurischen Medullarpolyurie unterschieden, worauf wir schon hinwiesen; eine Deutung hierfür und Auseinandersetzung der Piqûre-Versuche wurde bereits gegeben (S. 57—58).

Die einseitige *Durchschneidung der Nierennerven*, d. h. die völlige Entnervung des Organs und der Vergleich des Harns dieser Niere mit dem normalen der anderen Seite, hat zu fast übereinstimmenden Resultaten geführt. v. Schröder[7] stellte eine Vermehrung der Harnmenge bis zum 9fachen fest mit einer Verschiebung der Reaktion nach der alkalischen Seite, wie sie bei jeder Diurese stattfindet (Rüdel[8]), allerdings nur bei Glomerulusdiuresen, zu denen die Entnervungsdiurese gehört (E. Frey[9]). Loewi, Fletscher und Henderson[10] sahen dies nicht regelmäßig, manchmal blieb durch Schockwirkung jede Diurese natürlich aus. Letzteres vermieden Rohde und Ellinger[11] dadurch, daß sie die Durchtrennung Tage und Monate vorher vornahmen; sie konnten auf diese Weise einwandfrei feststellen, daß die Niere mit durchtrennten Nerven mehr Harn absondert, welcher verdünnter und alkalischer ist als der der anderen Seite. Mauerhofer[12] und Yoshimura[13] bestätigten dies. Die gleichen Harnveränderungen, nämlich Zunahme der Menge, Abnahme des spezifischen Gewichts, der Konzentrationen des Harnstoffs, Kreatinins, Phosphats und Sulfats wurden mehrfach beobachtet, so von Marshall und Kolls[14], Hara[15] und Kichikawa[16], auch noch nach Monaten im chronischen Versuch. Im akuten Experiment zeigten Schneider und Wildbolz[17] mittels Durchblutungsmessungen mit der Reinschen Thermostromuhr, daß durch Entnervung eine Durchblutungssteigerung um 65—145% auftrat, eine Dekapsulation eine solche von 20% bedingte. Nur Meyer-Bisch und Mitarbeiter[18] fanden eine geringe Harnverminderung im Gegensatz zu den Ergebnissen der anderen Untersucher.

Versuche mit *Splanchnicusdurchschneidung* verliefen in demselben Sinne, Splanchnicusreize bewirkten das Gegenteil. Schon Bernard[19] sah nach Splanchnicusreizung einen Rückgang, nach Durchtrennung eine Vermehrung der Harnmenge. Das gleiche fanden Eckhard[20] und sein Schüler Knoll[21]: Zunahme der Harnmenge, Herabsetzung des spezifischen Gewichts, Verminderung der Konzentration der Harnfixa, aber deren absolute Vermehrung, besonders des Harnstoffs; Splanchnicusreiz verursachte das Gegenteil. Ebenso fielen die Versuche von Burton-Opitz[22], v. Klecki[23], Grek[24], Jungmann und Meyer[25], Rohde und Ellinger[11] und Marshall und Kolls[14] aus. Ozaki[26] beobachtete nach Splanchnicusdurchtrennung eine Beschleunigung des Blutflusses durch die Niere, nach Splanchnicusreizung eine Durchflußverminderung. Auch Bradford[27] fand im Onkometerversuch eine Volumenabnahme nach Reizung des Splanchnicus, wie auch Beco und Plumier[28] und Dieker und Demoor[22]. Wenn es bei Splanchnicusreizung, die zu einer Vasokonstriktion führt, auch zu einer solchen auf der anderen normalen Seite kommt, so beruht dies nach Tournade und Hermann[30] auf einer Adrenalinausschüttung. Merkwürdigerweise sahen Schmidt und Siwon[31] nach Splanchnicusanästhesie eine Verringerung der Harnmenge auf 30% mit geringer Herabsetzung der Chlorausscheidung und starker Verminderung der Stickstoffelimination. — Nach Splanchnicusdurchschneidung werden die Gefäße empfindlicher gegenüber Adrenalin (die Pupille verhält sich auch so); ihr Schwellenwert ist aber immer noch 100mal höher als der der anderen Seite (Rein und Mitarbeiter[3]).

Ellinger[32], dem wir viele ausführliche Untersuchungen verdanken, machte darauf aufmerksam, daß ein Unterschied zwischen der Nierentätigkeit nach Durchtrennung der Splanchnici und derjenigen einer völligen Entnervung bestehe, und Ellinger und Hirt[33] schreiben den einzelnen Fasern der Nerven folgende Funktionen zu: die Splanchnici minores sollen die Wasser- und Elektrolytausscheidung ohne Beeinflussung der anderen Fixa regeln und die eigentlichen Vasokonstriktoren sein; den unteren Grenzstrangfasern, den Nn. inferiores, wird Regulierung der Wasserstoffionenkonzentration, Hemmung der Ammoniakbildung und der Gesamtsäure- und Phosphatausscheidung zugeschrieben; der Splanchnicus major sei der Antagonist der unteren Grenzstrangfasern, er fördere die Ammoniakbildung und hemme stark die Stickstoffelimination. Dem Schluß, daß durch diese Befunde typisch sekretorische Fasern nachgewiesen seien, die nicht allein über das Gefäßsystem, sondern vielleicht in antagonistischer Weise sich kombinierend wirken, wird man sich jedoch nicht anschließen können.

Die Befunde nach *Vagusreizung* oder *-durchschneidung* sind außerordentlich unsicher ausgefallen, und dies scheint nach HIRT[34] verständlich. Er zeigte, daß der Vagus beim Hund, beim Kaninchen, bei der Katze und beim Menschen nur einen geringen Anteil an der Nervenversorgung der Niere hat, daß seine Fasern über das Ganglion coeliacum zur Niere ziehen und daß die Versorgung nicht einseitig ist, sondern daß der dorsale Vagusast für beide Nieren in Betracht kommt und außerdem zahlreiche Anastomosen bestehen.

Ein Beweis für eine gewisse Autonomie der Niere ist ihre Leistungsfähigkeit nach *Transplantation*. Sie wird von vielen Autoren nur unwillig anerkannt, und es ist zuzugeben, daß sie nur für die groben Bedürfnisse ausreicht. Es ist erstaunlich, wie ein Organ, das im Gegensatz zu vielen Drüsen so von der Blutzufuhr abhängig ist und einen so starken Sauerstoffbedarf hat, überhaupt seine Tätigkeit weiterführt, wenn es dem Organismus entnommen und ihm an anderer Stelle wieder eingefügt wird. CARREL und GURTHRIE[35] beobachteten an einer transplantierten Niere, daß sie 4—5mal so viel Harn lieferte als eine normale, und daß dabei die Konzentration der Harnfixa herabgesetzt war, wie es eben bei einer nervenlosen Niere der Fall zu sein pflegt. Und LOBENHOFFER[36] fand nach Entfernung der anderen Niere, daß die transplantierte völlig funktionstüchtig war und auf Wasser, Kochsalz, Milchzucker und Phlorrhizin wie eine normale Niere reagierte. QUINBY[37] und LURZ[38], die die linke Niere an die Milzgefäße anschlossen, fanden das gleiche, nämlich Vermehrung des Harns und der absoluten Kochsalzmenge, dagegen Herabsetzung seines spezifischen Gewichts, seines Gefrierpunkts und seines Stickstoffgehalts, wie eben bei einer Glomerulusdiurese.

Aus allem geht hervor, daß eine Entnervung der Niere mit dem Wegfall der zentralen Gefäßinnervation verknüpft ist, daß also wie überall im Körper der Tonus der Blutgefäße nach Sympathicusdurchschneidung herabgesetzt ist, und daß daher eine solche Niere mit einer Diurese antwortet, wie sie auch sonst nach Erweiterung der Glomeruli eintritt, z. B. nach den spezifischen Diuretica wie Coffein, Salz, Harnstoff, Zucker oder Quecksilber. Die einzige abweichende Beobachtung ist die von VERNEY[39], der — wie schon im Kap. VI angeführt — nach sehr schonender Durchtrennung der linken Splanchnici im chronischen Versuch keinen Unterschied der Ausscheidung des Harns beider Nieren fand, allerdings bei der vom HHH regulierten Wasserdiurese, die ja nicht auf einer Erweiterung der Glomerulusgefäße beruht, sondern einen andersartigen Vorgang innerhalb der Niere darstellt, wie noch gezeigt werden wird, und daher von der sympathischen Nervenversorgung der Arteriolen unabhängiger erscheint als die Glomerulusdiuresen (E. FREY[40]).

Die Phosphaturie, die Ausscheidung von Krystallen von phosphorsaurer Ammoniak-Magnesia, welche manche Autoren auf eine nervöse Störung einer Partialfunktion der Niere zurückführen wollen, ist wohl zu wenig durchsichtig für einen solchen Schluß; es können ebensogut hormonale Störungen im Stoffwechsel des Organismus vorliegen und die Niere ist an dieser Salzausscheidung lediglich passiv beteiligt.

Eine reflektorische Beeinflussung der Nierentätigkeit im Sinne einer Hemmung ist neben der klinischen Erfahrung auch experimentell belegt. Nach HIRT[41] gehen außer den afferenten Fasern durch die hinteren Wurzeln und außer den efferenten Fasern durch die vorderen Wurzeln wie überall noch die afferenten Bahnen im Spinalganglion auf die efferenten über, so daß der Verf. im Spinalganglion ein erstes vasomotorisches Zentrum für die Niere annimmt. Daß natürlich von überall her sensible Reflexe sich auf den Erregungszustand des Sympathicus erstrecken können, liegt auf der Hand. Es ist vielleicht in diesem Zusammenhang wichtig, daß BAYLISS und FEE[42] am dezerebrierten Hund die Diurese gehemmt sahen, bis die Nierennerven durchtrennt waren. Und schließlich haben die Feststellungen, die bei Untersuchungen über das Quetschungssyndrom (Crush-Syndrom) von TRUETA, BARCLAY, DANIEL, FRANKLIN und PRICHARD[43] gemacht wurden, gezeigt, in welch ausgedehnter Weise Beeinflussungen des allgemeinen und speziellen Nervensystems sich in Gefäßweitenumstellungen der Niere und damit natürlich auch in Änderungen der Harnabsonderung bemerkbar machen können, die bis zur Anurie und Rindennekrose gehen.

Anschließend an diese Darstellungen über die Nervenwirkung muß noch das Pilocarpin und Atropin Erwähnung finden. Nach RENÉ[44] kommt es nach Pilocarpin zu einer Steigerung der Harnmenge, nach LAZZARO und PETINI[45] und MACCALLUM[46] zu einer Abnahme derselben; nach SCHMIEDEBERG[47] und CUSHNY[48] beeinflußt Pilocarpin die Harnabsonderung nicht. Atropininjektionen haben nach MACCALLUM[46] manchmal keinen Einfluß auf die Harnabsonderung, ab und zu setzen sie sie herab. Ebenso sahen THOMPSON[49], WALTI[50] und GINSBERG[51] die Diurese herabgesetzt oder verzögert. Nach KUSCHINSKY und LANGECKER[52] „wirkt Atropin beim Hund unter den Bedingungen der Grunddiurese fördernd auf die Wasser- und Chloridausscheidung"; auch war nach Atropin „die Intensität der Salyrganwirkung in 15 von 16 Versuchen auf die Wasserausscheidung unvermindert oder sogar beträchtlich gesteigert, wenn man von der Kreislaufwirkung des Atropins in der ersten halben Stunde absieht". Nach Wassergaben und Infusionen von dünner Kochsalzlösung (0,6%), die ja sehr wenig diuretisch wirkt, sahen KUSCHINSKY und LANGECKER[53] von Atropin dagegen eine hemmende Wirkung auf die Harnmenge. Durch Atropin wurde ferner die Phenolrotausscheidung (200—400 mg in 10 cm³ Wasser i.v.) und die Kreatininausscheidung gehemmt (KUSCHINSKY und LANGECKER[54]); die letztere Erscheinung führen die Autoren auf beschleunigte Rückresorption zurück, während sie für die Beeinträchtigung der Phenolrotausscheidung eine Sekretionshemmung annehmen. Ebenso hört die vermehrte Wasserausscheidung, die Phenolrot allein ausübt, nach Atropin auf. Es wurden große Atropinmengen gegeben: bei einem Hund von 33 kg 150 mg i.v., eine Gabe, welche den Blutdruck für die Dauer von 20 min herabsetzte. — Nun hatte COW[55] gefunden, daß die Wirkung von Atropin auf die Diurese in der Hauptsache, wenn nicht ausschließlich, auf einer Einwirkung auf die glatte Uretermuskulatur beruht, was er aus Versuchen schloß, in denen der Harn einer Niere die natürlichen Abflußwege über Ureter und Blase benutzte, der Harn der anderen Niere dagegen durch einen Metallkatheter aus dem Nierenbecken abgeleitet wurde. — Danach ist es fraglich, ob Atropin wirklich ein Mittel ist, welches geeignet erscheint, die Tubulusdiuresen von den Glomerulusdiuresen zu unterscheiden, wie es KUSCHINSKY und LANGECKER[54] annahmen.

Nach diesen Erörterungen kann man im allgemeinen sagen: die Niere empfängt die Reize zu ihrer Tätigkeit in der Regel nicht durch das Nervensystem, sondern durch die Blutzusammensetzung, falls nicht ein Überangebot an harnpflichtigen Stoffen besteht. Mit dem Wegfall eines zentral ausgelösten Tonus der Nierengefäße durch Entnervung allerdings wird ein Zustand des Organs hergestellt, der mittels Gefäßdilatation eine Harnvermehrungsart bedingt, die alle Mängel dieser Funktionsweise der Nieren aufweist (siehe Kap. XI). Die Grundlage normaler Nierentätigkeit ist — wie in anderen Körperorganen auch — an eine bestimmte Tonuslage ihrer Gefäße gebunden.

Literatur.

[1] FREY, E.: Klin. Wschr. **1937 I**, 289. — [2] BÜCHNER: Schriften d. Akad. d. Luftfahrtforschg. **8**, 207 (1944). — [3] REIN: Physiologie des Menschen, 4. Aufl. Berlin: Springer 1941. — HARTMANN, ØRSKOV u. REIN: Pflügers Arch. **238**, 239 (1936). — [4] BERNARD, CLAUDE: Leçons de Physiol. **1**, 339 (1835). — [5] LESCHKE: Z. klin. Med. **87**, 201 (1919). — [6] VEIL: Arch. exper. Path. u. Pharmakol. **87**, 189 (1920). — [7] v. SCHRÖDER: Arch. exper. Path. u. Pharmakol. **22**, 39 (1887). — [8] RÜDEL: Arch. exper. Path. u. Pharmakol. **30**, 41 (1892). — [9] FREY, E.: Pflügers Arch. **120**, 154 (1907). — [10] LOEWI, FLETSCHER u. HENDERSON: Arch. exper. Path. u. Pharmakol. **53**, 15 (1905). — [11] ROHDE u. ELLINGER: Zbl. Physiol. **27**, 12 (1913). — [12] MAUERHOFER: Z. Biol. **68**, 31 (1918). — [13] YOSHIMURA, TOHOKU: J. exper. Med. **1**, 113 (1920). — [14] MARSHALL u. KOLLS: Amer. J. Physiol. **49**, 302 (1919). — [15] HARA: Z. Biol. **75**, 179 (1922). — [16] KICHIKAWA: Biochem. Z. **166**, 362 (1925). — [17] SCHNEIDER u. WILDBOLZ: Z. urol. Chir. u. Gyn. **43**, 1 (1937). — [18] MEYER-BISCH u. KOENECKE: Z. exper. Med. **45**, 343, 356 (1925). — [19] BERNARD, CL.: Leçons de Physiol. **2** (1859). — [20] ECKHARD: Eckhards Beitr. Anat. u. Physiol. **4**, 171 (1869). — [21] KNOLL: Eckhards Beitr. Anat. u. Physiol. **6**, 41 (1872). — [22] BURTON-OPITZ u. LUCAS: Pflügers Arch. **125**, 221 (1908). — [23] v. KLECKI: Arch. exper. Path. u. Pharmakol. **39**, 173 (1897). — [24] GREK: Arch. exper. Path. u. Pharmakol. **68**, 305 (1912). — [25] JUNGMANN u. MEYER: Arch. exper. Path. u. Pharmakol. **73**, 49 (1913). — [26] OZAKI: Arch. exper. Path. u. Pharmakol. **123**, 305 (1927). — [27] BRADFORD: J. Physiol. **10**, 358 (1889). — [28] BECO u. PLUMIER: Arch. int. Physiol. **4**, 265 (1906/07). — [29] DIEKER u. DEMOOR: C. r. Soc. Biol. **99**, 345 (1928). — [30] TOURNADE u. HERMANN: C. r. Soc. Biol. **94**, 656 (1926). —

[31] Schmidt u. Siwon: Z. urol. Chir. **23**, 223 (1927). — [32] Ellinger: Arch. exper. Path. u. Pharmakol. **90**, 77 (1921). — [33] Ellinger u. Hirt: Arch. exper. Path. u. Pharmakol. **106**, 135 (1925). — [34] Hirt: Z. Anat. **73**, 621 (1924). — [35] Carrel u. Gurthrie: C. r. Soc. Biol. **57**, 669 (1905). — [33] Lobenhoffer: Mitt. Grenzgeb. Med. u. Chir. **26**, 197 (1922). — [37] Quinby: J. exper. Med. **23**, 535 (1916). — [38] Lurz: Dtsch. Z. Chir. **194**, 25 (1925). — [39] Verney: Arch. exper. Path. u. Pharmakol. **181**, 24 (1936). — [40] Frey, E.: Pflügers Arch. **120**, 137 (1907). — [41] Hirt: Z. Anat. **87**, 275 (1928). — [42] Bayliss u. Fee: J. Physiol. **69**, 135 (1930). — [43] Trueta, Barclay, Daniel, Franklin und Prichard: Studies of the renal circulation. Oxford: Blackwell 1947. — [44] René: Arch. de Physiol. 1894, zit. nach Spiro u. Vogt: Erg. Physiol 1902, 414. — [45] Lazzaro u. Petini: Arch. di Farm. e. Therap. 7 (1899). — [46] MacCallum: Univ. of California Publ. **2**, 12, 105 (1905). — [47] Schmiedeberg: Grundriß d. Arzneimittellehre, Leipzig 1909. — [48] Cushny: Textbook of Pharmacology 1903. — [49] Thompson: J. Physiol. **15**, 433 (1894). — Arch. Physiol. **1894**, 117. — [50] Walti: Arch. exper. Path. u. Pharmakol. **36**, 411 (1895). — [51] Ginsberg: Arch. exper. Path. u. Pharmakol. **69**, 381 (1912). — [52] Kuschinsky u. Langecker: Arch. exper. Path. u. Pharmakol. **204**, 738 (1947). — [53] Kuschinsky u. Langecker: Arch. exper. Path. u. Pharmakol. **204**, 699 (1947). — [54] Kuschinsky u. Langecker: Arch. exper. Path. u. Pharmakol. **204**, 718 (1947). — [55] Cow: Arch. exper. Path. u. Pharmakol. **69**, 393 (1912).

VIII. Sauerstoffverbrauch der Niere.

1. Sauerstoffverbrauch bei normaler Harnabsonderung.

Aus vielen Untersuchungen über den Sauerstoffverbrauch in der Niere geht hervor, daß diese den Gaswechsel des Skeletmuskels um etwa das 7fache übertrifft (Zusammenstellung nach Ellinger[1]).

Wie wir schon im Kap. I/5 erwähnten, ist die hohe Grunddurchblutung des Organpaars bezüglich der Sauerstoffversorgung nicht notwendig, denn das Blut verläßt die Niere in noch sehr wenig venosiertem Zustand, wovon sich jeder Experimentator überzeugen kann. Man sieht geradezu an der Farbe der Nierenvene die kleine arterio-venöse Sauerstoffdifferenz. Spanner[2] zitiert mit Recht die Beobachtungen von Claude Bernard, um das Augenmerk wieder vermehrt auf diesen Umstand zu lenken. „Il y a quelques années (en 1845) en faisant sur des chiens des expériences sur l'élimination de quelques substances par la rein, je fus frappé de voir le sang qui sortait de cette organe par la veine être aussi rouge que celui qui entrait par l'artère. Cette coloration rutilante de la veine rénale était d'autant plus facile à constater, qu'elle tranchait nettement sur la couleur noire de la veine cave inférieure dans laquelle elle s'abouche" (Cl. Bernard).

Nach Rein[3] beträgt der O_2-Verbrauch beim Tier pro g Niere und Minute 0,03—0,1 cm³. Es ist selbstverständlich, daß der O_2-Verbrauch der Niere in weitem Ausmaß wechseln wird und eine Abhängigkeit von der Größe der Tätigkeit des Organpaares besteht, weswegen er von den Autoren häufig auf die Harnmenge bezogen wird. Pütter[4] gibt den Verbrauch nach Fribe und Barcroft für 1 g Niere und 1 cm³ Harn mit 0,072 cm³ O_2 bei einer Absonderung von 0,134 cm³ Harn, mit 0,1 cm³ O_2 bei 0,260 cm³ Harn und mit 0,164 cm³ O_2 bei 1,0 cm³ Harn an. Barcroft und Brodie[5] notierten beim Hund 0,008 bis 0,075 cm³ O_2 bzw. 0,026 cm³ O_2/g Niere/min, was später Haymann und Schmidt[6] mit gleicher Methode bestätigten. Barcroft und Straub[7] fanden beim Hund den O_2-Verbrauch bei etwa 1,0 cm³ Harn mit 0,05 cm³ O_2/g Niere/min und bei 2 cm³ Harn (nach Sulfatinjektion) mit 0,09 cm³ O_2. Cushny[8] zitiert Bainbridge und Evens[9], die mit einer besonderen Durchströmungsmethode arbeiteten und den O_2-Verbrauch mit 0,04 cm³/g Niere/min fanden, und sagt: „Es wurde bei einigen Formen der Diurese ein bedeutender Anstieg des O_2-Verbrauchs gefunden, beispielsweise von 0,06 auf 0,28 cm³ pro g Niere und Minute."

Diesem hohen Sauerstoffverbrauch in der Niere, der auf den Menschen umgerechnet etwa $1/12$ des Ruhenüchternumsatzes ausmacht (Rein[3]), entspricht eine erhebliche Erwärmung des Harns, der beim Abfluß aus der Niere wärmer als das Nierenarterienblut gefunden wurde (GRIJNS[10]). Ähnliches stellten JANSSEN und REIN[11] fest, wenn sie von einer Wärmeabgabe durch das Nierenvenenblut von 0,035—0,70 cal/g Niere/min sprechen. Obwohl der O_2-Verbrauch des Organs sehr groß ist gegenüber seinem Gewicht, das nur etwa 0,6% des Körpergewichts beträgt, bleibt infolge der enormen Organdurchblutung (siehe Kap. III) die arterio-venöse Differenz mit 2,8% gegenüber einer solchen von 0,6% (Hohlvene) recht klein (SARRE und ANSORGE[12]).

Wird die Niere in ihrer Funktion geschädigt, d. h. werden speziell die Tubuli ausgeschaltet, wie man es durch Asphyxie und Blausäure machen kann, so tritt eine Verminderung des O_2-Verbrauchs ein. STARLING und VERNEY[13] ersetzten beim Herz-Lungen-Nieren-Präparat das Herz durch eine Pumpe und leiteten mit Cyan vergiftetes Blut durch die Niere. Während der Ausschaltung der Tätigkeit der Tubuli vermehrte sich die Harnmenge des Präparates noch mit einem Anstieg des Chlorid-, Harnstoff- und Zuckergehaltes sowie des Gefrierpunktes und entsprach genau der Zusammensetzung des Serums (EICHHOLTZ und STARLING[14]); der Gefrierpunktsanstieg rührt von der im Präparat herrschenden Wasserdiurese her, da ja — wie früher (Kap. VI) auseinandergesetzt — dabei das HHH fehlt. Durch eine Cyanvergiftung bleibt der definitive Harn demnach ein unverändertes Glomerulusfiltrat in Form des Ultrafiltrats, was wiederum die von E. FREY[15] gemachten Feststellungen der filtrativen Bereitung des Glomerulusprodukts erneut und von einer anderen Seite her beweist. DAVID[16] kam an der Froschniere zu den gleichen Ergebnissen; er fand, daß kleine Dosen Cyan die osmotische Leistung an Chlor, Calcium und Kalium, größere diejenige an Zucker und Harnstoff beeinträchtigen. BARCROFT und STRAUB[7] haben mit Sublimatvergiftung und Asphyxie, MARSHALL und CRANE[17], STOLL und CARLSON[18] mit Asphyxie und WINTON[19] mit Abkühlung ähnliche Resultate erzielt. Nach Ausschaltung der Sauerstoff verbrauchenden Tubulustätigkeit erscheint aus der Niere also ein Harn, wie er als Glomerulusfiltrat abgesondert wird; erst längere Vergiftung mit Cyan führt zu einer Eiweißausscheidung. Oder mit anderen Worten: bei Aufhebung der Sauerstoffumsetzungen in der Niere wird ein Harn vom Typ der Glomerulusdiurese bereitet.

LINZBACH[20] glaubt, daß auch von der Tubuluslumenseite her eine Sauerstoffversorgung der Tubuluszellen möglich sei, nicht nur — wie bislang immer angenommen — vom Blut, das die Tubuluszellen umspült; es solle nach dieser Ansicht der provisorische, vom Glomerulus filtrierte Harn eine große Menge Sauerstoff mitbringen, die er dann bei der Rückresorption den Tubusepithelien mitteile. Die Möglichkeit einer solchen Annahme basiert vor allem auf dem Vorhandensein einer sehr großen Menge von Glomerulusfiltrat und eines ebenso großen Rückresorptionsquantums und läßt die Frage nach einer gleichen O_2-Versorgung der Tubuli II offen. Es müßte nach den LINZBACHschen Annahmen bei einer Wasserdiurese ein geringerer O_2-Verbrauch erwartet werden, was, wie wir zeigen werden, nicht der Fall ist und was auch aus den angeführten Cyanversuchen nicht zu entnehmen ist, da bei Durchleitung von Cyanblut durch ein Pumpen-Lungen-Nieren-Präparat ein Umschlag einer Wasserdiurese in eine Glomerulusdiurese eintrat. SARRE[21], der die O_2- und CO_2-Spannungen des Harns bei verschiedenen Absonderungszuständen der Niere untersuchte, gibt den Wechsel der Gasspannungen im Harn die Deutung wechselnder Durchblutung: bei einer H_2O-Diurese fand sich eine O_2-Spannung von über 40 mm Hg, während gewöhnlich 20 mm Hg zu analysieren waren. Danach könnte man möglicherweise also auf eine vermehrte Durchblutung der Niere (oder eines bestimmten Nierenanteils) bei der Wasserdiurese schließen.

Sehen wir uns nun nach dem *Ort* des enormen Sauerstoffverbrauchs innerhalb der Niere um, so können wir aus den Versuchen auf die Tubuluszellen schließen.

Untersucht man mit der UNNAschen Rongalitweißmethode[22] histochemisch die verschiedenen Nierenanteile, so sieht man, daß nur die Kerne der Glomeruli und die der HENLEschen Schleifen, sowie die Sammelröhren besonders in der Papillengegend „Sauerstoffmastorte" sind, während die Tubuli keine blaue, die Oxydationsmöglichkeit anzeigende Farbe aufweisen. Aus diesem färberischen Verhalten zu schließen, daß die O_2-Umsetzungen am wenigsten in den Tubuli stattfänden, ist doch wohl nicht angängig. Wir möchten annehmen, daß diese Methode nicht geeignet ist, Orte besonderen O_2-Umsatzes mit Sicherheit anzuzeigen, denn nach Aufhören der Blutzirkulation — zum Zwecke der histologischen Untersuchung — können zweifellos noch erhebliche Mengen von O_2 verbraucht werden, bis der Zelltod eingetreten ist. Im Gegenteil, dort, wo histochemisch am wenigsten O_2 nachzuweisen ist, kann innerhalb der Zellen ein recht großer Umsatz vorgelegen haben, der allen O_2-Vorrat erschöpfte und umgekehrt. Man hätte also auch mit dieser Methode die größten Umsetzungen an O_2 in die gewundenen Kanälchen zu lokalisieren.

Aus den Untersuchungen z. B. von KISCH[23] geht hervor, daß im WARBURG-Apparat der Sauerstoffverbrauch für den Rindenanteil der Niere höher als für die Markaußenzone gefunden wird. Die Papille dagegen wies eine sehr geringe Atmung auf (frische Meerschweinchenniere: QO_2 für Rinde 20,4, für Mark 10,3, für Papille 3,1). Die Befunde stehen in Übereinstimmung mit eigenen Untersuchungen (J. FREY und J. PIRWITZ[24]), aus denen hervorgeht, daß die Tubuluszellen die größte Atmung besitzen. In der Gesamtniere (Gewebsbrei, der gewöhnlich niedrigere Werte als Gewebsschnitte ergibt) fanden SARRE und EGER[25] einen Sauerstoffverbrauch pro Milligramm Trockengewicht und Stunde (QO_2t) von 5,9—6,1, während nach ihren Angaben KREBS an Gewebsschnitten 13,3—20,6, WEIL-MALHERBE 9,7—12,7 und LOHMANN 13,3 ermittelten. Bei der experimentellen Nephritis nach MASUGI war der QO_2t nach SARRE und EGER[25] auf 6,2 bis 7,6 angestiegen; und zwar je schwerer die Nephritis verlief, desto höher wurde die Sauerstoffzehrung gefunden.

2. Sauerstoffverbrauch bei Glomerulus- oder Salzdiuresen.

Aus den Feststellungen an der cyanvergifteten Niere müßte eigentlich zu folgern sein, daß auch andere Glomerulusdiuresen nicht zur Erhöhung des Sauerstoffverbrauchs führen. Sehen wir daraufhin die Ergebnisse verschiedener Untersucher an.

Die Coffeindiurese verläuft unter dem typischen Bild der Glomerulusdiurese. Die Zunahme des Sauerstoffverbrauchs, welche BARCROFT und STRAUB[7] nach Coffein beobachteten, führten MIWA und TAMURA[26] auf die Anwendung des Doppelsalzes als Coff. natrio-salicylicum zurück, welches BARCROFT und STRAUB benutzten, da sie selbst nach Coffeinum purum keine vermehrte Sauerstoffaufnahme sahen und daher die Ausscheidung der Salicylsäure in den Versuchen anderer Autoren für die gefundene Vermehrung des O_2-Verbrauchs verantwortlich machten. TASHIRO und ABE[27] sahen auf große Coffeingaben hin ebenfalls eine Herabsetzung, HAYMANN und SCHMIDT[28] keine Erhöhung des O_2-Verbrauchs. — Auf der allgemein bekannten Abbildung von Diurese und Sauerstoffverbrauch, die BARCROFT und STRAUB[7] veröffentlichten, fällt der gleichbleibende O_2-Verbrauch bei starker NaCl-Diurese (in Form einer Gabe von Ringerlösung) besonders in die Augen. Dies wurde bestätigt durch die Untersuchungen von WIENFIELD[29], der sogar eine Verminderung auf $1/4$—$1/5$ während des Diuresemaximums fand, und von GREMELS[30], der am STARLING-Präparat die gleiche Feststellung (Absinken des O_2-Verbrauchs bei der Kochsalzdiurese) wie auch BAINBRIDGE und EVENS[9] im Gegensatz zu FEE und HEMINGWAY[31] machte, während er[30] bei der Coffeindiurese eine leichte Steigerung beobachtete. Der letztgenannte Autor gibt an, daß der Sauerstoffverbrauch parallel der ausgeschiedenen Stickstoffmenge gehe.

Man kann also — abgesehen von einigen Unstimmigkeiten, die offenbar in der Unübersichtlichkeit der angewandten Methoden liegen — sagen, daß Glomerulusdiuresen (und auch solche durch Coffein) ohne Beeinflussung des Sauerstoffverbrauchs verlaufen (Abb. 5).

Zu den Diureseversuchen am STARLING-Präparat ist, wie wir schon früher andeuteten, grundsätzlich zu sagen, daß der Kochsalzgehalt des Blutes durch Auswaschen des 2. blutspendenden Tieres mit Ringer- oder Kochsalzlösung vermehrt ist, das Blut außerdem manchmal mit Ringerlösung verdünnt wird, schließlich sogar in einigen Fällen Harnstoff und Zucker zugesetzt wird, so daß das Präparat sich schon in einer Mischdiurese (Wasser- und Glomerulusdiurese) befindet, da außerdem ein normaler HHH-Gehalt des Blutes fehlt, ehe mit den zu prüfenden Diuresen begonnen wird. Aus diesem Grunde erklären sich die genannten Unstimmigkeiten und es muß hervorgehoben werden, daß die Schlüsse, die aus diesem Präparat der isolierten Niere gezogen werden, keineswegs immer als zwingend angesehen werden können.

Anders als die NaCl-Diuresen verhalten sich dagegen die übrigen Salzdiuresen, die gleichfalls vom Typ der Glomerulusdiuresen sein können. Beim Sulfat sahen BARCROFT und STRAUB[7] eine starke Verbrauchssteigerung, wie auch GREMELS[30] nach Sulfat, Salyrgan, Strophanthin, Digitoxin, weniger nach Theozin und Harnstoff, eine Erhöhung des O_2-Verbrauchs feststellte.

Über die von BARCROFT und STRAUB[7] gefundenen Zahlen der Sulfat- und Kochsalzdiurese äußert sich CUSHNY[8] folgendermaßen: „Wie aus Fig. 8 ersichtlich ist, steigt der O_2-Verbrauch bei der Sulfatdiurese, während bei einer eingeschobenen Ringerdiurese kein solcher Anstieg zu bemerken ist, obgleich die Sekretion letzterer stärker als bei einer der Sulfatdiuresen ist, und — merkwürdigerweise genug — man kann den von den Autoren gegebenen Zahlen entnehmen, daß die während der Ringerdiurese ausgeschiedene Sulfatmenge wirklich größer als die während der zweiten Sulfatdiurese war, obgleich der Prozentgehalt an Sulfat im Harn geringer war. Das läßt vermuten, daß der größere Sauerstoffverbrauch in der Sulfatdiurese nicht auf der Ausscheidung des Sulfats beruht, sondern auf einer sekundären Folge dieses Vorgangs, vielleicht einer Änderung der Konzentrationsarbeit." Auch REIN[3] kommt zu ähnlicher Überlegung, daß nach den von den letztgenannten Autoren mitgeteilten Zahlen (1. Sulfatdiurese: 0,17% NaCl, 2,3% Na_2SO_4, 0,5% U^+; 2. Sulfatdiurese: 0,42% NaCl, 1,25% Na_2SO_4, 0,25% U^+ im Harn) nicht die Ausscheidungsgröße des Sulfats den O_2-Verbrauch bestimmen könne, denn bei der 2. Sulfatdiurese müßte der O_2-Verbrauch etwa die Hälfte der 1. betragen, anstatt — wie im Experiment — beidemal gleich zu sein. „Man kommt vielmehr zu der Ansicht, daß die Ausscheidung des Wassers einmal leichter, einmal schwerer möglich ist (REIN[3], S. 237/238).

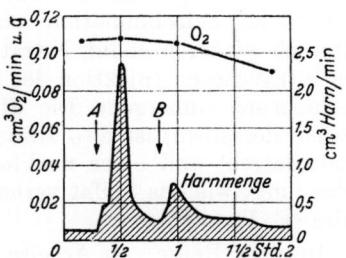

Abb. 5. Der *Sauerstoffverbrauch bei Filtrationsdiuresen* (Glomerulusdiuresen) bleibt unverändert, während die Harnmenge stark wechselt (bei *A:* Injektion einer Aufschwemmung von Blutkörpern in Ringerlösung; bei *B:* Blutinjektion); nach BARCROFT u. H. STRAUB, J. Physiol. 41,1 45(1910/11).

Dies könnte ein Grund sein, die genannten und von uns besonders hervorgehobenen Abweichungen zu erklären; denn nach vorausgegangenen Salzdiuresen verarmt — wie wir auseinandersetzten — der Organismus an Wasser, so daß bei einer Reihe hintereinander verlaufender Salzdiuresen die nachfolgenden eher in eine Eindickungs- oder Konzentrierungsarbeit der Nieren hineingeraten, da ein wasserärmeres Plasma möglicherweise eine vermehrte Ausschüttung von HHH bedingt.

Als übereinstimmend gesichert allerdings kann es gelten, daß die mit Sulfatausscheidung einhergehenden Harnvermehrungen einen gesteigerten O_2-Verbrauch durch die Nieren bedingen, im Gegensatz zu den Kochsalz- und Coffeindiuresen, die auch nach dem gleichen Typ der Glomerulusdiurese verlaufen. Dieser Befund ist recht auffällig und bedarf noch der weiteren Aufklärung. Die Ausscheidungsverhältnisse des Sulfats wurden bereits von MAGNUS[32] (1900) klargelegt; auf der Höhe der Sulfatdiurese erscheint verhältnismäßig wenig Sulfat, während der nachfolgenden oligurischen Harnabscheidung aber ist die Sulfatelimination groß. Sehen wir uns hierzu einmal den Verlauf einer Sulfatdiurese am eigenen Beispiel genauer an, wie er von E. FREY[33] (1911) analysiert wurde:

Versuch 9. Kaninchen weibl., 1350 g; 2,5 g Urethan i.v. Blasenkanüle. Harnmengen einer Niere in 5 min, Ablesungen alle 5 min. — Während 10 min vor der Glaubersalzinjektion fand keine Harnabsonderung statt. 10 cm³ 10%iges Na_2SO_4 ($\Delta - 1{,}17°$) i.v. Danach in 15 min 9,35 cm³ Harn. Nach Abklingen der Sulfat-Glomerulusdiurese (dabei Harn-Δ —0,74° und —0,71° bei Serum-Δ —0,62° und Serumsulfat (enteiweißt) 0,1396%) nunmehr ganz geringe Harnabsonderung (0,2—0,0 cm³ in 5 min) einer Niere: insgesamt 3,05 cm³ in $3\frac{1}{2}$ Std; das durchschnittliche Δ des Harns beträgt dabei —0,85°, während die Sulfatkonzentration des Harns auf 1,1464% gestiegen ist.

„Nach Abklingen der Sulfatdiurese" (E. FREY[33], S. 528), „welche die intravenöse Injektion der konzentrierten Glaubersalzlösung anregte" und die in einer Harnmenge von 3,05 cm³/15 min/eine Niere bestand, „wurde von dem Tier nach dem Blutentzug", der 16 cm³ ausmachte und der der Bestimmung des Sulfats und des Gefrierpunkts diente, „sehr wenig Harn geliefert; ja auch Coffein", das zu Ende des Versuchs gegeben wurde, „war nicht imstande, die Harnmenge zu erhöhen. Der SO_3-Gehalt des Serums sank während des Versuchs von 0,13% (nach Enteiweißung als $BaSO_4$ gewogen) auf 0,10%. Der Harn, der eine nur etwas höhere Gesamtkonzentration (Δ —0,85°) als das Serum (Δ —0,62—0,61°) aufwies, enthielt große Mengen von Glaubersalz, entsprechend 1,14% SO_3, war also 10mal reicher an Glaubersalz als das Serum. Bei ganz geringer Einengung des Harns in bezug auf seine Gesamtkonzentration eine Anreicherung an Sulfat auf das 10fache des Serums!" — Worauf es bei der Darstellung dieses Versuchs ankommt, ist, daß die Sulfatausscheidung nicht allein in Form einer Diurese vor sich geht, sondern daß nach Abklingen der Sulfatdiurese (9,35 cm³/15 min/ Niere) bei nun geringer Harnausscheidung (3,05 cm³/$3\frac{1}{2}$ Std/Niere) jetzt erst die eigentliche Salzelimination vor sich geht. Diese Sulfatausscheidung erfolgt (ähnlich wie auch Jodid, Nitrat und Phosphat) zeitlich später als die sofort nach der intravenösen Injektion des Salzes einsetzende Diurese, die mit starker Harnvermehrung einhergeht. Die Elimination eines einverleibten Stoffes (bei großen Gaben desselben) ist also zusammengesetzt aus einer echten Glomerulusdiurese (Salzdiurese) und einer nachfolgenden diureselosen oder oligurischen Salzausscheidung; wie das Sulfat verhalten sich auch die Jodid-, Nitrat- und Phosphatsalze (E. FREY[33]).

In einer Reihe von Arbeiten hat sich später BECHER[34] (1924) mit den Salzdiuresen, speziell mit der Harnstoffdiurese, befaßt, nachdem er (1923) gemeinsam mit JANSSEN[39] diese Untersuchungsreihe begann. Es wurde für die U^+-Elimination festgestellt[35], daß anfangs eine Harnflut (nach unserer Definition vom Typ der Glomerulusdiurese) mit geringer U^+-Konzentration, danach aber eine Oligurie mit hoher U^+-Konzentration bestand. „Es lassen sich" demnach auch „bei der Harnstoffdiurese 2 Stadien unterscheiden, von denen das erste nur bei rasch einsetzender Diurese und vorwiegend nur bei intravenöser Applikation eintritt. Im ersten Stadium nähern sich, während der Harnstoff stark konzentriert ausgeschieden wird, die Konzentrationen der übrigen harnfähigen Substanzen im Harn den Serumwerten. Im zweiten Stadium entfernen sich die Konzentrationen voneinander, es kommt zu einer" — wie BECHER es nennt — „Verdrängung des Kochsalzes in der Niere durch den Harnstoff... Die Harnstoffdiurese läßt sich mehrfach hintereinander erzeugen. Die dabei eintretende Abnahme des diuretischen Effektes beruht auf Wassermangel der Gewebe" (BECHER[34] [1]). Der Verfasser ist der Meinung, daß die Glomeruli „vorwiegend die Ausscheidung des Wassers mit dem Kochsalz" besorgen, die Tubuli „den Harnstoff sezernieren". Die von E. FREY[33] mit verschiedenen Salzen erhobenen Befunde wurden von BECHER[34] (2) und (4) bestätigt, wobei die gleichen prinzipiellen Feststellungen, wie Beginn der Salzelimination in Form einer Glomerulusdiurese mit Angleichung des Harns an das Blutserum und nachfolgendem Sistieren der Salzdiurese bei weiterbestehender Salzelimination, gemacht wurden. Nach BARCROFT und STRAUB[7] soll es übrigens, wie ihre Bestimmungen des Sauerstoffverbrauchs ergaben, durch wiederholte Harnstoffgaben zu einer Schädigung der Tubuluszellen kommen, einer „poisoning action", die auch GREMELS[36] bei Anstieg des Harnstoffs im Serum über 100 mg% sah.

Die Salzinjektionen führen meist zu einer Vermehrung des Harns, wobei mehr oder minder ein wenig verändertes Glomerulusfiltrat als definitiver Harn erscheint mit Angleichung der Harnkonzentrationen an die Serumkonzentration oder Angleichung der Konzentration der Harnfixa an diejenige des Blutes. Während der Diurese ist meist die Ausscheidung des als Diuretikum benutzten Salzes nicht nur absolut am größten, sondern seine Konzentration im Harn ist meist höher als die der anderen Salze, mit Ausnahme des Kochsalzes. Nach Abklingen dieser vorübergehenden Salzdiurese erfolgt während der nachfolgenden relativen Oligurie weiter eine Salzelimination mit nun stark konzentriertem Diuretikum, indem seine Konzentration erheblich über die im Blut vorhandene ansteigt. Die einzelnen Salze verhalten sich bezüglich der diuretischen und nachfolgenden relativen und auch absoluten oligurischen Phase nicht immer untereinander gleich; so ist die Nitratausscheidung während der Diurese größer als nach ihrem Abklingen; Jodid, Sulfat und Phosphat dagegen werden hauptsächlich in der oligurischen Phase eliminiert (E. FREY[33]). Prinzipiell ist aber die Diurese der Salze nicht voneinander verschieden, sondern nur graduell und wir wollen auch BECHER (2)[34] zustimmen, der seine Meinung über die Salzelimination folgend formuliert: „Es gibt keine Diurese ohne Ausscheidung des Diuretikums, dagegen Ausscheidung des Diuretikums ohne Diurese".

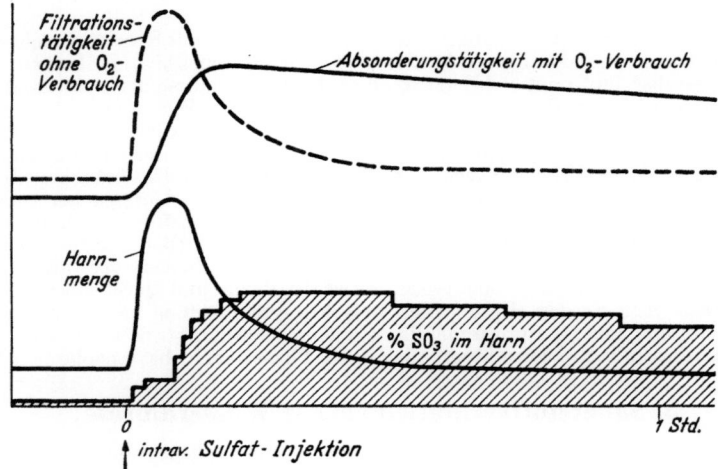

Abb. 6. Die 2 Arten der Stoffausscheidung durch die Nieren, hier gezeigt am Beispiel der Sulfatausscheidung (Kurve nach den experimentellen Ergebnissen konstruiert): 1. Filtrationstätigkeit (------), die *ohne*, und 2. Absonderungstätigkeit (——), die *mit* Sauerstoffverbrauch einhergeht. Je nach der Art des auszuscheidenden Stoffes und seiner Konzentration kann einmal die Filtrations-, das andere Mal die Absonderungstätigkeit der Niere im Vordergrund stehen. Liegt letzteres vor, so bleibt die Glomerulusdiurese aus oder ist unbedeutend. Mißt man den O_2-Verbrauch der Niere, so ist er bei ansteigender Glomerulusdiurese gar nicht oder kaum erhöht, während er bei fallender Diurese schon erheblich in Erscheinung treten kann. Es hängt sowohl von der Phase als auch von der Art des auszuscheidenden Stoffes ab, inwieweit ein Sauerstoffmehrverbrauch bei einer Diurese merklich wird (J. FREY).

Nun zurück zum Sauerstoffverbrauch der Niere. Daß im Gegensatz zu der NaCl-Diurese und derjenigen durch Coffein die Salzdiuresen, möglicherweise auch diejenige durch Theozin und vielleicht auch durch Quecksilbersalze, zu einer Steigerung des Sauerstoffverbrauchs führen, können wir dahingehend deuten, daß sich auch noch während der Diurese des Salzes (Sulfat, Nitrat, Phosphat, Harnstoff usw.) ein Prozeß in der Niere abspielt, der sauerstoffverbrauchend ist, während die reine Ultrafiltration im Glomerulus ohne O_2-Konsumption vonstatten geht, wie wir aus allen Befunden folgern müssen. Während einer Salzelimination ist der O_2-Bedarf der Niere stets gesteigert, kommt es dabei anfänglich — wie es insbesondere bei intravenöser Applikation der Fall ist — noch zu einer Diurese, die man nach ihrer Charakteristik als eine Glomerulusdiurese ansprechen muß, so ist der diuretische Nierenvorgang trotzdem nicht selbst sauerstoffverzehrend, denn es beginnt ja dabei schon die zweite, sauerstoffmehrverbrauchende Phase der Salzelimination. Die Kochsalz- und Coffeindiurese (nicht so sehr diejenige der medikamentösen Diuretica, die auch der Purinreihe angehören) nimmt also eine Sonderstellung unter den Glomerulusdiuresen ein, indem hier die O_2-Verbrauchssteigerung fehlt. Oder anders ausgedrückt, die Salzausscheidung und diejenige der Harnfixa begreifen neben dem nicht mit Mehrverbrauch von O_2 einhergehenden Filtrationsprozeß noch einen anderen, zweiten Vorgang in sich, der zu einer Sauerstoffverbrauchssteigerung führt. Diese Folgerung läßt sich aus den vorliegenden Versuchsergebnissen ziehen (J. FREY) und dient dazu, einzelne Phasen der Stoffausscheidung näher zu definieren.

Fassen wir das Gesagte in einem Schema zusammen, das nach den Ergebnissen eigener Tierversuche und denen anderer Autoren folgend aufgestellt werden kann (Abb. 6). Die ausgezogene Linie stellt die Filtration, die ohne Sauerstoffmehrverbrauch einhergeht, dar, die gestrichelte eine spezifische Absonderungstätigkeit (Tubuli), die im Gegensatz zur ersten mit einem Sauerstoffmehrverbrauch vergesellschaftet ist. Bei dem mit dem Pfeil markierten Punkt wird ein „Diuretikum" (z. B. Sulfat) i.v. gegeben. Es setzt danach sofort eine starke Harnvermehrung in Form der Glomerulusdiurese ein (1. Phase). Die Sulfatkonzentration ist dabei im Harn — wie die Versuche lehren — gering. Mit der i.v. Sulfatinjektion beginnt aber bereits die 2. Phase der Sulfatausscheidung einzusetzen, die mit Sauerstoffmehrverbrauch verknüpft ist. Diese Absonderungsart der Niere bleibt nach dem Abfall der kurzen „Diurese" noch länger bestehen und zeigt sich jetzt in einer starken Zunahme der Sulfatkonzentration in den jetzt wieder kleinen Harnmengen. — Es soll mit diesem Bild gezeigt werden, daß bei ansteigender Sulfatdiurese noch kein oder nur sehr gering merklicher Sauerstoffmehrverbrauch gefunden werden kann, während auf der Höhe derselben unter Umständen ein schon deutlicher, während des Abfalls dagegen ein recht hoher Sauerstoffmehrverbrauch vorliegt. Hieraus werden die verschiedenen Resultate und Deutungen der Untersucher verständlich, da beide Tätigkeiten der Niere — die Filtration ohne Sauerstoffmehrverbrauch und die „Sekretion" mit Sauerstoffmehrverbrauch — bei der Diurese zeitlich verschoben verlaufen. Die Ausscheidung der anderen Salze oder des Harnstoffs und Zuckers verlaufen im Prinzip nach dem gleichen Schema. Bei Glomerulusdiuretica der Purin- und Quecksilberreihe dagegen tritt die 2. Phase mehr in den Hintergrund, weil ihre Ausscheidung mengenmäßig sehr viel geringer ist, obwohl ihre 1. diuretische Phase außerordentlich stark ausgeprägt ist. Eine Ausnahme von diesem Schema macht mit alleiniger 1. Phase das Kochsalz (siehe auch Kap. IX).

3. Sauerstoffverbrauch bei der Wasserdiurese.

Im Schrifttum liegen unseres Wissens keine Versuchsergebnisse vor, die sich mit dem Sauerstoffverbrauch während einer Wasserdiurese, also derjenigen Harnvermehrung befassen, wie sie nach Wassertrinken auftritt. Dies mag daran liegen, daß eine solche Wasserdiurese sich am narkotisierten Tier nicht erzielen läßt (E. FREY[37]). Bei VOLHARD[38] findet sich jedoch eine kurze Notiz: „LICHTWITZ behauptet ohne Quellenangabe, daß auch eine einfache Wasserdiurese mit stark gesteigertem Sauerstoffverbrauch einhergeht." Aus den früher schon genannten Versuchen von STARLING und VERNEY[13] und EICHHOLTZ und STARLING[14] läßt sich entnehmen, daß zu einer H_2O-Diurese Sauerstoff notwendig ist. Denn das Pumpen-Lungen-Nieren-Präparat mit seinem Wasserdiuresestadium (ohne ausreichend HHH bei ausgeschaltetem Kopf) wird durch Cyankali und damit Blockierung der O_2-Atmung auf eine Glomerulusdiurese umgeschaltet. Weiter „bemerkenswert ist die Tatsache, daß Hypophysenhinterlappenhormon den Gesamtenergieumsatz in der Niere vermindert"... (BECHER[30]). Diese Feststellung wird unterstrichen durch den Befund von GREMELS[39], daß am Herz-Lungen-Nieren-Präparat Hypophysenhinterlappenextrakte den Sauerstoffverbrauch senken. Das Präparat befindet sich — wie gesagt — wegen Fehlen des Kopfes in einer Wasserdiurese, die durch HHH auf Konzentration umgestellt wird; sinkt hierbei der O_2-Verbrauch, so mußte demnach während der vorausgegangenen Wasserdiurese ein erhöhter O_2-Verbrauch geherrscht haben.

Wegen der ungenügenden Klärung dieser Frage wurde deshalb dem O_2-Verbrauch während einer Wasserdiurese durch Wassertrinken experimentell nachgegangen. Es konnte ermittelt werden, daß man eine O_2-Verbrauchssteigerung bei der Wasserdiurese annehmen kann (J. FREY):

I. H., männl., 42 Jahre alt. Bestimmung des O_2-Verbrauchs mit der KNIPPINGschen Apparatur. Vor und bald nach Wassertrinken jeweils 1,58 l reduz. O_2/10 min. Auf der Höhe der Wasserdiurese (spezifisches Harngewicht 1001, Menge 360 cm³/30 min) 1,65 bzw. 1,67 l O_2/10 min. Es ist demnach eine Gesamtumsatzsteigerung bis zu + 6% eingetreten.

Bei der Wasserdiurese kommt es also zu einer Vermehrung des O_2-Verbrauchs des Gesamtorganismus, wie Versuche am Menschen und Analogien aus Tierversuchen zeigen. Sie tritt allerdings im Gesamtverbrauch nur wenig in Erscheinung, ist aber doch von gewisser Bedeutung, da der Energieumsatz der Niere $^1/_{12}$ des Gesamtumsatzes des menschlichen Körpers ausmacht (REIN[40]). Inwieweit in dieser nach Wassertrinken festgestellten Umsatzsteigerung, deren Untersuchung natürlich unter strengen Ruhekautelen vorgenommen wurde, noch ein O_2-Mehrverbrauch durch Wasserresorption im Darm und anderes mitenthalten ist, läßt sich hierbei ebensowenig entscheiden, wie es möglich ist, etwa durch intravenöse H_2O-Gabe eine H_2O-Diurese zu erzielen, also durch direktes Wasserangebot an die Niere eine Wasserdiurese auszulösen.

Es läßt sich jedenfalls sagen, daß auch die Wasserdiurese mit einem Mehrverbrauch von Sauerstoff einhergeht (J. FREY).

Wir können nach den Ergebnissen der Untersuchungen der normal und diuretisch absondernden Niere zusammenfassend sagen:

1. Der Sauerstoffverbrauch der Niere ist im Vergleich zu den anderen Körperorganen ein sehr hoher.

2. Diuresen, die allein auf einer Gefäßerweiterung der Glomeruli beruhen (Glomerulusdiuresen nach E. FREY[15]), gehen ohne Erhöhung des O_2-Verbrauchs einher (NaCl, Coffein), während die Salzausscheidungen (unter Umständen als „Salzdiuresen") und offensichtlich auch die „Wasserdiuresen" eine Steigerung des Sauerstoffverbrauchs bedingen.

Es ist allein daraus mit Sicherheit zu folgern, daß bei den Salzdiuresen neben der Gefäßdilatation im Glomerulus, die sich — wie schon auseinandergesetzt — auch bioptisch nachweisen läßt und auch durch Tuscheinjektionen sichtbar wird (E. FREY[41]), auch noch ein anderer Ausscheidungsprozeß in der Niere ablaufen muß als der nicht sauerstoffverbrauchende Ultrafiltrationsvorgang der Glomeruli. Neben der Schlingenerweiterung, die eine Diurese vom Typ der Glomerulus- oder Salzdiurese zur Folge hat, ist für die Salz- und Harnfixa-Ausscheidung also ein chemischer Mechanismus vorliegend, der in einem zusätzlichen Sauerstoffmehrverbrauch seinen Ausdruck findet. Bei der Wasserdiurese ist jedoch eine Schlingenerweiterung nicht nachweisbar, wie hier vorausgreifend kurz angeführt werden soll; im Gegenteil, bei dieser Diureseart kann man eine weniger gute Füllung der Glomeruli nachweisen (Kap. X). Diese Form der Harnvermehrung besteht demnach allein in einem Vorgang innerhalb der Niere, der von einem Sauerstoffmehrverbrauch begleitet ist. Die Tätigkeit der Glomeruli bedarf aber keiner Energiezufuhr in Form des Sauerstoffs, während die anderen Nierenanteile (mit Sicherheit die Tubuli, möglicherweise auch Markanteile) zu ihrem Arbeitsvorgang Sauerstoff benötigen, indem dann eine Verbrauchssteigerung eintritt, wenn sie eine gesteigerte Leistung aufweisen.

Wir können die Verhältnisse des Sauerstoffverbrauchs der Niere bei verschiedenen Funktionszuständen dahingehend formulieren:

Zusätzlich zu der Feststellung, daß die Glomerulusdiurese (NaCl, Coffein) ohne O_2-Mehrverbrauch und die Salz- und Harnfixaausscheidung mit O_2-Mehrverbrauch einhergeht ebenso wie offensichtlich die Wasserdiuresen, kann nach den bioptisch-mikroskopischen und histologischen (Kap. X) Untersuchungen mit Sicherheit angenommen werden, daß bei der Filtration ein Vorgang der Harnbereitung vorliegt, der keinen Sauerstoff benötigt. Dies ist leicht verständlich, denn wir sahen, daß die Glomerulusdiuresen eine Ultrafiltration darstellen, die durch den Blutdruck allein bewerkstelligt wird. Die hierzu notwendige Energie liefert ausschließlich das Herz. Alle anderen Ausscheidungsarten der Niere haben eine Atmungssteigerung zur Folge, wenn sie verstärkt verlaufen. Und zwar bei den Salzdiuresen derjenige Anteil, der als 1. Phase nicht die gesteigerte Glomerulusfiltration, sondern als 2. Phase die Salzelimination ohne Diurese betrifft.

Auch an der kranken Niere liegen Beobachtungen des Sauerstoffverbrauchs vor. SARRE[42] fand bei der experimentellen Nephritis nach MASUGI die Sauerstoffzehrung im WARBURGschen Apparat gesteigert, während die arterio-venöse Sauerstoffdifferenz des Nierenvenenblutes abgenommen hatte (von 3,1 auf 2,36 Vol%), was auf die Durchblutungsvermehrung zurückgeführt wird; diese wurde mit der REINschen Thermostromuhr gemessen und betrug bei nichtkollabierten Tieren 120—108% der Anfangsdurchblutung.

Literatur.

[1] ELLINGER: Handb. d. norm. u. path. Physiol. IV, S. 329. Berlin: Springer 1929. — [2] SPANNER: Klin. Wschr. **1937 II**, 1421. — [3] REIN: Physiologie d. Menschen, 5./6. Aufl., S. 236. Berlin: Springer 1941. — [4] PÜTTER: Die Dreidrüsentheorie der Harnbereitung, S. 79. Berlin: Springer 1926. — FRIBE u. BARCROFT: J. Physiol. **50**, 11 (1915). — [5] BARCROFT u. BRODIE: J. Physiol. **32**, 18 (1905); **33**, 52 (1905). — [6] HAYMANN u. SCHMIDT: Amer. J. Physiol. **83**, 502 (1928). — [7] BARCROFT u. STRAUB: J. Physiol. **41**, 145 (1910/11). — [8] CUSHNY: Die Absonderung des Harns, übers. v. NOLL u. PÜSCHEL, S. 47. Jena: Fischer 1926 — [9] BAINBRIDGE u. EVENS: J. Physiol. **48**, 278 (1914). — [10] GRIJNS: Arch. internat. Anat. et Physiol. **42**, 567 (1928). — [11] JANSSEN u. REIN: Ber. Physiol. **42**, 567 (1928). — [12] SARRE u. ANSORGE: Pflügers Arch. **242**, 79 (1939). — [13] STARLING u. VERNEY: Proc. roy. Soc. B **97**, 321 (1925). — Pflügers Arch. **205**, 47 (1924); **208**, 334 (1925). — [14] EICHHOLTZ u. STARLING: Proc. roy. Soc. Med. **98**, 93 (1925). — [15] FREY, E.: Pflügers Arch. **112**, 71 (1906). — [16] DAVID: Pflügers Arch. **208**, 146 (1025). — [17] MARSHALL u. CRANE: Amer. J. Physiol. **55**, 278 (1921); **62**, 330 (1922); **64**, 387 (1923). — [18] STOLL u. CARLSON: Amer. J. Physiol. **67**, 153 (1923). — [19] WINTON: Klin. Wschr. **1948**, 193. — [20] LINZBACH: Z. f. d. ges. Inn. Med. **2**, 144 (1947). — [21] SARRE: Klin. Wschr. **1938 II**, 1716. — [22] UNNA: Arch. mikrosk. Anat. **87** (1913). — [23] KISCH: Biochem. Z. **277**, 210 (1935). — [24] FREY, J., u. PIRWITZ: unveröffentlicht. — [25] SARRE u. EGER: Z. klin. Med. **136**, 96 (1939). — [26] MIWA u. TAMURA: Mitt. med. Fakult. Tokyo **23**, 349 (1920), zit. nach MEYER-GOTTLIEB: Exper. Pharmakol. 8. Aufl., S. 511. Wien-Berlin: Urban u. Schwarzenberg 1933. — [27] TASHIRO u. ABE: Tohoku J. exper. Med. **3**, 142 (1924). — [28] HAYMANN u. SCHMIDT: Amer. J. Physiol. **83**, 502 (1928). — [29] WIENFIELD: J. Physiol. **45**, 182 (1912). — [30] GREMELS: Arch. exper. Path. u. Pharmakol. **140**, 205 (1929). — [31] FEE u. HEMINGWAY: J. Physiol. **65**, 100 (1928). — [32] MAGNUS: Arch. exper. Path. u. Pharmakol. **44**, 396 (1900). — [33] FREY, E.: Pflügers Arch. **139**, 512 (1911). — [34] BECHER: Dtsch. Arch. klin. Med. **145**, 222 (1924) (1). — Münch. med. Wschr. **1924 I**, 499 (2). — Zbl. inn. Med. **45**, 242, 273 (1924) (3). — Klin. Wschr. **1926 II**, 1229 (4). — [35] BECHER u. JANSSEN: Arch. exper. Path. u. Pharmakol. **98**, 148 (1923). — [36] GREMELS: Arch. exper. Path. u. Pharmakol. **190**, 207 (1938). — [37] FREY, E.: Pflügers Arch. **120**, 66 (1907). — [38] VOLHARD: Handb. inn. Med. VI/1, S. 17. Berlin: Springer 1931. — [39] BECHER: Nierenkrankheiten I, S. 531. Jena: Fischer 1944. — [40] REIN: Lehrb. d. Physiologie, 8. Aufl., S. 249. Berlin-Heidelberg: Springer 1947. — [41] FREY, E.: Arch. exper. Path. u. Pharmakol. **177**, 134 (1935). — [42] SARRE: Dtsch. Arch. klin. Med. **183**, 515 (1939).

IX. Besonderheiten der Kochsalzdiurese.

Sehen wir von den Arzneimitteldiuresen (Purinkörpern usw.) als künstlichen ab, so ist es nach dem Gesagten die Kochsalzdiurese, die als einzige natürlich vorkommende vom Typ der Glomerulusdiuresen übrig bleibt und — was vor allem wichtig ist — ohne Zuwachs von O_2-Verbrauch vonstatten geht. Diese beiden Merkmale heben die Kochsalzdiurese als eine besondere heraus.

Unter gewöhnlichen Umständen wird eine Kochsalzdiurese überhaupt gar nicht zustande kommen, es sei denn, daß viel NaCl mit der Nahrung oder zu Versuchszwecken aufgenommen wird oder daß — ähnlich einer Infusion von 0,9%iger NaCl-Lösung — eine starke Ödemausschwemmung z. B. bei kardialen Ödemen stattfindet. Bei beiden Vorgängen lassen sich für weitere Betrachtungen derartige Charakteristica herausschälen, weshalb wir hiervon einige Beispiele bringen wollen.

Die Zusammensetzung der Ödemflüssigkeit ist ähnlich der des Blutes, weicht aber bekanntlich in einigen Punkten davon ab, indem das Ödem oft reicher an Chlor (z. B. BECKMANN[1], GOLLWITZER-MEIER[2]) und ärmer an Kalium ist, da je

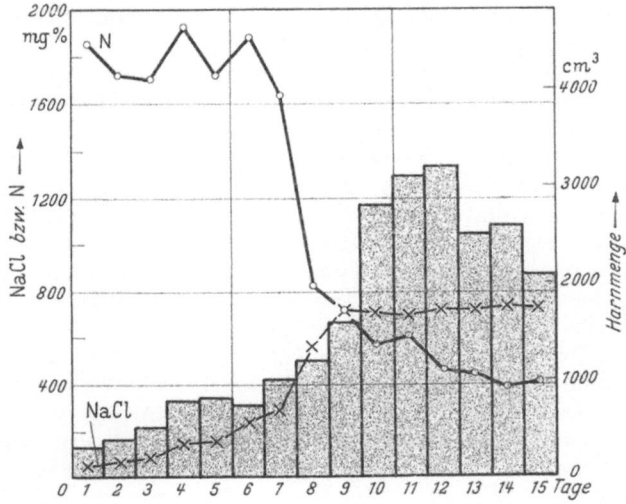

Abb. 7. Ödemausschwemmung in Form einer Kochsalzdiurese bei einer Myodegeneratio cordis nach Digitalis (J. FREY).

nach seinem Eiweißgehalt die Donnan-Regel sich geltend macht. Bei der Ödemausschwemmung wird der Niere durch das Blut eine Art Ringerlösung mit etwa 0,6% NaCl in reichlicher Menge angeboten und in Form einer Harnvermehrung ausgeschieden, die man füglich als eine Kochsalzdiurese bezeichnen kann (Abb. 7). Was an dieser Kurve besonders hervorgehoben und weshalb sie — aus einer Reihe jedem Arzt geläufiger Krankheitsbilder — aufgezeigt werden soll, ist einmal das anfängliche Ingangkommen der Stickstoffausscheidung latenter Retentionen ohne wesentliche Diurese bei kleinen Kochsalzmengen im Harn. Erst am 12. Tag ist der Höhepunkt der Ödemausschwemmung erreicht, nun in Form einer Glomerulusdiurese mit jetzt mäßiger Erhöhung der NaCl-Konzentration gegenüber dem Blut (Annäherung der Konzentrationen des definitiven Harns an das Glomerulusfiltrat) und kleinen Stickstoff-Konzentrationen; die Absolutmenge des Kochsalzes hat natürlich jetzt ebenfalls ihren Höhepunkt mit etwa 22 g erreicht, die absolute Stickstoffmenge fällt nur durch eine geringe Steigerung aus dem Zug ihres Verlaufs auf. Es läuft die Elimination latent retinierten Stickstoffs mit Besserung der Nierentätigkeit infolge der Strophanthinisierung unabhängig von der Ödemausschwemmung in Form einer NaCl- oder Glomerulusdiurese ab, wobei ein reziprokes Verhalten der Konzentrationen von NaCl und N sehr deutlich zu beobachten ist; man kann in diesem Beispiel einen Antagonismus der Konzentrationen NaCl/N erkennen.

Die der Niere aufgezwungenen Glomerulusdiuresen, z. B. durch Purinkörper (Coffein, Diuretin usw.), fördern als definitiven Harn ebenfalls ein wenig verändertes Glomerulusfiltrat, weshalb auf diese Weise der Organismus vornehmlich viel Wasser und Kochsalz verliert, was oft im Sinne der Therapie liegt. Durch wiederholte große Gaben von Diuretin z. B. kann man experimentell beim Tier eine Hypochlor- und Hypohydrämie erzeugen (KERPEL-FRONIUS und BUTLER[3], eigene Tierversuche gemeinsam mit WALTERSPIEL). Aber auch Salz- und Harnfixadiuresen können allein durch ihren diuretischen Effekt (in Form von Glomerulusdiuresen mit Filtrierung großer Plasmamengen als 1. Phase) zu einer hochgradigen Kochsalzelimination mit Abnahme der Serumkochsalzkonzentration führen, wie BECHER[4] an der Nitratdiurese gezeigt hat, während in der 2. Phase, die mit O_2-Mehrverbrauch einhergeht, nur das Diureticum, nicht das Kochsalz, in größerer Menge ausgeschieden wird (E. FREY[5]).

Ist der Körper also an kochsalzhaltigem Wasser (Ödem) angereichert, so wird dieses nach Besserung der Blutzirkulationsverhältnisse (Rekompensation einer hydropischen Herzinsuffizienz durch Digitalis) in Form einer NaCl-Diurese, nicht einer solchen vom Typ der Wasserdiurese, mit allen Charakteristica ausgeschieden, die für diese Diureseart aus dem Experiment bekannt sind (Kap. V, 2). Daß Digitalis auch extrakardial angreift, haben VEIL und HEILMEYER[6] gezeigt, und daß es die renale Durchblutung beeinflußt, wurde bereits erwähnt (Kap. II); dies sind aber untergeordnete Bedingungen für die Harnflut bei Ödemausschwemmung; der Schwerpunkt der Digitaliswirkung liegt hier in dem Anbieten der Ödemflüssigkeit an die Niere. Es kann also unter krankhaften Bedingungen diese besondere Form einer Diurese, die Kochsalzdiurese, vorkommen.

Umgekehrt gibt die Niere, wie wir auseinandergesetzt haben (Kap. V, 2), bei Belastungen des Organismus mit Kochsalz ohne gleichzeitige Gabe der zur Salzausscheidung notwendigen Wassermengen die Regulation des Wasserbestandes auf und ultrafiltriert nun große Mengen von Plasma, verarmt also zwecks NaCl-Ausscheidung stark an Wasser, wodurch eine Polydipsie entsteht, im Gegensatz zur Ausscheidung anderer Harnfixa, die keine deutlich vermehrte Wasseraufnahme zur Folge haben (siehe auch JANSSEN[7]). Auch die Purinkörperdiurese führt zu Durst. Dieser bedeutsame Unterschied der Kochsalzdiurese oder besser Kochsalzausscheidungsart von derjenigen der anderen Harnfixa, der uns schon im Kap. VIII, 2 beschäftigte und der die NaCl-Ausscheidung besonders heraushebt, soll noch des näheren mit experimentellen Befunden erläutert werden.

Gibt man bei einem kochsalzreichen Tier (1050 g Kaninchengewicht) noch zusätzlich eine hypertonische NaCl-Lösung in den Magen (z. B. Versuch Nr. 10 der Versuchsreihe von E. FREY[8], S. 485/486) in Form von 125 cm^3 2,66%igem NaCl, so lassen sich folgende NaCl-Konzentrationen in Blut und Harn, sowie Gefrierpunktsdepressionen in beiden Flüssigkeitsarten feststellen, wie Abb. 8 zeigt. Die oberen beiden Kurven stellen die Harnanalysen, die unteren beiden die des Blutes dar (dicke Kurven analysierte, dünne Kurven interpolierte Werte). Durch die gastrale Kochsalzaufnahme stiegen die Werte des Serums für Kochsalzkonzentration und Gefrierpunktsdepression an (Vergleich des li. mit dem re. Teil der Blutwerte: für NaCl von 600 auf 975 mg%, für Delta von 0,58 auf 0,73° gestiegen).

Daß das Kochsalz durch Glomerulusfiltration zur Abscheidung kommt, wurde durch die vorausgehend geschilderten Versuchsergebnisse in mancherlei Variationen der Experimente und Beobachtungen bewiesen. Es fragt sich nun, ob — wie wir es bei den anderen Salzdiuresen (Nitrat, Jodid, auch Harnstoff usw.) nachweisen konnten — nun auch für das Kochsalz ein zusätzlicher Ausscheidungsmodus angenommen werden muß (nämlich die 2. Phase) oder ob sich die Elimination des Kochsalzes hierin von der der anderen Harnfixa unterscheidet. Die Konzentration (mg%) des Kochsalzes im definitiven Harn könnte einmal allein durch Eindickung des provisorischen Harns (also Rückresorption von Wasser) oder allein durch Sekretion von NaCl oder durch beide Vorgänge erreicht werden. Fände lediglich eine Glomerulusfiltration dieses Salzes, die bewiesen werden konnte, und eine Rückresorption von Wasser, die noch zu beweisen wäre, statt, so würde — wenn keine Rückresorption von NaCl stattfände — ein Vergleich der Einengungen des Glomerulusfiltrats mit der Blutkonzentration, aus der der provisorische Harn ja stammt, einen Schluß hierfür erlauben. Oder mit anderen Worten ausgedrückt: wenn das Glomerulusfiltrat z. B. auf die Hälfte eingedickt wird und damit die Gefrierpunktsdepression auf das Doppelte — von 0,58° auf 1,16° — steigt, dann müßte, falls keine Sekretion und Resorption von NaCl in den Tubuli stattfände, der Kochsalzgehalt des provisorischen Harns von 600 mg% auf 1200 mg% im definitiven Harn ansteigen. Überstiege in einem solchen Fall

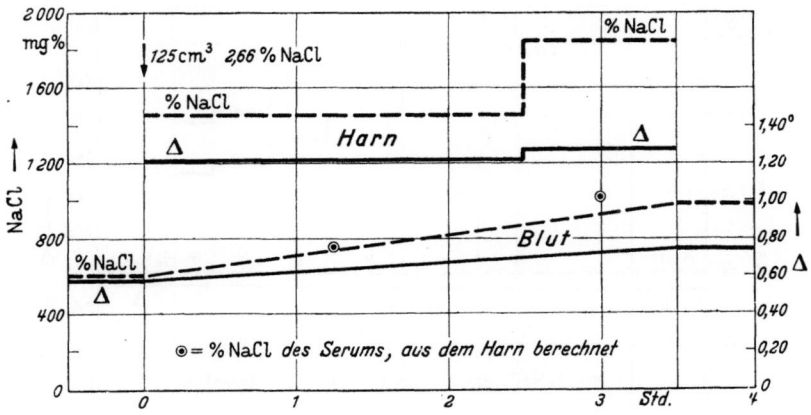

Abb. 8. Orale Eingabe von Kochsalz bei einem kochsalzreichen Tier: Erhöhung der normalen Serumwerte (% NaCl, Δ; li. Abbildungsseite) während des Versuchs (bis zu Werten, die auf der re. Abbildungsseite zu ersehen sind). Berechnung der Serumkochsalzwerte unter der Voraussetzung, daß der Harn ein bis zum Gefrierpunkt des Harnes eingedicktes Glomerulusfiltrat ist: Übereinstimmung der berechneten Werte der Serum-NaCl-Konzentration (○) mit der interpolierenden Linie aus den Serumanalysen vor und nach dem Versuch (------). Dieses Ergebnis bedeutet, daß im vorliegenden Versuch weder eine Rückresorption noch Sekretion von Kochsalz in der Niere stattfand (E. FREY).

die Kochsalzkonzentration des definitiven Harns die nach der Eindickung errechnete, so würde das eine Kochsalzsekretion (durch die Tubuluszellen) bedeuten; läge der errechnete Wert höher, der gefundene tiefer, dann würde eine Rückresorption vorliegen. Letzten Fall, nämlich die NaCl-Rückresorption, kann man am besten, wie Versuche von E. FREY[8] ergaben, durch Überladung des Versuchstiers mit NaCl ausschließen. Dies ist in dem zuletzt bildlich dargestellten Versuch (Abb. 8) geschehen, womit der Rückresorptionsfaktor für NaCl ausgeschaltet und ein solcher Vergleich angestellt werden kann.

Berechnet man unter der genannten Voraussetzung, daß der Harn ein bis zum Gefrierpunkt des Harns eingedicktes Glomerulusfiltrat darstellt, die Kochsalzkonzentration des Serums, so ergibt sie sich nach der Formel:

$$\frac{\Delta \text{ Serum}}{\Delta \text{ Harn}} \times \text{mg\% NaCl Harn} = \text{mg\% NaCl Serum}.$$

Für den mitgeteilten Versuch ist das 0,63/1,21 mal 1,46 = 760 mg% NaCl im Serum und 0,72/1,26 mal 1,84 = 1050 mg% NaCl im Serum. Die Gegenüberstellung dieser errechneten Werte (in der Abb. 9 als Kreise dargestellt) mit den interpolierten Δ- und NaCl-Werten des Blutes ergibt eine erstaunlich gute Übereinstimmung (wobei die kleinen Abweichungen einmal auf dem Donnan-Gleichgewicht, zum zweiten auf der verschiedenen Dissoziation für NaCl beruhen). Dies ist nun der Beweis dafür, daß in den Tubuli eine Ausscheidung von NaCl zum provisorischen Harn nicht stattfindet. Macht man den gleichen Versuch und die gleichen Berechnungen bei einem nicht mit Kochsalz angereicherten Tier, so findet man, daß der nach der umgekehrten Berechnung erhaltene Harnkochsalzwert in der Errechnung höher liegt als der tatsächlich durch die Analyse gefundene des definitiven Harns. Das heißt aber, daß in diesem Fall eine Rückresorption von Kochsalz eingetreten ist. Hindert man also durch besondere Versuchsbedingungen (Kochsalzreichtum des Versuchstiers) die Rückresorption von NaCl in den Tubuli, so wird der Harn niemals durch zusätzliche Tubulusausscheidung kochsalzreicher gefunden. Zahlreiche gleichartige Versuche mit verschiedenen Variationen ergaben dasselbe Resultat. Es kann also demnach gesagt

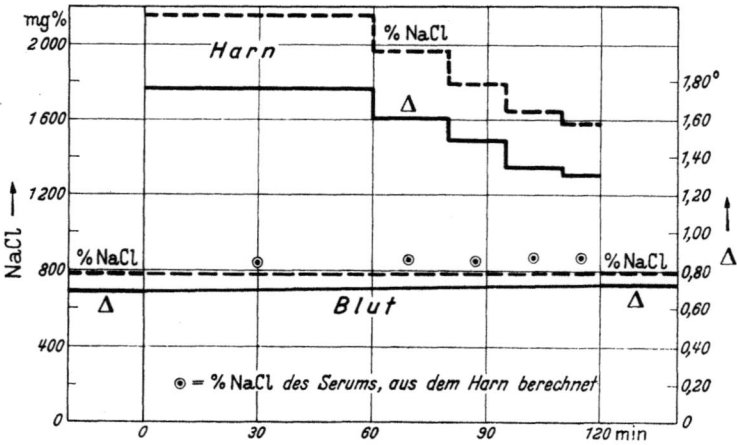

Abb. 9 demonstriert ebenfalls wie Abb. 8 (siehe dort Erklärung), daß das Kochsalz nur durch Filtration, nicht durch Sekretion in der Niere zur Ausscheidung gelangt (E. FREY).

werden (E. FREY[8] [1911], S. 487): ,,Es ergeben also die Versuche, daß sich durch Eingeben einer hypertonischen Kochsalzlösung in den Magen für längere oder kürzere Zeit eine maximale Kochsalzausscheidung erreichen läßt, daran kenntlich, daß die Zahl für die Kochsalzprozente im Harn höher liegt als die Zahl für die Grade der Gefrierpunktserniedrigung desselben Harns. Zu dieser Zeit ist der Harn sowohl hinsichtlich seiner Gefrierpunktserniedrigung wie mit Rücksicht auf seinen Kochsalzgehalt ein in gleichem Ausmaß eingeengtes Blutfiltrat, oder mit anderen Worten: *die Einengung des Harns, nach dem Δ berechnet, entspricht der Einengung nach dem Kochsalzgehalt.* Dies zeigt sich am besten durch Vergleich des Kochsalzgehaltes des Serums mit dem aus dem Harn errechneten Kochsalzgehalt des Blutfiltrats; beide stimmen überein." Es kann also der Schluß gezogen werden, daß *Kochsalz nur durch Filtration, nicht durch Sekretion in der gesunden Niere ausgeschieden wird.* Dabei besteht ebenfalls der Vorgang der Rückresorption. Ein solches gesetzmäßiges Verhalten kann keinesfalls in so vielen Fällen zufällig vorgetäuscht sein. Hindert man experimentell die NaCl-Rückresorption in den Tubuli (Kochsalzreichtum der Tiere), so steigt die NaCl-Konzentration des Harns niemals über einen Wert, der einer Einengung des provisorischen Harns nach seiner Gesamtkonzentration (Δ) durch Wasserrückresorption entspricht.

Eine weitere Abb. 9 (Vers. Nr. 17, S. 497/498[8]) eines anderen Versuchs sei angeführt, bei dem durch Einbinden einer Blasenkanüle kürzer hintereinander liegende Harnanalysen möglich waren. Er zeigt die gleichen vorher beschriebenen Verhältnisse (Kaninchen männl., 1600 g; 150 cm³ 3%iges NaCl 1¾ Std vor der ersten Harnmengenbestimmung in den Magen.

I.v. Urethannarkose, Blasenkanüle. Ablesen des Harns alle 5 min). Auch hier ergibt sich wieder, daß „die Anreicherung des Harns an Kochsalz nur durch Wasserverlust durch Rückresorption in den Harnkanälchen aus dem Glomerulusfiltrat vor sich geht" (E. FREY[9] (1911)).

Daß bei den mitgeteilten Versuchen die aus dem Harn berechneten Serumwerte des Kochsalzes fast durchweg etwas höher gefunden wurden (in 16 Versuchen 106%), wie es auch aus den mitgeteilten Abb. 8 u. 9 ersichtlich ist, liegt an der verschiedenen Dissoziation der Salze in verschieden konzentrierten Lösungen und am DONNAN-Gleichgewicht (siehe dazu E. FREY[8], S. 503/504); es wird auf die entsprechenden Ausführungen und Zusammenstellungen der Originalarbeit verwiesen.

Zusammengefaßt können wir demnach die Ausscheidung von Kochsalz als eine Besonderheit im Vergleich zu derjenigen anderer Salze und Harnfixa hervorheben, und zwar läßt sich experimentell beweisen, daß das Kochsalz lediglich mittels eines Filtrationsprozesses durch die Nieren ausgeschieden wird. Dies wird geschlossen — im Vergleich zu dem gegenteiligen Verhalten anderer Salze und Harnfixa — aus dem fehlenden Sauerstoffmehrverbrauch, der starken Wasserverarmung des Organismus und vor allem dem Versuchsergebnis, daß beim sehr kochsalzreichen Versuchstier der Harn hinsichtlich seines Kochsalzgehaltes ein bis höchstens zum Δ des Harns eingeengtes Blutfiltrat darstellt. Dagegen findet unter normalen Bedingungen immer eine Rückresorption von Kochsalz statt. Der *Ausscheidungsmodus für NaCl ist* — im Gegensatz zu den anderen harnpflichtigen Stoffen — aber lediglich *ein Filtrationsvorgang*.

Literatur.

[1] BECKMANN: Dtsch. Arch. klin. Med. **135**, 39 (1921). — [2] GOLLWITZER-MEIER: Biochem. Z. **160**, 433 (1925). — [3] KERPEL-FRONIUS u. BUTLER: Z. exper. Med. **61**, 157 (1935). — [4] BECHER: Klin. Wschr. **1926 II**, 1229. — [5] FREY, E.: Pflügers Arch. **139**, 512 (1911). — [6] VEIL u. HEILMEYER: Dtsch. Arch. klin. Med. **147**, 22 (1925). — [7] JANSSEN: Arch. exper. Path. u. Pharmakol. **181**, 126 (1936). — [8] FREY, E.: Pflügers Arch. **139**, 465 (1911). — [9] FREY, E.: Dtsch. med. Wschr. **1911 II**, Nr. 23.

X. Blutverteilung innerhalb der Niere.

Wir haben Funktionszustände der Niere kennengelernt, die mit oder auch ohne merkliche Änderungen der Gesamtdurchblutung des Organs einhergehen können, wie es andererseits Durchblutungsvariationen des Organpaars gibt, die ohne Wechsel der Harnmenge verlaufen (z. B. M. SCHNEIDER und Mitarbeiter[1]). Weiter sind wir des öfteren bereits auf besondere, funktionell bedingte intrarenale Durchblutungsänderungen gestoßen, Gefäßweitenumstellungen bei bestimmten Harnabsonderungszuständen, z. B. auf eine Schlingenerweiterung bei Salzdiuresen. Es ist daher von großer Wichtigkeit, einerseits festzustellen, welche Vorstellungen von der Anordnung der Nierencapillaren vorliegen, andererseits zu untersuchen, ob es Möglichkeiten gibt, daß das Blut bei wechselnden Funktionen einen wechselnden Weg durch die Niere nehmen kann, und schließlich zu prüfen, ob es Blutverlagerungen innerhalb der Niere gibt, die für die Funktionszustände bezeichnend sind.

Es ist beabsichtigt, das Schwergewicht der genannten Untersuchungen auf die normale Nierenfunktion oder — anders ausgedrückt — auf die unter üblichen Lebensbedingungen vorkommenden Harnabsonderungszustände zu legen. Der Rahmen unserer Darstellung würde verlassen werden, wenn wir auf Prüfungen von Stoffen im einzelnen eingingen, die mit der Harnbereitung an sich nichts zu tun haben, sondern lediglich pharmakologisches Interesse beanspruchen; wir verstehen hierunter z. B. Adrenalin, Sympathicolytica, Azetylcholin, Atropin und andere Stoffe. Vielmehr werden wir vor allem untersuchen, wie sich die Durchblutung einzelner Nierengefäßprovinzen bei der wasserausscheidenden und wassereinsparenden Funktion der Niere, bei der Elimination von harnpflichtigen Stoffen und bei Diuresearten verhält, die als sogenannte Glomerulusdiuresen bezeichnet werden.

1. Anatomischer Überblick.

Werfen wir einen Blick auf die Anordnung der Gefäße und ihre Beziehung zu dem harnbereitenden System der Niere, so ist die ausgezeichnete Übersicht von v. MÖLLENDORFF[2] am besten geeignet, eine Vorstellung hiervon zu gewinnen.

v. MÖLLENDORFF faßt als Niereneinheit ein System von Gefäßen einschließlich ihrer Nephrone und Sammelröhren zusammen, das in der Rinde von einer Arteria lobularis (A. corticalis radiata, fälschlicherweise interlobularis) als Achse einerseits, im Mark vom arteriellen Anteil eines Gefäßbündels andererseits gespeist wird. Abb. 10 legt von der Richtigkeit dieser Anschauung Zeugnis ab. Aus der nierenoberflächenwärts ziehenden Lobulararterie (begleitet von einer entsprechenden Vene) entspringen mit kleinen Nebenästen die Glomeruli, deren an das Malpighische Körperchen meist kapselwärts anschließende Konvolute (Tubuli I u. II) sich um die A. lobularis anordnen, während ihre zugehörigen Schleifen sich in den Lücken dieser säulenförmig gestalteten Rindeneinheiten (Gefäßpaar und Konvolute) befinden und die sogenannten Markstrahlen bilden. Diese enthalten nur solche HENLEschen Schleifen, die neben einem lediglich nur sehr kurzen dünnen Teil von dem gestreckten Teil des 1. Hauptstücks und dem gestreckten Teil des Mittelstücks (2. Hauptstück) gebildet werden; die Wandzellen der gestreckten Teile der beiden Hauptstücke weisen untereinander und mit denen ihrer gewundenen Teile eine gewisse Ähnlichkeit auf. An der Peripherie der Markstrahlen liegen die Sammelrohre und damit auch an der Außenseite der Rindeneinheit, die aus Gefäßpaar und Konvoluten besteht. Dieser in der Rinde gelegenen Einheit entspricht im Mark eine ähnliche: „Die Achse der Gefäßeinheit ist nunmehr je ein Gefäßbüschel, ein solches wird offenbar — bestimmt läßt sich dies nicht sagen — von Vasa efferentia gebildet, die sämtlich zu dem Gebiet einer A. lobularis gehören. Dann folgen die zu den Nephronen derselben Gefäßeinheit gehörenden Sammelrohre — durchschnittlich je 2—3 aus jedem der die Gefäßeinheit umgrenzenden Markstrahlen —, so daß etwa 10—12 Außenzonenrohre je ein Gefäßbüschel umstellen. Außen von den Sammelrohren liegen ebenfalls noch Schleifenteile, die ... aus dem Markstrahl herabgekommen sind. Die Zahl dieser Schleifen nimmt gegen die Innenzone hin mehr und mehr ab" (v. MÖLLENDORFF[2](2), S. 256). Wir haben versucht, nach der Darstellung dieses Autors und unseren eigenen Beobachtungen (J. FREY) den eben vorgenommenen anatomischen Überblick in Abb. 11 zu verdeutlichen, da für die Auseinandersetzung späterer Befunde die Kenntnis der „Architektur der Niere" (v. MÖLLENDORFF) wichtig ist.

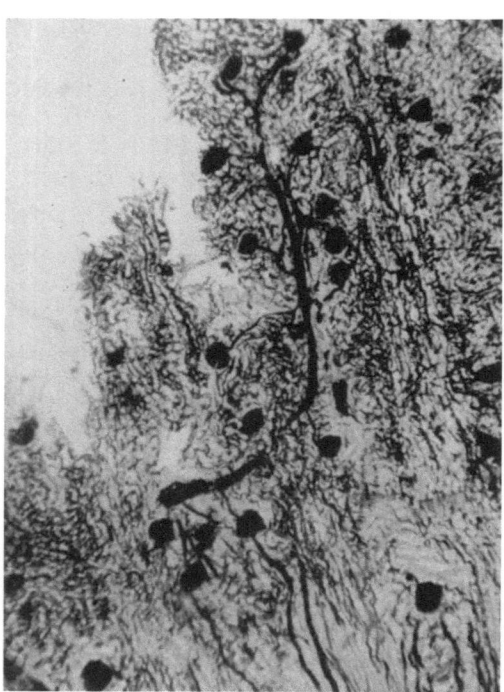

Abb. 10. Die *Niereneinheit* nach v. MÖLLENDORFF besteht aus der A. lobularis (Rinde) einerseits und dem Gefäßbündel (Mark) andererseits als dem System der Gefäße und aus den jeweils zugehörigen Konvoluten, Schleifen und Sammelröhren als dem System der Nephrone. — Man sieht an dem tuschegefüllten Nierenpräparat (Kanin.) die aus der A. arcuata entspringende glomerulustragende A. lobularis kapselwärts ziehen; re. neben dieser A. lobularis ist ein Markstrahl der Rinde geschnitten. Aus der Basis der gleichen A. lobularis bzw. ihrer A. arcuata entspringen markwärts ziehende Art. afferentes, die postglomerulär als Art. efferentes die arteriellen Gefäße des Gefäßbündels bilden. — Die Tuscheinjektion erfolgte derart, daß sich etwa die Arterien bis zu den Capillaren darstellten, wobei die Übersicht infolge der fehlenden Überdeckung durch die Venen erleichtert wird (J. FREY).

Es sind hier noch einige Ergänzungen notwendig, die die Anordnung der Capillaren von Rinde und Mark betreffen. Im Rindenbezirk findet sich ein peritubuläres Capillarnetzwerk, das aus rundmaschigen Gefäßen (um die Konvolute der Tubuli contorti I u. II) und im Markstrahl aus längsmaschigen (um die Schleifen aus den rindenwärts gelegenen Nierenkörperchen)

Anatomischer Überblick. 81

besteht. Nach der üblichen Anschauung wird dieses Capillarnetz von Blut aus den Vasa efferentia der corticalen Glomeruli der äußeren Zweidrittel der Rinde gespeist. Die Ansicht der älteren Autoren (siehe bei v. MÖLLENDORFF[2] (2), S. 120), sowie neuesten Untersucher (TRUETA, BARCLAY, DANIEL, FRANKLIN und PRICHARD[4], S. 161/163) geht dahin, daß sich das Blut, aus dem Glomerulus kommend, vornehmlich zuerst in die längsmaschigen Mark-

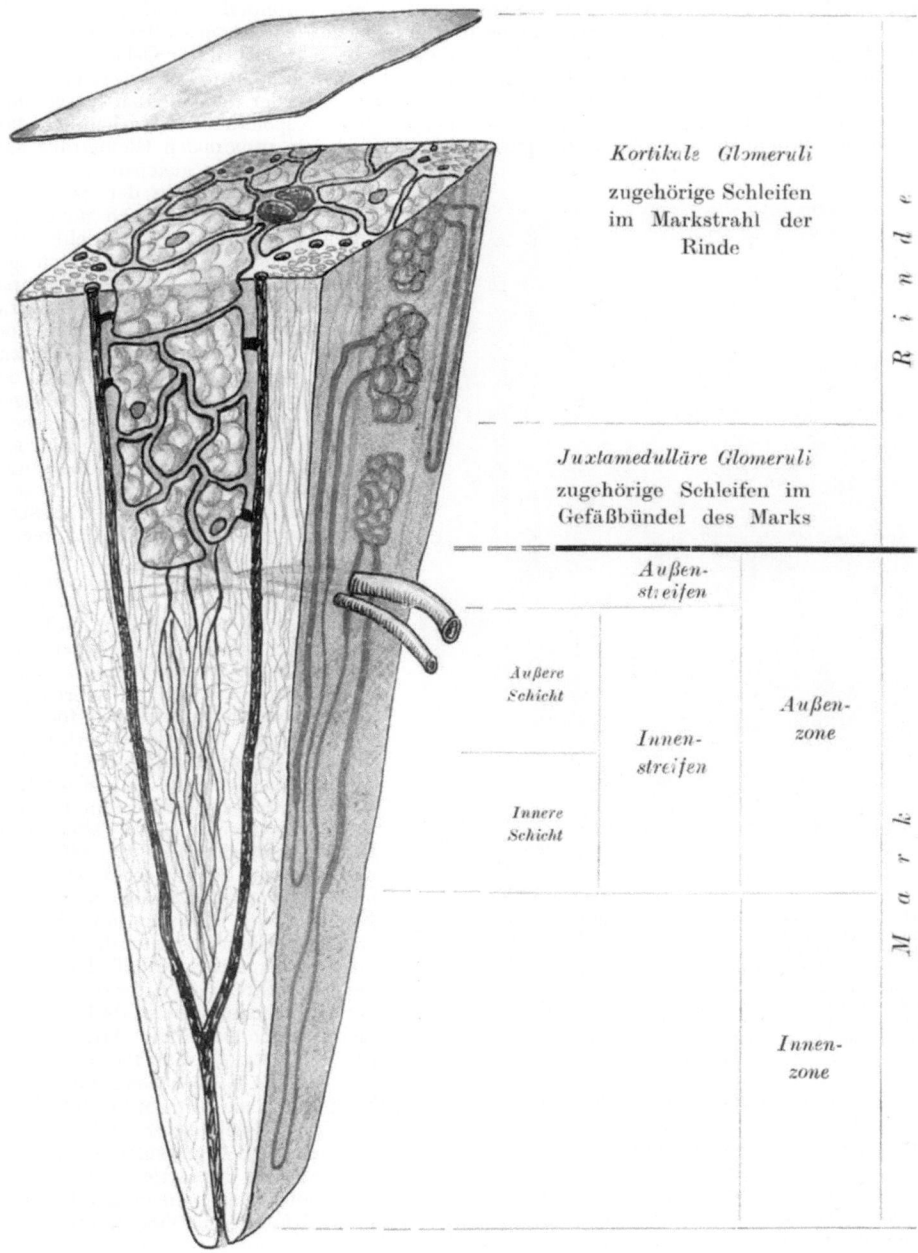

Abb. 11. *Vasculo-nephronische Einheit der Niere* (unter Benutzung des v. MÖLLENDORFFschen Schemas, Lehrb. d. Histologie, S. 346. Jena 1933); PETERSsche Einteilung des Marks in Zonen und Streifen (J. FREY).

strahlcapillaren ergießt und die kurzen Schleifen umspült und anschließend zu den rundmaschigen Capillaren fließt, die die beiden Konvolutsorten umspinnen, um von dort aus durch eine V. lobularis (corticalis radiata) abzuströmen; beim Menschen gibt es außerdem noch in den tiefen Rindenanteilen Vv. corticales profundae. v. MÖLLENDORFF[2] (2) hebt allerdings schon 1930 hervor, daß er bei seinen Injektionsversuchen teilweise andere Befunde erhielt als die hier geschilderten. „Wie dieses Injektionsergebnis zustande kommt, ist nicht ganz leicht zu sagen. Hier muß noch eine nicht aufgeklärte Besonderheit vorliegen" (S. 120).

Im Mark lassen sich die kleinen Gefäße als von recht verschiedenem Kaliber nachweisen. Die dicksten liegen als Vasa recta in Gefäßbündeln, die beim Menschen nur Gefäße enthalten (v. MÖLLENDORFF[2] (2), S. 130) und aus Arterien und Venen bestehen. Der arterielle Anteil dieses Gefäßbündels, das zusammen mit den langen Schleifen der tiefsitzenden Körperchen (juxtamedulläre Glomeruli nach HEGGIE[5]) die der Rinde korrespondierende Markeinheit darstellt, entspringt als Arteriola recta spuria (vas efferens) dem proximalen Glomerulus und ist demnach der gleichen Rindeneinheit zuzuordnen, also der nämlichen A. lobularis. Daß es auch noch eine direkte, glomeruluslose arterielle Markversorgung gibt, wurde vielfach gefunden. Diese als Artt. rectae verae bezeichneten Gefäße fassen TRUETA, BARCLAY, DANIEL, FRANKLIN und PRICHARD[4] (S. 84) als dadurch zustandegekommen auf, daß durch degenerativen Ausfall des dazugehörigen Glomerulus ein einziges durchgehendes Gefäß entstanden sei; v. MÖLLENDORFF (2) hat sich „davon überzeugt, daß Arteriolae rectae verae ... sehr selten sind" (S. 123); nach GÄNSSLEN betragen sie 6—12% der Artt. rectae spuriae. Die Capillaren um die Gefäßbündel herum, die die Schleifen umspinnen — und zwar nach der Papille zu in zunehmendem Maße nur die langen, von denen beim Menschen eine lange auf 7 kurze kommt —, sind längsmaschiger Natur und verringern sich papillenwärts in meist y-förmiger Vereinigung[4]. Es muß weiterhin auffallen, daß man bei gewöhnlichen Tuschedarstellungen mittels Einschwemmung der Farbe in die Körperschlagader in den meisten Fällen einen Kaliberunterschied der Vv. afferentia und efferentia der Glomeruli unter sich und unter verschiedenen Sorten der Knäuel findet. Meistens läßt sich am corticalen Glomerulus nur die Arteriola afferens als dickes Gefäß leicht erkennen, während die Arteriola efferens der tiefsitzenden juxtamedullären Glomeruli gegenüber ihrer Art. afferens deutlich in Erscheinung tritt (J. FREY).

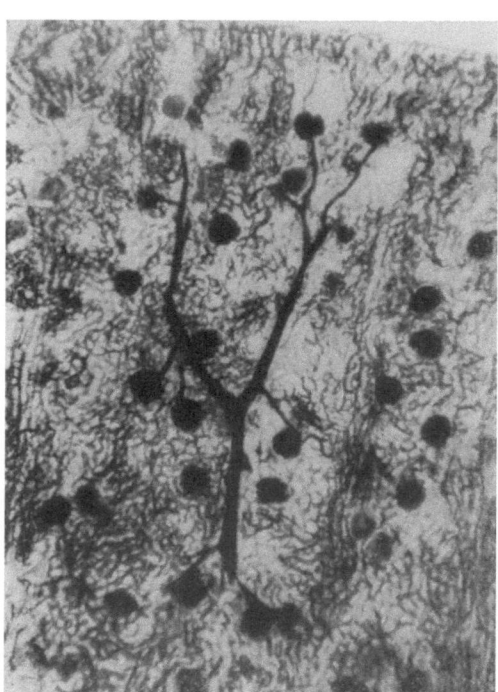

Abb. 12. Ausschnitt aus der Rinde (Kanin.), Gefäßdarstellung mit Tusche. Aufgabelung einer A. lobularis in 2 Äste, von denen sich die abgehenden Arteriolae afferentes als deutlich sichtbare Gefäße darstellen, während die Arteriolae efferentes kaum oder gar nicht kenntlich werden. Das *starke Kaliber der Arteriola afferens* gegenüber dem *feinen Kaliber der Arteriola efferens des kortikalen Glomerulus* wird am obersten Glomerulus des re. Lobularastes besonders deutlich (J. FREY).

Die Abb. 12 u. 13 geben davon Beispiele. Die Oxforder Autoren[4] machten die gleiche Feststellung; sie bringen mittels Neoprene hergestellte Gefäßausgüsse mazerierter Nieren, die in ausgezeichneter und sehr instruktiver Weise zeigen, daß die Art. afferens des juxtamedullären Glomerulus das gleiche Kaliber wie seine Art.efferens besitzt, während sich die Art. efferens der corticalen Glomeruli als sehr dünn darstellt. Diese Kaliberunterschiede sind zweifellos als von großer funktioneller Bedeutung anzusehen. Nach GÄNSSLEN[7] besitzt die Art. afferens eine lichte Weite von 20—50 mü, die Art. efferens eine solche von 15—25 mü.

Daß die einzelnen Teile des Nephrons, gemäß ihrem feineren Bau sowie ihrer Lage in der Nierenmasse, entsprechend bestimmten Gefäßbereichen eine verschiedenartige Funktion besitzen müssen, ist leichter einzusehen als in Einzelheiten nachzuweisen.

Anatomischer Überblick.

Es bestehen neben den Konvolut- und Markstrahlsäulen der Rinde noch Zonen, die sich durch Bau und Lage abgrenzen, ebenso noch Streifen im Mark (K. PETERS[6], siehe Abb. 11), auf die nicht näher eingegangen wird, da sie als bekannt vorausgesetzt werden; sie sind im Hinblick auf die Zuordnung von Gefäßprovinzen, die eine Beteiligung an Gefäß- weitenumstellungen zeigen, von größter Bedeutung für die Orientierung und werden im folgenden mehrfach angeführt. Wir selbst sind geneigt, noch eine Unterteilung des Innen-

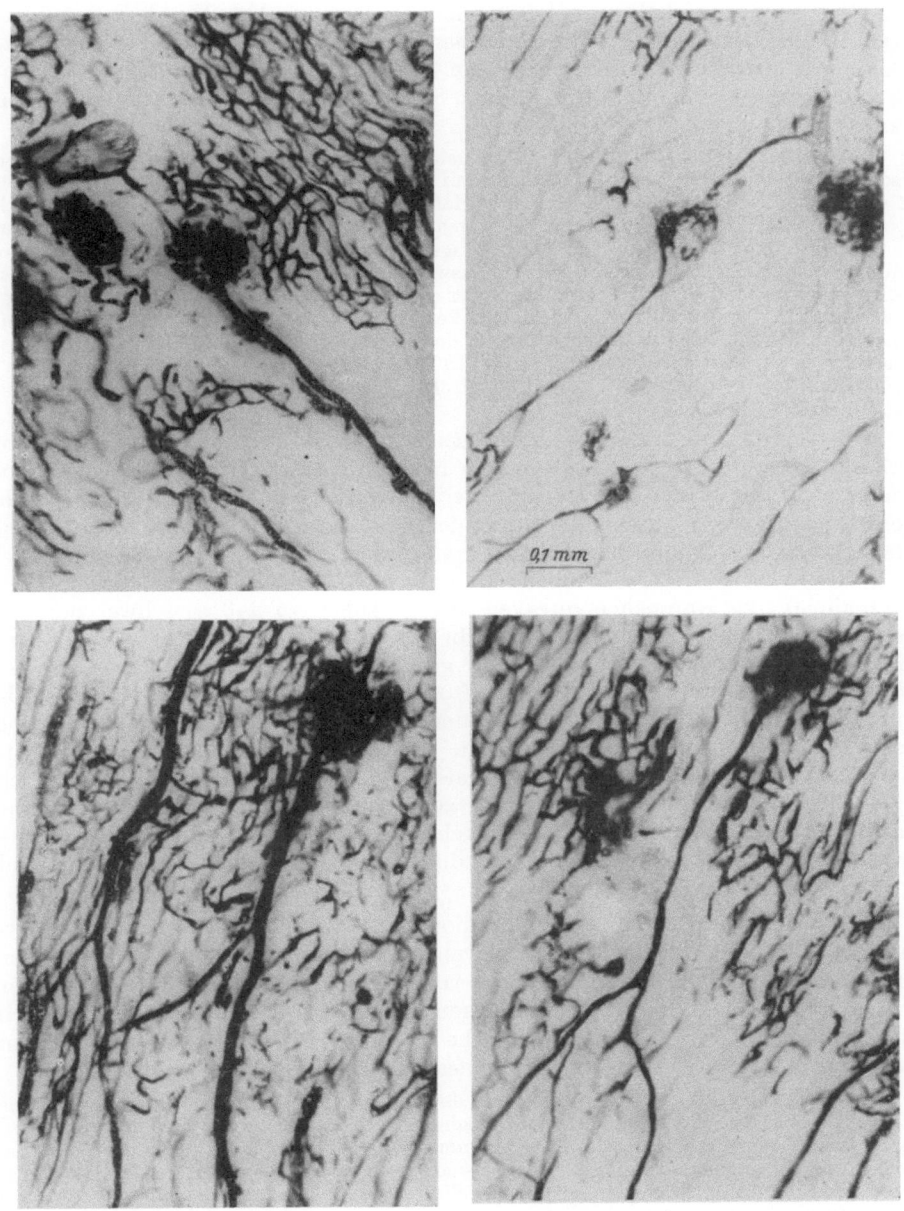

Abb. 13. Im Gegensatz zu den corticalen (Abb. 12) sind die *Kaliber der Arteriolae afferentes und efferentes der tiefsitzenden* juxtamedullären *Glomeruli gleichstark* oder es übertreffen die Artt. eff. die Artt. aff. sogar an Dicke (J. FREY).

streifens der Außenzone des Marks anzunehmen, ohne jedoch durch die Vornahme noch weiterer Differenzierungen das Bestreben nach Einteilungen auf die Spitze treiben zu wollen (J. FREY).

2. Vorhandensein einer Vasomotorik der Nierengefäße.

Nachdem wohl SAUER[8] 1895 als erster eine Beobachtung über einen wechselnden Blutgehalt innerhalb der Säugerniere in einigen Anteilen derselben entsprechend verschiedenen Harnbereitungsarten mitteilte, wurde eine solche funktionell sich ändernde Blutverteilung von E. FREY[1] 1906 auf Grund von Harnabsonderungsstudien erstmalig gefordert. Sie konnte 1931 an der Froschniere von EBBECKE[10] nachgewiesen werden.

EBBECKE fand 3 charakteristische „Füllungsbilder" der Gefäße an der herausgeschnittenen frischen Froschniere bei Lupenbetrachtung auf dem Objektträger: „Die blasse Niere, arm an durchbluteten Glomeruli und arm an Gefäßverzweigungen, die Glomerulusniere, reich an Glomeruli und arm an Gefäßverzweigungen, die rote capillarhyperämische Niere, arm an Glomeruli und reich an Gefäßverzweigungen" (S. 770). Bei Gaben von stark hypertonischen Salzlösungen, Harnstoff, Coffein usw. fand sich im Durchschnitt bei kleineren Mengen und kurzdauernden Einwirkungen eher die Glomerulusniere, bei stärkeren und langdauernden Einwirkungen eine Tubulusniere. Verf. schließt daraus auf 2 Arten der Nierenhyperämie, nämlich eine solche der Glomeruli und eine solche der Tubuli. „Die beiden Arten scheinen sich gegenseitig auszuschließen und in einem *Antagonismus* zueinander zu stehen" (S. 766) und würden demnach einen rhythmischen Wechsel zwischen Ultrafiltrations- und Konzentrationsarbeit bedingen.

1947 teilten TRUETA, BARCLAY, DANIEL, FRANKLIN und PRICHARD[4] vom Nuffield Institute for Medical Research in Oxford einen Durchblutungsantagonismus zwischen Rinde und Mark an der Säugerniere mit; allerdings waren sie nicht bedacht, bei normalen Harnabsonderungszuständen die detaillierte Organdurchblutung zu untersuchen, sondern sie haben ihre umfangreichen Studien auch mittels zum Teil recht hoher Dosen von Wirk- und Arzneistoffen (z. B. Adrenalin 0,1/kg Kaninchen intravenös) ausgeführt, so daß es schwer möglich erscheint, hieraus Vorstellungen über die Harnbereitung an sich zu gewinnen. Die Untersuchungen geben aber einen guten Einblick in die Architektur der Niere. 11—12 Jahre vorher hatte E. FREY[11] Experimente veröffentlicht (1935 und 1936), die in Tuschedarstellung der Nierengefäße eine charakteristische Durchblutungsart innerhalb der Nieren jeweils den Funktionszuständen entsprechend bewiesen. Diese Befunde waren, wie wir folgend noch ausführlich zeigen werden, so typisch, daß man sie wohl als „eigentümlich" für die einzelne Harnbereitungsart bezeichnen, ihre Ursache allerdings nicht mit einem „agonalen Spasmus" (SARRE[12], S. 541) in Verbindung bringen konnte; von FUCHS und POPPER[13] wurden sie bestätigt.

Die Untersuchungen über die Vasomotorik und damit Blutverteilung innerhalb der Niere in Abhängigkeit von normalen Funktionszuständen scheinen uns für das Verständnis der Harnbereitung von solcher Bedeutung zu sein, daß wir sie an einer Reihe von Beispielen belegen wollen. Sie wurden gewonnen durch Einschwemmung von chinesischer Tusche in den großen Kreislauf und damit in die Niere (E. FREY) oder durch Färbung des Gefäßinhaltes mit Benzidin (J. FREY).

Bei der Herstellung der Tuschepräparate der Niere wurde Wert darauf gelegt, daß eine intravasale Druckbeeinflussung und damit mögliche Kaliberänderung tunlichst vermieden werden konnte. Dies wurde durch „Einschwemmung" der Tusche in die Aorta des Versuchstiers (meist Kaninchen, vereinzelt Meerschweinchen) dadurch erreicht, daß in Narkose (Urethan, Äther) eine A. carotis oder brachialis freigelegt und mit einer Kanüle versehen wurde, durch die die chinesische Tusche („biologische", d. h. in physiologischer Kochsalzlösung aufgeschwemmte Tusche von Günther und Wagner) in Mengen von durchschnittlich 5—10 cm³ unter leichtem Überdruck zum Einlaufen kam. Bei Untersuchungen der Wasserdiurese, die — wie wir auseinandersetzten — in Narkose nicht gelingt, wurde nach Einleitung dieser Harnabsonderungsart durch Einverleibung von Wasser mittels eines Magenschlauches am wachen Tier kurz vor Beendigung des Versuchs eine i.v. Urethannarkose zur operativen Behandlung und Tuscheeinschwemmung vorgenommen. Ein Teil der Versuche mit Wasserdiurese wurde nicht in allgemeiner Narkose, sondern in lokaler Anästhesierung am Hals ausgeführt, um die erforderliche Freilegung der Halsschlagader möglich zu machen. Bei einem anderen Teil der Versuche erfolgte die Tuscheinjektion bei eröffneter Bauchhöhle in die Bauchaorta rückläufig nierenwärts, selten wurde das Farbmittel direkt in die Nierenarterie injiziert.

Da es sich im Verlauf der Versuche herausstellte, daß die Vasomotorik der Nierengefäße durch zahlreiche Einflüsse verändert werden kann, was besonders bei den Rindengefäßen der Fall ist und was auch die englischen Autoren[4] fanden, und daß dieser Umstand eine Störung der gewollten Versuchsbedingungen mit sich bringen könnte, haben wir die Beeinflussung des Nierengefäßtonus durch Umstände der Injektionstechnik und vielleicht durch das Injektionsmittel selbst, sowie die mögliche Reizantwort der Nierengefäße auf lokale und allgemeine Druckänderungen durch die Farbstoffinjektion dadurch ausgeschaltet, daß wir nach den Angaben von SJÖSTRAND[14] den Gefäßinhalt mit Benzidin färbten (J. FREY). Man erhält hierbei eine dunkelbraune bis fast schwarze Färbung der Erythrocyten, während die Parenchymzellen ganz leicht gebräunt erscheinen, so daß ihre Differenzierung möglich wird. Die Fotogramme dieser Präparate unterschieden sich dann in der Schwärzung des Gefäßinhaltes nicht von denen mit Tuschekontrast.

In Vorversuchen wurde der Nackenschlag als diejenige Tötungsart ermittelt, die die Nierenvasomotorik unbeeinflußt läßt, während z. B. Tötung durch Überdosierung des Narkosemittels — und dieses auch schon selbst — eine Gefäßerweiterung und Paralyse verursachte.

Wir führen die Unterschiede, die zweifellos zwischen den Ergebnissen der Versuche mit Tuscheinjektion und denen mit Benzidinfärbung des Gefäßinhaltes bestehen, auf beim ersten Vorgehen erfolgende Änderung des Drucks in der Aorta, Betätigung des pressosensiblen Zonen und damit Beeinflussung der Vasomotorik der Niere zurück. Außerdem ist es immer nicht leicht, bei kurzer Tuscheinjektionsdauer eine vollkommen gleichmäßige Füllung aller Nierengefäße zu erreichen. Die Benzidinfärbung hat jedoch ihrerseits einen Nachteil, der in Kauf genommen werden mußte. Sie stellt in jedem Fall den Gefäßinhalt dar, sofern sich überhaupt nur Erythrocyten im Lumen befinden. Das heißt mit anderen Worten, es werden auch von der Zirkulation weitgehend ausgeschaltete, aber erythrocytenhaltige Gefäßbereiche sichtbar, während bei Tuscheeinschwemmung — sofern diese gleichmäßig erfolgt — ruhende Capillaranteile am Fehlen der Tuschefüllung bei erhaltenem Erythrocyteninhalt kenntlich bleiben. Wir glauben jedoch, daß wir auf Grund unserer Erfahrungen aus der Zahl der Versuche eine solche Kenntnis der Verhältnisse gewinnen konnten, daß Fehler und Irrtümer auf ein geringes Ausmaß gedrückt wurden. Immerhin kann man durch den Vergleich der Ergebnisse mit beiden Methoden Aussagen sowohl über Durchblutungsgröße wie Blutfülle eines Gefäßes machen, eine Trennung, die wichtig erscheint.

Die Fixierung des Gewebes geschah mit Formalinlösung oder besser mit Orthscher Lösung. Es wurden zahlreiche Nebenversuche über die Wirkung der Fixierungsmittel und die Art derselben ausgeführt, um auch eine Beeinflussung des Gefäßinhaltes durch die Fixierung selbst kennenzulernen. Es hat sich jedoch ergeben, daß beim Vergleich einer Inspektion der Nierenoberfläche und der Innenfläche nach Anlegung eines Sektionsschnitts mit den gefärbten Präparaten kein bedeutsamer Unterschied besteht. Wenn z. B. das capilläre Netzwerk der Rinde eine geringe Durchblutung bzw. einen erniedrigten Blutgehalt aufwies, so konnte dies bereits an der Blässe oder grauen Farbe der Nierenoberfläche des noch nicht herausgenommenen Organs deutlich ausgemacht werden.

Die nur mit Benzidin behandelten oder die ungefärbten Präparate wurden meist mit schwacher Vergrößerung gemustert, nur selten war eine der üblichen Zellfärbungen zur Erkennung der Zellarten der Niere notwendig. Ein stereoskopischer Einsatz (Fa. Reichert in Wien), sowie die Verwendung von Auflicht (Ultropak mit Gebrauch des Panphots der Fa. Ernst Leitz in Wetzlar) erleichterte die Differenzierung der einzelnen Gefäße und damit die Vermeidung von Täuschungen durch Gefäßüberschneidungen sehr wesentlich.

In die Zahl der Versuche, die jetzt noch fortgesetzt werden, sind bis Ende September 1948 75 Kaninchen und 200 Mäuse einzurechnen. Der erste Versuch wurde am 14. Februar 1933 ausgeführt. Krieg und nachfolgende Schwierigkeiten bedingten zum Teil langdauernde Unterbrechungen der Experimente.

Sehen wir uns nun die Durchblutung einzelner Gefäßbereiche bei verschiedenen Funktionszuständen der Niere an: bei Wassereinsparung mit Konzentrationsarbeit, bei Wasserausscheidung mit Verdünnung des Harns unter das Blutniveau und schließlich die Harnvermehrung durch gesteigerten Filtrationsvorgang mit Angleichung der Harnkonzentration an diejenige des Blutes.

86   Blutverteilung innerhalb der Niere.

Zuerst zeigen wir zwei Nieren während ihrer *Konzentrationsarbeit*, wobei jeweils die Harnmenge gering und das Harngewicht hoch bzw. der Gefrierpunkt des Harns tief liegt. Die Abb. 14 oben (a) stammt von einer Maus, die vor der Tötung 1 Std lang hungerte und durstete, unten (b) von einer solchen, die ½ Std vor der Nierenentnahme 0,0016 Voegtlin-Einheiten Hypophysin pro g Körper-

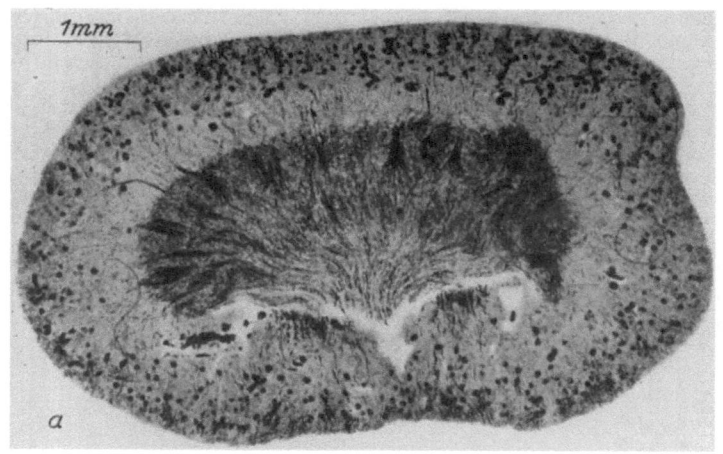

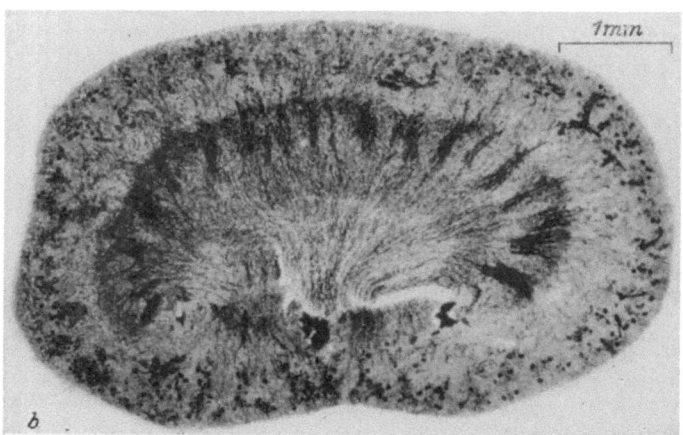

Abb. 14. Teil *a*: Maus Nr. 48/3, 18 g, 1 Std ohne Nahrung. — Teil *b*: Maus Nr. 37/2, 15 g, 0,0016 Voegtlin-Einheiten Hypophysin „Bayer" pro g Tier subcutan. Benzidinfärbungen beider Präparate. Beide Nieren befinden sich im Stadium der *Konzentrierung*, bei der die geringe Durchblutung des Außenstreifens der Außenzone des Marks auffällt; *a* durch Hungern-Dursten, *b* durch Hypophysin bewirkt. Besprechung im Text.
(J. FREY.)

gewicht subcutan erhielt. Man erkennt bei den benzidingefärbten Nieren eine mäßige bis gute Glomerulusdarstellung, vor allem ein sehr scharfes Absetzen des deutlich durchbluteten Innenstreifens gegen den kaum mit Blut versehenen Außenstreifen der Außenzone des Marks. Es scheint deshalb die Rinde der konzentrierenden Niere jedesmal besonders breit zu sein; dies ist jedoch nur dadurch zustande gekommen, daß sich an den wenig bis mäßig gut durchbluteten Rindenbereich ein wenig oder kaum durchbluteter Außenstreifen der Außenzone des Marks ohne jede Trennungslinie anschließt, die sonst sehr gut sichtbar ist. In diesem oft recht blutleeren Außenstreifen können große Vasa efferentia der tiefsitzenden Glomeruli zum Mark ziehend angetroffen werden, sie können aber auch trotz ungedrosselter Markdurchblutung so gering durchblutet sein, daß sie zu fehlen scheinen (Benzidinfärbungen). Der Blutgehalt des Capillarnetzwerkes der Rinde hängt davon ab, wieviel harnpflichtige Stoffe offenbar gerade zur Ausscheidung kommen sollen. Bei Hungertieren ist der corticale Blutgehalt gering; gefütterte Tiere, deren Nieren durch Hypophysin zur Konzentration (Wassereinsparung) gezwungen wurden, lassen meist eine stärkere Rindendurchblutung erkennen. Ebenso wie gelegentlich in den Markstrahlen der Rinde und auch in den Gefäßbündeln des Innenstreifens der Außenzone können auch in der Innenzone des Marks bis zur Papillenspitze — hier etwas häufiger — dicke Gefäße zur Darstellung kommen, die sonst in ihrem Kaliber nicht auffallen. Die Gefäßbündel selbst sind kurz und gedrungen und treten öfters nicht so deutlich wie sonst hervor. Die Capillaren um diese Vasa-recta-Bündel sind in Höhe des Innenstreifens sowohl in äußerer wie innerer Schicht (J. FREY) mäßig bis gut und gleichmäßig dargestellt. Die Innenzone des Marks weist meist keine besonders starke Durchblutung auf.

Bei Tuschedarstellung der Gefäße erhält man prinzipiell den gleichen Zustand, jedoch erscheint hierbei das capillare Netzwerk der Rinde besser gefüllt und der scharfe Absatz von gut und gering durchblutetem Innen- und Außenstreifen des Marks manchmal nicht so deutlich.

Es läßt sich also in der Übersicht über den Durchblutungszustand konzentrierender Nieren sagen, daß Rinde und Mark eine mäßige Durchblutung aufweisen, wobei bei Tuscheeinschwemmungen die Rindencapillaren deutlicher zur Darstellung gelangen als bei Benzidinfärbungen ihres Gefäßinhaltes. Der wechselnde Blutgehalt der Rinde bei der im Zustand der Harnkonzentrierung befindlichen Niere (Wassereinsparung) hängt offensichtlich von der Menge der gerade anfallenden auszuscheidenden Stoffe ab. Das auffälligste aber ist die Blutleere oder -armut der subcorticalen Zone, nämlich des Außenstreifens der Außenzone des Marks.

Anders verhält sich die Gefäßweite bei einer *Wasserdiurese*, von der Abb. 15 oben einen Kaninchenversuch mit Gefäßdarstellung durch Tuscheinjektion, unten einen Mäuseversuch mit einer solchen durch Benzidinfärbung zeigt. Die Durchblutung der Glomeruli ist in den allermeisten Fällen sehr herabgesetzt, was besonders an den Tuschepräparaten zum Ausdruck kommt, während die Benzidinpräparate ein deutlicheres, teilweise sogar gutes färberisches Hervortreten der Glomeruli aufweisen. Wie wir schon erwähnten, braucht eine auffallende Benzidinfärbung nicht gleichbedeutend zu sein mit einer starken Blutdurchströmung; wir haben hier ein Beispiel vor uns, wo die Tuschebeimengung zum Blut die Durchströmungsverhältnisse besser aufzeigt. Die Tuscheeinschwemmungen lassen erkennen, wie dies auf dem linken Bild der Abb. 16 sichtbar wird, daß die Glomeruli nur wenig vom Blut durchflossen werden, während die Benzidinfärbung aussagt, daß der Gefäßinhalt der Schlingen aus Erythrocyten besteht. Das heißt aber mit anderen Worten: die Glomerulusdurchblutung ist eine stark herabgesetzte; nicht infolge einer Engerstellung der gesamten Schlingengefäße, sondern durch Drosselung des Lumens der Arteriola afferens (möglicherweise auch der Art. efferens). Dieses Gefäßverhalten deutet auf einen verminderten Blutdurchfluß durch die Schlingen bei vermehrter Eindickung ihres Inhalts hin. An den Vasa recta kann man unter Umständen ein gleiches färberisches Verhalten wie an den Glomeruli vorfinden. Außerdem kann eine Reziprozität der Stärke der Glomerulusfärbung mit Benzidin und der Ausbildung der Wasserdiurese gefunden werden: ist das typische Gefäßbild der Wasserdiurese im Außenstreifen des Marks zustande gekommen, so ist auch bei der Benzidindarstellung der Glomerulus geringer geschwärzt als bei weniger charakteristischem Gefäßverhalten, wo er bei Lupenvergrößerung als dunkler Punkt sich abhebt.

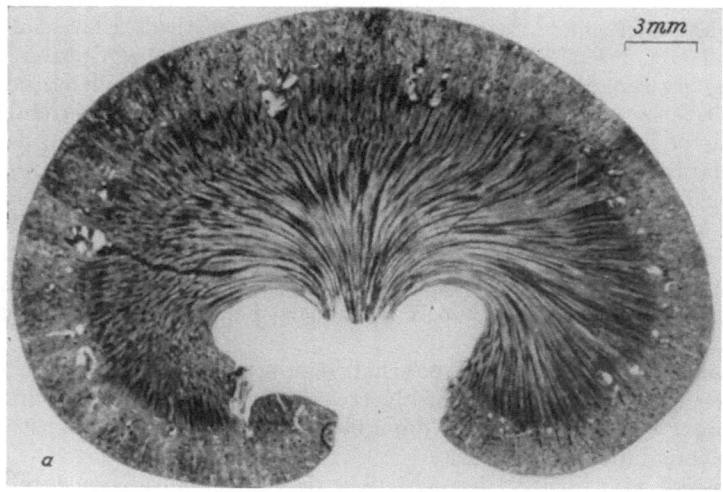

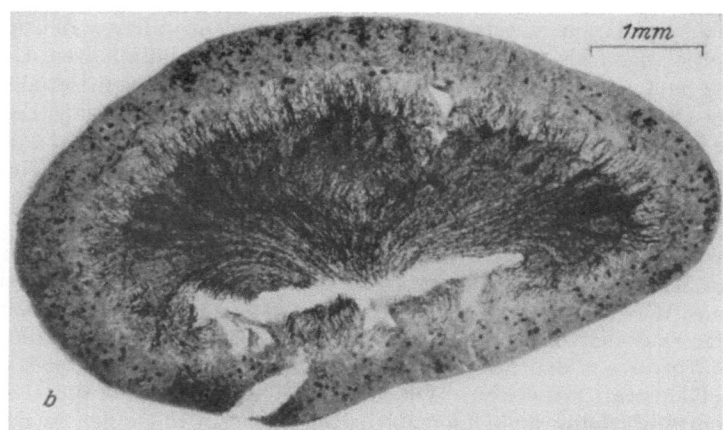

Abb. 15. a: Kaninchen Nr. 49, 3000 g. Am Vorabend 150 cm³ H$_2$O oral, am Versuchstag (29. 2. 36) morgens nochmals 150 cm³ H$_2$O mit Schlauch in den Magen. Danach Auftreten einer Wasserdiurese mit Harn-Δ von —0,14 bis 0,17°. 2 Std nach oraler Wassereingabe Novocainanästhesie am Hals und Einbinden einer Carotiskanüle, Tuscheinfusion und Herausnahme der Nieren. — b: Maus Nr. 119/1, mit Sonde 2 cm³ H$_2$O in den Magen. Benzidinfärbung. — Man erkennt auf beiden Bildern (a u. b) die Blutfülle des Außenstreifens der Außenzone des Marks infolge einer *Wasserdiurese* (im Gegensatz zur Blutarmut dieses Capillarbereichs bei Harnkonzentration in Abb. 14); die übrigen Gefäßreaktionen bei dieser Art der Harnbereitung sind im Text beschrieben (E. und J. FREY).

Am auffälligsten ist bei der Wasserdiurese die Gefäßdarstellung in der Außenzone des Marks, was sich einheitlich bei Tusche- und Benzidinuntersuchungen abzeichnet: die Grenze zwischen Innen- und Außenstreifen dieser Zone ist nicht, wie bei der konzentrierenden Niere, scharf abgesetzt, sondern verwaschen. Dies kommt besonders deutlich auf dem linken Bild der Abb. 15 heraus. Eine Reihe annähernd gleichlanger, gut gefüllter und auch dilatierter Gefäße stößt von dem

Innenstreifen aus in den Außenstreifen der Außenzone des Marks bis zur Mark-Rindengrenze vor. Diese Gefäße zeigen einen undulierenden Verlauf und stellen nicht, wie die Durchmusterung der Präparate mit stärkerer Vergrößerung zeigt, eine rindenwärts gerichtete Fortsetzung der Gefäßbündel des Innenstreifens dar. Vielmehr finden sich dilatierte Artt. efferentiae der tiefsitzenden Glomeruli, die gut gefüllt erscheinen, sowie ein längsmaschiges Netz von Gefäßen, die etwas dilatierter als die Capillaren sind, aber nicht das Kaliber der Vasa recta der Gefäßbündel erreichen und sich nicht als Markstrahlen in die Rinde fortsetzen; und schließlich ist in dieser Zone auch ein rundmaschiges Capillarnetz in der Nähe großer Venen nachweisbar. Es ist also eine reichliche Blutfülle im Außenstreifen der Außenzone des Marks zu sehen, die in der Höhe der untersten Glomeruli beginnt und noch etwas in den Innenstreifen mit den Gefäßbündeln hineinreicht.

Die Markstrahlen der Rinde sind in den ausgesprochenen Fällen von Wasserdiuresen gar nicht zu sehen, während sie bei leichten Diuresen dieses Typs schwach sichtbar werden können. Das Mark zeigt durchweg eine gute Durchblutung, wobei die Gefäßbündel des Innenstreifens nicht so deutlich ins Auge fallen, da die sie umgebenden Capillaren reichlich Blut und Tusche enthalten. Nur selten sieht man in der Innenzone einige große solitäre Gefäße, die auch bis zur Papillenspitze herunter sichtbar sind.

Man kann auch bei einem und demselben Tier nacheinander das Gefäßbild der Wasserdiurese und das der Eindickung erhalten (E. Frey[11]): gibt man einem Tier, das sich in der Wasserdiurese befindet, nach Herausnahme der einen Niere Hypophysin, so stellt sich die restierende Niere sofort auf eine Konzentrationsarbeit um; die Nieren zeigen dann bis in ihre Einzelheiten die typischen Gefäßweitenumstellungen, wie sie für beide Beispiele der Wasserbearbeitung vorausgehend dargestellt wurden.

Zusammengefaßt stellt sich demnach das Gefäßbild der Wasserdiurese folgend dar: bei nicht sehr starker Durchblutung des Rindencapillarnetzes und geringgradiger der Markstrahlen der Rinde sowie recht schwachem Blutfluß durch die Glomerulusschlingen ist jetzt eine besonders gute Durchblutung und Blutfülle der subcorticalen Markzone (Außenstreifen der Außenzone) in ihren undulierenden Gefäßen eingetreten.

Es ist eine Selbstverständlichkeit, daß es entsprechend weniger charakteristische Bilder gibt, wenn der Anlaß zur Art der speziellen Harnbereitung ein geringerer ist; daß weiter je nach den vorliegenden Bedingungen noch Variationen vorkommen, die durch Art und Menge der anfallenden harnpflichtigen Stoffe verursacht werden können.

Und schließlich konnten wir noch in unseren Säugetierexperimenten finden (J. Frey) — und hiermit bestätigen wir den Befund Ebbeckes[10] von der Froschniere —, daß einmal die Intensität der Funktionszustände beider Nieren wechseln kann, daß zum zweiten verschiedene Funktionszustände in den Nieren des gleichen Tiers anzutreffen sind, und daß drittens auch innerhalb einer Niere verschiedene Harnbereitungsarten vorliegen können, was am seltensten gesehen wurde. Immerhin ist ein wechselndes Verhalten der Nieren während eines gleichmäßigen Reizes auf das gesamte Tier, beurteilt nach dem Gefäßverhalten mittels der Benzidinmethode, doch so oft anzutreffen (etwa 10% aller Versuche), daß diesem Umstand eine nicht zu vernachlässigende Bedeutung zuzumessen ist, insbesondere, wenn vergleichende Untersuchungen des Harns aus beiden Nieren zur gleichen Zeit vorgenommen werden.

Einige Beispiele (Mäuseniere) von verschiedenen Funktionszuständen der Niere zur gleichen Zeit. Vers. Nr. 24: li. Niere in der Rinde blutleerer als re. — Nr. 139: nach Adrenalin sind die Markcapillaren der li. Niere besser gefüllt als die der re. — Nr. 20: nach oraler Wassergabe bietet die li. Niere das Bild einer leichten Wasserdiurese, die re. das einer Filtrationsdiurese. — Nr. 29: nach Hypophysin steht die re. Niere in leichter H_2O-Diurese, während die li. eindickt. — Nr. 39: nach oraler H_2O-Gabe zeigt die re. Niere in der Mitte und am unteren Pol das Bild der Wasserdiurese, am oberen Pol dasjenige der Konzentrierung.

Schließlich ist noch auf die dritte Harnbereitungsart einzugehen, nämlich auf die sogenannte *Glomerulusdiurese*, wie sie eintritt nach gefäßerweiternden Mitteln z. B. der Purinkörperreihe (Coffein, Euphyllin usw.), nach Gaben von Salz-

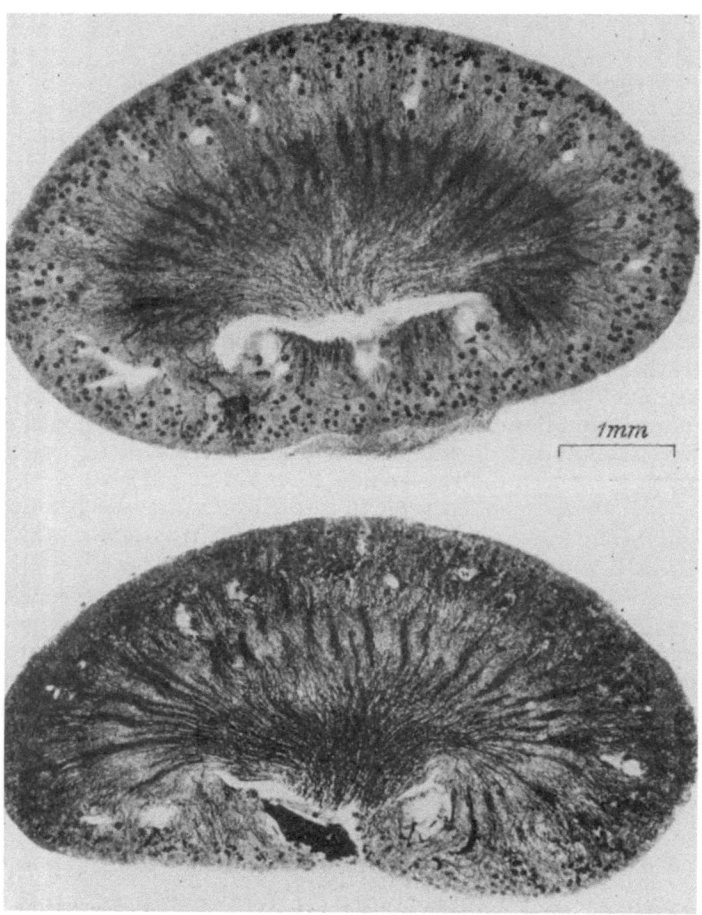

Abb. 16. Oben: Maus Nr. 113; 2 cm³ physiol. NaCl-Lösung intraperitoneal. Unten: Maus Nr. 116; 2 cm³ 10%ige NaCl-Lösung intraperitoneal. — Oben leichte, unten starke *Glomerulus-* oder *Filtrationsdiurese* mit starker Glomerulus-, Markstrahl- und Gefäßbündeldurchblutung; Einzelheiten im Text (J. FREY).

lösungen besonders in hypertonischen Konzentrationen (NaCl, Glaubersalz u. a.) als sogenannte Salzdiurese und bei Anfall von harnpflichtigen Stoffen (Harnstoff usw.).

Als Leitbeispiel diene Abb. 16, die oben eine ganz leichte (2 cm³ physiologische Kochsalzlösung intraperitoneal), unten eine starke NaCl-Diurese (2 cm³ 10%ige NaCl-Lösung intraperitoneal) an der Maus zeigt. Hier fällt zuerst einmal (gleicherweise bei Tusche- wie bei Benzidindarstellungen) eine sehr starke Schwärzung aller Glomeruli auf, was in Übereinstimmung beider Methoden eine erhebliche Durchblutungssteigerung der Knäuel in allen Bereichen der Rinde bedeutet.

Diese Feststellung ist eine erneute Bestätigung der Lebendbeobachtungen von RICHARDS und SCHMIDT[15], die nach Salz- und Glucoseinjektionen Durchblutungssteigerungen der Glomeruli des Frosches auf das 2—3fache sahen und bildlich darstellten; auch EBBECKE[10] erhob an herausgeschnittenen Froschnieren gleiche Befunde, WATANABE[16] und BRÜHL[17] sahen am Froschpräparat dasselbe und auch E. FREY[18] kam zu diesem Resultat, indem er in Flachschnitten an der in situ befindlichen, durchbluteten Kaninchenniere nach Salz-

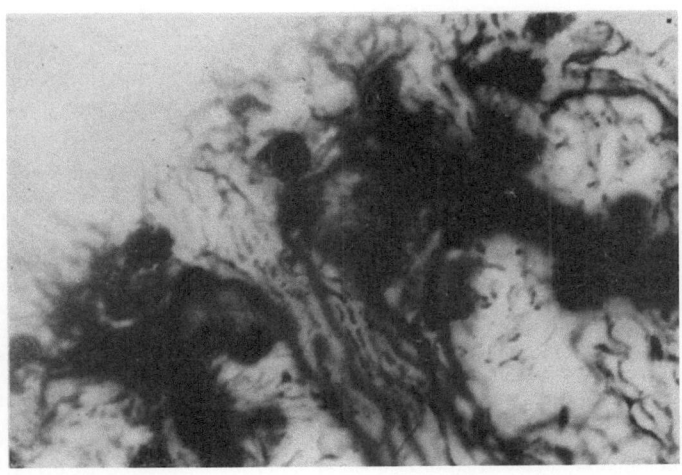

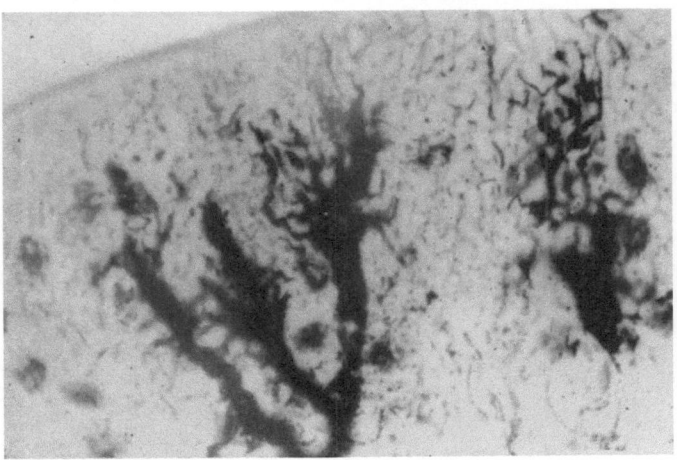

Abb. 17. Oben: Maus Nr. 41/4, 15 g; 0,018 g Coff. natr. salicyl. s. c., linke Niere. Unten: Maus Nr. 157, 15 g; 0,005 Voegtl.-Einh. Hypophysin „Bayer"/g s. c., linke Niere. Benzidinfärbungen. — Oben Abfluß des Blutes aus dem längsmaschigen Capillarnetz, unten aus dem rundmaschigen direkt in die Vv. lobulares der Rinde. *Funktionell bedingter* Unterschied des jeweiligen *Blutabflusses aus dem Capillargebiet der Nierenrinde* (J. FREY).

injektionen ein erneutes Bluten der angeschnittenen Glomeruli, die sich jetzt deutlich hellrot abhoben feststellen konnte.

Diese verstärkte Glomerulusdurchblutung bei der Diurese solcher Art tritt beim Vergleich mit dem Verhalten der normalen und mit der in Wasserdiurese befindlichen Niere besonders deutlich zutage.

Weiter fällt bei den Glomerulus- oder Salzdiuresen sowohl bei Beobachtung ihrer Oberfläche in vivo wie an Schnitten die durch Blutfülle hervorgerufene starke Rötung dunklerer Tingierung, also eine Kongestionierung, auf. Diese Mehrdurchblutung betrifft bei flüchtiger Betrachtung eigentlich das ganze Organ in Rinde und Mark, läßt sich jedoch bei genauerer Musterung der Serienschnitte der Präparate in charakteristischer Weise differenzieren, so daß gegenüber einer allgemeinen Gefäßparalyse des Organs oder des Organismus (z. B. bei schwerem Kollaps unter Verlust der Ansprechbarkeit auch der Nierengefäße für vasokonstriktorische Reize) eine Unterscheidung gut durchführbar ist. Diese weitere Charakterisierung der Glomerulusdiurese hinsichtlich ihrer normalen Vasomotorik wird folgend gegeben (Abb. 17). Die Capillaren der Rinde weisen durchweg sowohl in ihrem rund- wie längsmaschigen Anteil (Markstrahlen) eine Blutfülle auf; dies jedoch mit bezeichnenden Unterschieden.

Immer findet man im rundmaschigen Capillarnetz vermehrten Blutgehalt und größere Durchblutung als bei eindickender Niere, aber doch bei weitem nicht so stark wie in anderen Capillarbereichen. Gibt man gleichzeitig zum Reiz der Glomerulusdiurese Hypophysin — worauf wir noch näher zurückkommen —, so ist das rundmaschige Gefäßnetzwerk der Konvolute nicht oder nur gering vermehrt durchblutet. Vor allem aber ist das längsmaschige Capillarnetz der Markstrahlen der Rinde ausgezeichnet durchblutet und diese Mehrdurchblutung in dem genannten Capillarbereich ist geradezu als eines der Charakteristika anzusehen. Ein solches Verhalten kommt bereits bei einer leichten Kochsalzdiurese (Abb. 16 oben) zum Ausdruck, kann aber auch auf allen anderen Abbildungen von Glomerulusdiuresen gesehen werden. Diese starke Gefäßzeichnung der Markstrahlen ist fast bis zur Cortex corticis vordringend nachweisbar. Daß von den erweiterten Markstrahlcapillaren das Blut nicht erst über den Weg des rundmaschigen Netzes zur V. lobularis (corticalis radiata) abfließt, wie man annimmt (siehe S. 80/82), sondern bei den Glomerulusdiuresen seinen Weg direkt in diese Vene nehmen kann, ist in Abb. 17 oben an einer Mäuseniere (Benzidinfärbung) unter Coffeindiurese zu sehen. Die gleiche Abbildung enthält in ihrem unteren Teil in Beispiel einer konzentrierenden Niere, wobei das Capillarblut aus dem rundmaschigen Anteil der Rindengefäße zur Lobularvene abströmt. Es läßt sich demnach feststellen, daß es der Funktionszustand der Niere ist, der dem durchfließenden Blut seinen Weg weist, ein Weg, der hier im besonderen Fall des Abfließens des Capillarblutes aus der Rinde ein zweifacher ist: einmal wird es bevorzugt aus den längsmaschigen Capillaren, zum zweiten aus den rundmaschigen Gefäßchen in die V. lobularis geleitet. Es tritt also ein funktionell bedingter Wechsel der Blutdurchströmung der Rindencapillaren ein, die im Fall der Harnkonzentrierung (und auch des Ausscheidens der Harnfixa) das rundmaschige, im Fall der Diurese mit vermehrter Filtration das längsmaschige Gefäßnetz bevorzugt. Hierdurch finden auch die von den Morphologen angetroffenen wechselnden Injektionsergebnisse der Rindencapillaren von der venösen Seite aus (v. MÖLLENDORFF[2] (2), S. 120) ihre Aufklärung (J. FREY).

Auch das Mark erscheint bei der Glomerulusdiurese ganz allgemein stark durchblutet und kongestioniert, wobei auch hier eine Differenzierung einzelner Capillarbereiche wertvoll ist.

Der Außenstreifen der Außenzone ist in allen kleinen Gefäßen, die einen deutlich undulierenden Verlauf nehmen, gut durchblutet, jedoch ist ihre Dilatation nicht so ausgeprägt wie bei starken Wasserdiuresen, so daß dieser Streifen bei der Glomerulusdiurese etwas heller als andere Capillarbereiche der gleichen Niere (z. B. Markstrahlen) erscheint. Wird zum Filtrationsreiz gleichzeitig Hypophysin gegeben, so ist das rundmaschige Capillarnetz hier ebenso noch weniger durchblutet, als dasjenige weiter rindenwärts um die Konvolute. Die im Außenstreifen liegenden Artt. efferentiae der tiefsitzenden Glomeruli sind entsprechend der allgemeinen Kongestion dilatiert und sehr deutlich zu sehen.

Der Innenstreifen der Außenzone des Marks weist stets eine starke Füllung der zu Gefäßbündeln zusammengefaßten Vasa recta auf, so daß trotz vermehrter Durchblutung der Umgebung in den meisten Fällen die „Tigerung" des Innenstreifens deutlich hervortritt (Abb. 16). Die Gefäßbündel setzen sich bei dieser Dieseart nach außen und innen zu weiter fort: einmal bei der Maus rindenwärts als konisch zulaufende zipfelige Fortsätze, die sich bei stärkerer Vergrößerung als ein zu einem größeren Gefäß vereinigter Zusammenfluß von Venulen in eine V. arcuata oder in einen Basalteil einer V. lobularis darstellen; beim Kaninchen weisen diese Venulen nicht eine zipfelige, sondern eine kamm- oder quastenförmige Vereinigung auf, ehe sie in die V. arcuata oder den Basalteil der V. lobularis unmittelbar einmünden. Diese aus Vasa recta bestehenden Gefäßbündel erfahren bei der Glomerulusdiurese aber auch eine Verlängerung weiter papillenwärts bis zur Innenzone hin. Im Gegensatz zur eindickenden Niere, wo wir besonders kurze Gefäßbündel des Innenstreifens sahen, erfahren diese bei den „Filtrationsdiuresen" (J. FREY) eine Verlängerung nach außen und innen, was für die Funktion der Bündel möglicherweise von Bedeutung sein kann.

Soviel über die Gefäßbündel, die Achse der Markeinheit der Niere. Um diese herum ist ebenfalls ein Capillarnetz angeordnet, das bei der Glomerulusdiurese als feines, gemischt rund- und längsmaschiges immer sehr reichlich durchblutet erscheint. Man sieht, wie dieses Gefäßnetz sich allermeist gegen den oft nicht so stark bluthaltigen Außenstreifen absetzt, allerdings im Gegensatz zur konzentrierenden Niere nur gleichsam verwischter. Diese äußere Schicht des Innenstreifens der Außenzone des Marks ist bei allen Funktionszuständen der Niere stets als gut mit Blut gefüllt zu sehen, soweit dies aus Benzidinfärbungen zu erschließen ist. Bei Tuschefüllung kommt diese Kongestionierung nicht so sehr zum Ausdruck, so daß aus diesem Verhalten geschlossen werden kann, daß die Blutdurchströmung der dort liegenden Gefäße, nicht ihr Kaliber, einem Wechsel unterworfen ist. Die innere Gefäßschicht des Innenstreifens (um die Vasa recta-Bündel herum) ist bei Glomerulusdiuresen manchmal auffallend leer (nie bei Wasserdiuresen und konzentrierenden Nieren), manchmal mäßig, selten stark durchblutet; eine Regel für das verschiedene Verhalten dieses Capillarbereichs hat sich nicht finden lassen.

Die Innenzone des Marks ist bei dieser Diureseart stark durchblutet; dabei ist manchmal auch eine leichte Bündelung der Gefäße zu erkennen. Die Papillenspitze, von der — in einigen Präparaten sichtbar — manchmal lange Gefäße bis zur Mark-Rindengrenze zurückkehren, ist bei Glomerulusdiuresen vielfach stark durchblutet und dann bei schwacher Vergrößerung als dunkle Kappe sich abhebend sichtbar. Ihre Gefäße, die eine Vereinigung aus höheren Markcapillaren darstellen, sind dicker und spalten sich in Richtung zur Rinde wieder capillär auf.

Die Glomerulusdiuresen mit ihrem bezeichnenden Gefäßverhalten lassen sich bei einer Reihe von Stoffen finden. Coffein bietet das ausgesprochenste Bild hierfür, jedoch ist die Gefahr der Überdosierung des Mittels und damit des Entstehens eines Kollapsbildes der Niere gegeben. — Ein anderer Purinkörper, das Euphyllin, zeigt ebenfalls das typische Bild; hierbei ist es allerdings nicht so ausgesprochen wie bei Coffein, und es kommt bei Überdosierung leicht zu Krämpfen der Tiere (Mäuse), wodurch wiederum die Vasomotorik beeinflußt wird. — Vom Amylnitrat haben wir nur in den ersten Minuten nach Beginn der Inhalation eine Vasodilatation der Mäuseniere gesehen, die sich im Gefäßbild wie bei einer Glomerulusdiurese darstellt; im weiteren Verlauf des Inhalierens der Substanz schwindet dieses Bild wieder zusehends — bis auf eine starke Kongestionierung der äußersten Rindenschicht —, obwohl die Gefäße der Schnauze, der Pfoten und des Schwanzes weiterhin stark dilatiert bleiben. Hier greifen offensichtlich alsbald Gegenregulationen in die Gefäßvasomotorik der Niere ein, weshalb in der Deutung der Befunde mit diesem Mittel eine gewisse Vorsicht geboten erscheint, insbesondere wenn die Inhalation über längere Zeit oder gar bis zum Tode fortgesetzt wird[4]. Es ist interessant, daß sich im Anfang der Amylnitritinhalation der Cortex corticis in der Gefäßweitenregulation wie das sichtbare Hautgebiet verhält, was vielleicht aus seiner Versorgung auch durch die Kapselarterien herzuleiten ist; die intrarenale Vasomotorik ist demnach anderen Regeln unterworfen. — Mit Harnstoff erhält man trotz großer Dosen nur ein mäßiges Bild der Glomerulusdiurese, obwohl ja auch von diesem Stoff hinlänglich bekannt ist, daß er eine Harnvermehrung verursacht. Dieses Verhalten weist ebenfalls darauf hin, daß bei seiner Elimination noch ein anderer Vorgang als ein diuretischer beteiligt ist. — Sehr ausgesprochene Bilder, die über lange Zeit erhalten bleiben, liefert das Kochsalz. Im Vergleich zum Harnstoff zeigt auch dieses Gefäßverhalten auf, daß das Kochsalz nur durch den filtrativen Vorgang zur Ausscheidung gelangen kann; wir haben im Kap. IX ausführlich davon gesprochen.

Nun ist noch eine Harnvermehrung zu erwähnen, die sich gleichfalls als Glomerulusdiurese charakterisieren, diesmal aber nicht durch ein Salz, sondern sogar durch das Hormon der Posthypophyse erreichen läßt (E. FREY[19]). HOUSSAY[20] fand bei Hund und Katze im Gegensatz zu Kaninchen und Meerschweinchen auf Hypophysin eine diuretische Wirkung, bei der der Einfluß einer Narkose eine Rolle spielt (P. TRENDELENBURG [21], JANSSEN [22]). Die bekannte Wirkung der Harnmengenverminderung und diese diuretische deutet FROMHERZ [23] als eine Frage der Konzentration des Hormons. Es scheint allerdings auch neben der Dosengröße die Applikationsart Einfluß zu haben, wenn auch die Angaben der einzelnen Autoren über diesen Punkt auseinanderweichen. Wir sind dieser Frage mittels Gefäßinhaltsdarstellungen (Benzidin) an der Mäuseniere nachgegangen (J. FREY).

Es wurden zu diesem Zweck 41 unnarkotisierten Mäusen verschieden große Dosen von Hypophysin „Bayer" (3 V.E. im Kubikzentimeter) subcutan injiziert (0,1—0,0001 V.E./g Maus); $\frac{1}{2}$ Std nach der Injektion wurden sie getötet.

Auch mittels Tuschedarstellung der Gefäße sowie durch Harnuntersuchungen läßt sich die Harnvermehrung nach Hypophysin als Glomerulusdiurese charakterisieren (E. FREY [19]). Es ist also auch durch Hypophysenhormon möglich, eine Glomerulusdiurese zu erzeugen, und zwar durch einen Anteil des Hinterlappens, da dieser Diuresetyp mit Anwendung von Tonephin und Hypophysin „Bayer" ausgelöst werden kann. Inwieweit diese Wirkung des HHH bei der normalen Harnbildung eine Rolle spielt, läßt sich noch nicht sagen.

Bei Interferenz des Reizes zu den verschiedenen Harnbereitungsarten treten nun gegenüber der einen die beiden anderen in den Hintergrund oder sind überhaupt nicht mehr auszulösen. Und zwar ist es die Glomerulusdiurese, die sich gegen die Wasserausscheidung in Form der Wasserdiurese und gegen die Wassereinsparung der Niere mit ihrem Harn- und Gefäßverhalten durchzusetzen vermag. Hierfür seien einige Beispiele angeführt (J. FREY), gewonnen an Mäusenieren mittels der Benzidingefäßdarstellung.

Abb. 18 zeigt im oberen Teil eine Glomerulusdiurese durch Coffein, im mittleren den eindickenden Effekt durch Hypophysin; im unteren Teil wird die Anwendung von Coffein *und* Hypophysin gezeigt: hierbei erkennt man die Eigentümlichkeiten im Gefäßverhalten einer Glomerulusdiurese, wobei aber als Unterschied zur reinen Coffeindiurese die mittleren und unteren Teile der Konvolutsäulen der Rinde eine Durchblutungsminderung zeigen. — Das gleiche Verhalten zeigt sich mit Euphyllin (Abb. 19). Bei Harnstoffeinverleibungen in großen Dosen, die immer eine anfänglich sehr starke Harnvermehrung bedingen, läßt sich ebenfalls die konzentrierende Wirkung des HHH durchbrechen, wie in Abb. 20 sehr deutlich zum Ausdruck gebracht wird. Aber auch die Harnvermehrung durch orale Wasseraufnahme am unnarkotisierten Tier (Wasserdiurese) wird durch einen Filtrationsreiz (hier Coffein) im Gefäßbild auf eine Harnvermehrung des anderen Typs umgeschaltet, nämlich auf eine Glomerulusdiurese, wie es der Unterschied im Gefäßverhalten der Abb. 21 darstellt: der obere Teil läßt die typische Capillarzeichnung der Wasserdiurese, der untere Teil (dem Tier wurde nach der Wassereingabe in den Magen Coffein injiziert) diejenige der Glomerulusdiurese gut erkennen, wie wir es beschrieben haben.

Es läßt sich also, wie die Beispiele zeigten, die Tätigkeit der eindickenden Niere — oder, was das gleiche bedeutet, die Wirkung von HHH — ebenso durch einen Reiz für eine Glomerulusdiurese durchbrechen wie die Tätigkeit der physiologisch vorkommenden Wasserausscheidung, nämlich der Wasserdiurese: die beiden Funktionszustände der Wasserausscheidung und Wassereinsparung gehen in die Glomerulusdiurese über. Der Reiz für eine filtrative Harnbereitungsart der Niere wird demnach nicht paralysiert durch die Höhe des Blutgehaltes an nierenwirksamem Hypophysenhinterlappenhormon, das innerhalb gewisser Grenzen schwankt und während der wasserausscheidenden Funktion der Niere niedriger ist als bei wassereinsparender (siehe Kap. VI); die *Filtrationsdiurese ist gegenüber den wasserbearbeitenden Nierenfunktionen dominant* (J. FREY). Dieses aus dem

Vorhandensein einer Vasomotorik der Nierengefäße.

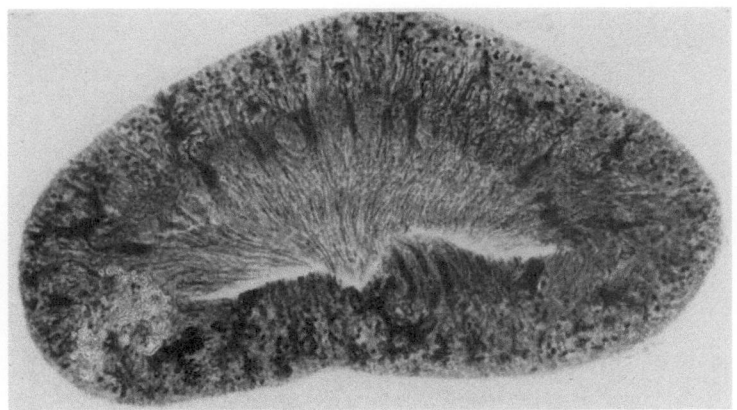

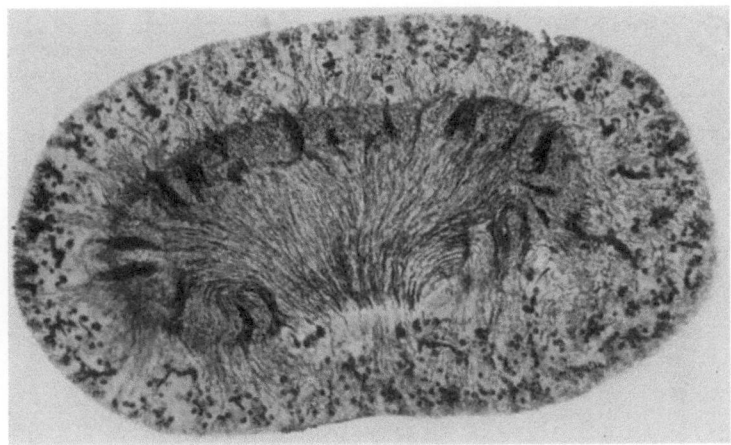

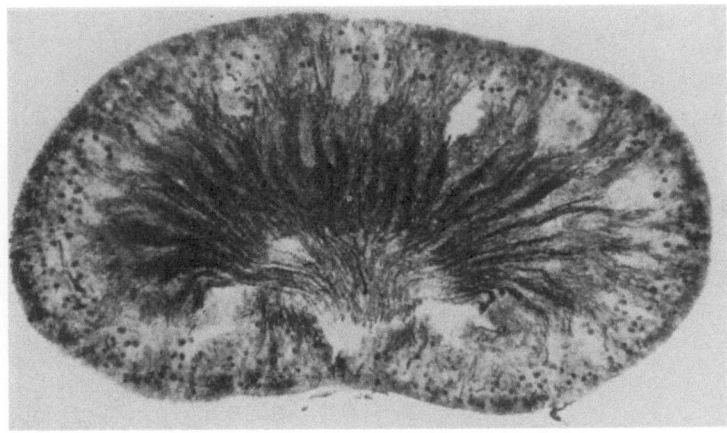

Abb. 18. Oben: Maus Nr. 19/3, 0,05 g Coff. natr. salicyl. subc.; starke Filtrationsdiurese durch Coffein. — Mitte: Maus Nr. 24/3, 0,001 Voegtl.-Einh. Hypophysin „Bayer" pro g Maus subc.; eindickende Niere. — Unten: Maus Nr. 66/3, 0,00093 Voegtl.-Einh. Hypophysin „Bayer" pro g Maus und 0,015 g Coff. natr. salicyl. subc.; starke Filtrationsdiurese. — Der Reiz für eine *Filtrationsdiurese (Coffein) setzt sich gegenüber* dem für *Wassereinsparung* (durch HHH) *durch* (J. Frey).

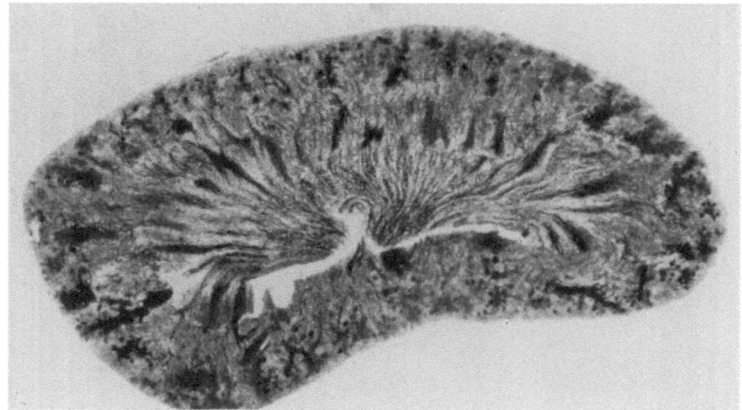
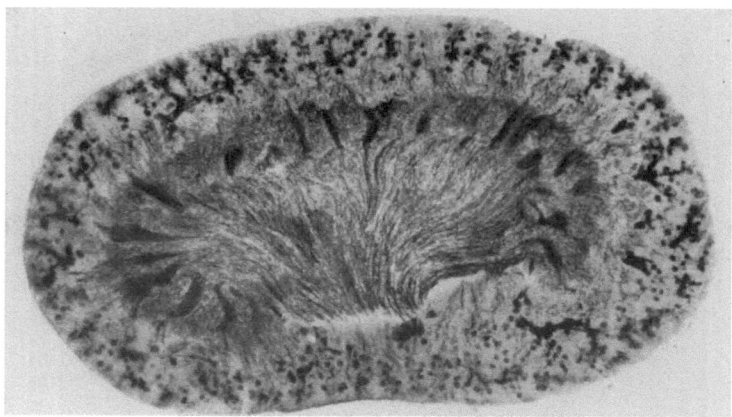
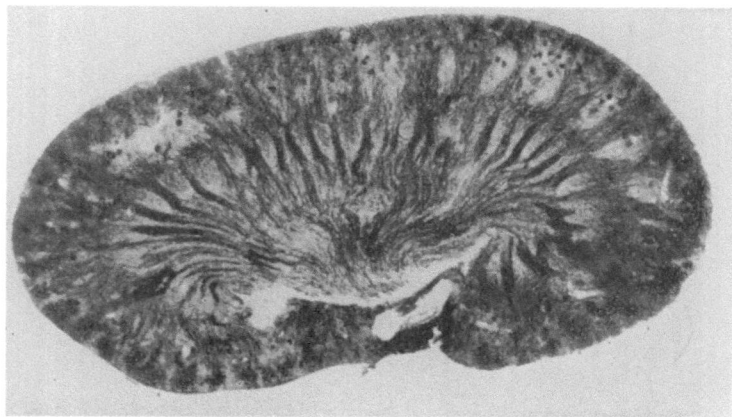

Abb. 19. Oben: Maus Nr. 50/2, 0,024 g Euphyllin subc.; starke Filtrationsdiurese durch Euphyllin. — Mitte: Maus Nr. 24/3, 0,001 Voegtl.-Einh. Hypophysin „Bayer" pro g Maus subc.; eindickende Niere. — Unten: Maus Nr. 69/3, 0,00093 Voegtl.-Einh. Hypophysin „Bayer" pro g Maus und 0,018 g Euphyllin subc.; starke Filtrationsdiurese. — Der Reiz für eine *Filtrationsdiurese (Euphyllin) setzt sich gegenüber* dem für *Wassereinsparung* (durch HHH) *durch* (J. FREY).

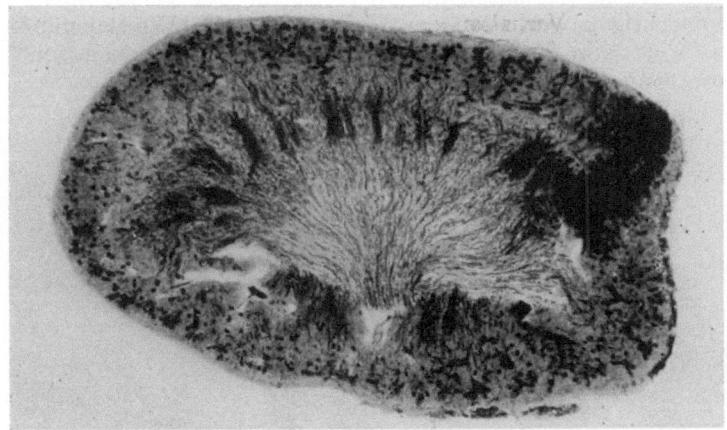
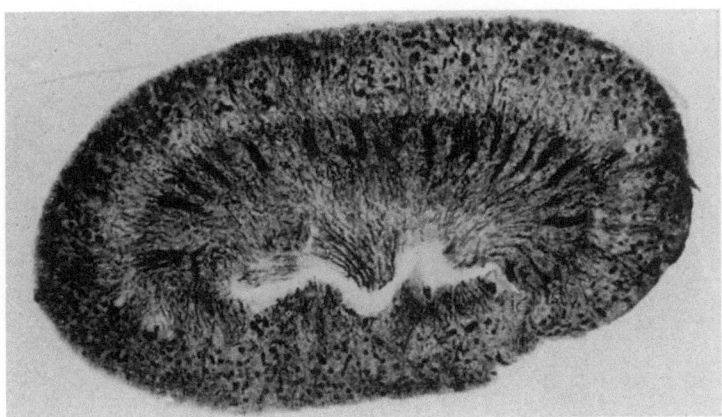
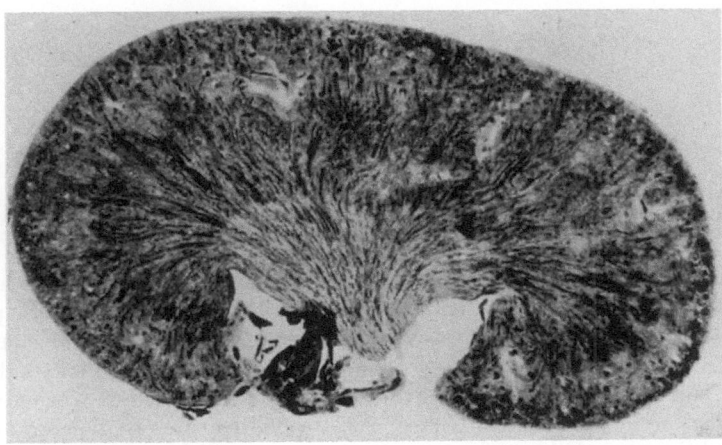

Abb. 20. Oben: Maus Nr. 64/3, 0,2 g Harnstoff intraperitoneal; deutliche Filtrationsdiurese durch Harnstoff. — Mitte: Maus Nr. 37/2, 0,0016 Voegtl.-Einh. Hypophysin „Bayer" pro g Maus subc.; eindickende Niere. — Unten: Maus Nr. 63/3, 0,00095 Voegtl.-Einh. Hypophysin „Bayer" pro g Maus subc. und 0,2 g Harnstoff i. p.; **starke Filtrationsdiurese.** — Der Reiz für eine *Filtrationsdiurese (Harnstoff) setzt sich gegenüber* dem für *Wassereinsparung* (durch HHH.) *durch* (J. FREY).

Gefäßbild ersichtliche Verhalten der Niere ist für das Verständnis der Harnbildung sehr wichtig; es faßt zusammen und bestätigt auch Einzelbefunde anderer Autoren, so z. B. von FROMHERZ[23], E. FREY[24], OEHME[25], BRUNN[26], PENTIMALLI[27], MOLITOR und PICK[28], ADOLPH und ERIKSON[29].

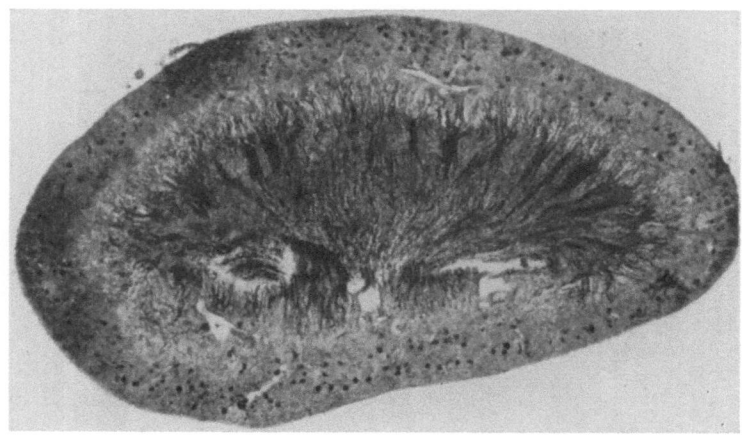

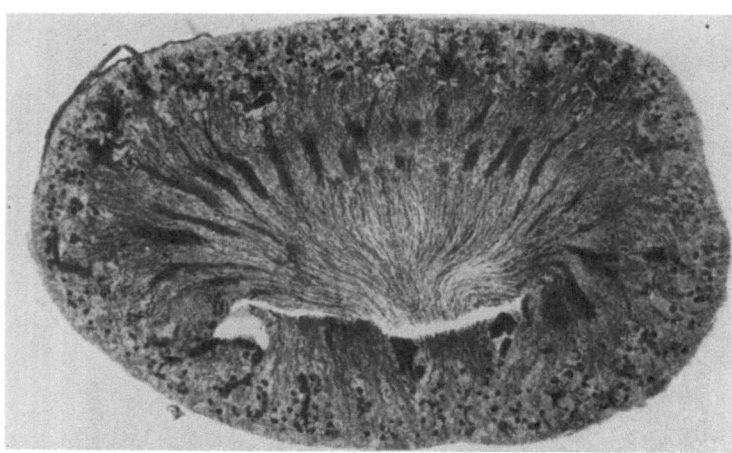

Abb. 21. Oben: Maus Nr. 119/1, 2 cm³ H₂O oral; Wasserdiurese. — Unten: Maus Nr. 32/2, 2 cm³ H₂O oral und 0,02 g Coff. natr. salicyl. subc.; starke Filtrationsdiurese. — *Der Reiz für eine Filtrationsdiurese (Coffein) setzt sich gegenüber einem solchen für Wasserausscheidung (durch orale Wassergabe) durch* (J. FREY).

Bei entzündlicher Erkrankung der Niere, insbesondere wenn sie längere Zeit bestand und in schwerere Stadien überging, ist aus der Klinik die Hypo- und Isosthenurie bekannt. Das bedeutet das Vorliegen derjenigen Harnabscheidungsart, bei der ein dem Blut ähnliches oder gleiches Konzentrationsverhalten des Harns vorliegt. Zum Zwecke des Studiums des funktionellen Verhaltens der Niere am Tier steht die MASUGI-Niere[30] zur Verfügung, die ein gleiches anatomisches und klinisches Bild aufweist wie die entzündlichen Erkrankungen der Menschenniere. Es ist aus der Abb. 2, S. 68, ohne weiteres verständlich, daß die kranke Niere (unten) im Vergleich zur gesunden (oben) in der Reaktion ihres Gefäßsystems, vor allem der Rinde, schwer gestört ist, da ihre Durchblutung herabgesetzt ist. Es läßt sich aber auch im Experiment nachweisen, daß sich bei der entzündeten Niere der fortgeschrittenen Stadien das typische Gefäßbild für die einzelnen Funktionszustände, wie sie die gesunde Niere aufweist, nicht mehr herstellen läßt (J. Frey*). Hierbei wird das Unvermögen der kranken Niere sichtbar, eine wechselnde Funktion auszuüben. Ihr noch vorhandenes Gefäßbild weist eine ebensolche Starre auf wie ihr Produkt, der Harn. Und es wird auch aus diesem Befund ersichtlich, daß umgekehrt die Variationsfähigkeit der Niere für die Harnproduktion an ein Variationsvermögen der Gefäßweitenumstellungen geknüpft ist.

Die angeführten Beispiele und deren Abbildungen erbringen den Nachweis einer *intrarenalen Vasomotorik* (E. und J. Frey), die ein für die einzelnen Harnbereitungsarten charakteristisches Verhalten aufweist. Die Konstanz des jeweiligen Gefäßbildes, die allerdings durch extrarenale vasomotorische Reaktionen oder Gefäßtonusstörungen bis zur Ischämie und Paralyse (Krämpfe, Kollaps und anderes mehr) besonders im Bereich der Nierenrinde irritiert werden kann, belegt seine Verknüpfung mit der Art der Harnbereitung und die Dominanz des hämodynamischen Faktors für diese.

Wir versagen es uns, in diesem Zusammenhang auf solche Irritationen näher einzugehen. Ihre Ursachen können sehr mannigfaltige sein: so sahen wir (J. Frey) z. B. beim Auftreten von Krämpfen der Versuchstiere (Mäuse) eine Rindenischämie einschließlich der Glomeruli, wie ja auch durch psychische Einflüsse eine Modifikation der Harnabsonderung von der Anurie bis zur Polyurie aus der Klinik hinlänglich bekannt ist; die Oxforder Gruppe (Trueta, Barclay, Daniel, Franklin und Prichard[4]) konnte als Ursache der Anurie bei Extremitätenquetschung (Crush-Syndrom) in ihren interessanten Untersuchungen eine Rindenischämie feststellen, die auch Corcoran und Page[31] neben Verstopfung der Tubuli durch Myoglobin- oder Hämoglobinzylinder und Epithelnekrose der Tubuli contorti II als Ursache ansehen. Und es sei nochmals darauf hingewiesen, daß die intrarenale Vasomotorik demnach nicht allein von den Erfordernissen der Harnbereitung abhängt, sondern auch von stärkeren Umstellungen des allgemeinen Kreislaufs und von schweren Störungen in der Kreislaufregulation mit beeinflußt wird bis zu einem solchen Ausmaß, daß darunter die Harnbereitung verändert, ja sogar aufgehoben werden kann. So darf aus Versuchen mit Glaubersalz- und Kreatiningaben geschlossen werden, daß die vasomotorische Reizbarkeit der Rindengefäße durch Manipulationen am Nierenhilus oder auch am Peritoneum im Sinne einer Konstriktion sich auswirken kann, während ohne solche Reize das typische Gefäßbild, das der Ausscheidung dieser genannten Stoffe dient, erhalten bleibt; ist die Na_2SO_4- und Kreatininexkretion beendet, so stellt sich die normale Gefäßreizbarkeit wieder her (J. Frey). Alle diese Umstände sind für die Klinik wichtig, worauf wir in manchen Einzelheiten noch zurückkommen.

3. Möglichkeit für den Mechanismus der intrarenalen Vasomotorik.

Die nachgewiesene intrarenale Vasomotorik setzt voraus, daß muskuläre oder andersartige Elemente in den Gefäßwänden vorhanden sind, die eine Blutdurchströmungsregulation ermöglichen. In der Tat sind morphologische Befunde hierfür beschrieben worden, wenn auch ihre Anzahl als recht gering und die Meinung der Untersucher über diesen Punkt in Einzelheiten noch nicht als einhellig bezeichnet werden kann. Es ist zu vermuten, daß außer den bislang bekannten Befunden noch andere, für die Vasomotorik der Nierengefäße und den Blutdurchfluß wichtige ermittelt werden.

Überblicken wir die strukturellen Möglichkeiten für die intrarenale Vasomotorik, zuerst die des Glomerulus.

In der Arteriola afferens beschreibt v. Möllendorff[2] (2) ringförmig angeordnete Muskelzellen, die in manchen Teilen der Gefäßwandung in gewissen Abständen liegend einzeln vor-

---
* Da die Versuche hierüber noch nicht abgeschlossen sind, wird auf weitere Einzelheiten in diesem Zusammenhang nicht eingegangen.

kommen, in anderen sich als Muskelwülste mit mehrfacher Lage von Muskelzellen übereinander anordnen. v. MÖLLENDORFF entscheidet sich: „Man könnte sich sehr gut vorstellen, daß es sich hier um regulatorische Einrichtungen handelt" (S. 35). Auch CLARA[32] (1) fand, daß „unmittelbar am Übertritt in die MALPIGHIschen Körperchen nahezu regelmäßig einige Zellen vorhanden sind, welche alle Merkmale von glatten Muskelzellen aufweisen. Ich" (CLARA) „glaube, daß diesen glatten Muskelzellen eine Bedeutung bei der Regulation der Blutströmung in den Glomerulus zukommt" (S. 71). Außerdem sind aber in der Wand der Artt. afferentes der meist oberflächlich gelegenen Glomeruli als Polkissen bezeichnete epitheloide Zellen gefunden worden, „die ihrer Bedeutung nach als Quellzellen aufzufassen sind" (H. BECHER[33], S. 21; dort weitere Literatur; HAVLICEK[34], RUYTER[35], ZIMMERMANN[36]). Solche Zellen lassen sich ebenfalls, was wichtig ist, auch in der Wand der A. lobularis nachweisen. Durch verschiedene Pharmaca und andere Einflüsse werden die Quellzellen in den Zustand der Quellung und Entquellung versetzt (H. BECHER[33], APPELT[37]). Für den Vorgang der Größenveränderung dieser Zellen macht H. BECHER[33] das Vorhandensein von Zellinseln verantwortlich, die meist in der Nähe einer Art. afferens, aber auch im Winkel zwischen Vas afferens und efferens und im Winkel des Abgangs einer Art. afferens von der A. lobularis liegen (paraportale und paravasculäre BECHERsche Zellinseln), H-Substanzen absondern und damit die epitheloiden Quellzellen im Sinne einer Vergrößerung und Einengung des Gefäßlumens beeinflussen (GOORMAGHTIGH[38], FEYRTER[39]). Nach v. MÖLLENDORFF[2] (2) (S. 37) soll auch die Art. efferens Wandzellen enthalten, die möglicherweise „muskuläre Elemente" sind, während H. BECHER[33] der Ansicht ist, daß das Vas efferens „besonderer regulatorischer Einrichtungen entbehrt" (S. 28).

Das anatomische Substrat läßt demnach mit Sicherheit die Möglichkeit zu, daß vor allem die Durchblutung des Glomerulus stark veränderlich sein kann. Sie wird reguliert durch muskuläre kontraktile und epitheloide quellende Elemente in der Wand der gesamten zuführenden Arteriole; vielleicht ist auch das Vas efferens, was die anatomischen Voraussetzungen betrifft, zur Änderung seiner lichten Weite befähigt, wenn auch funktionell dann weniger bedeutend. An der manchmal unregelmäßigen Konturierung, die sich vornehmlich an den Wänden der Artt. afferentes nachweisen läßt (z. B. bei Darstellung mittels Tusche durch verstärkten intravasalen Druck), kann man auch auf das Vorhandensein solcher Wandelemente schließen (J. FREY). Die außerordentliche Befähigung zu Gefäßweitenumstellungen, wie sie tatsächlich vorliegt, sollte schon allein alle Theorien als unwahrscheinlich widerlegen, die eine mehr oder minder konstante Glomerulusdurchblutung und damit Ultrafiltration zur Grundlage haben. Ebenso finden sich in der Wand der A. lobularis Quellzellen, die neben den muskulären Anteilen des Gefäßes eine Durchblutungsänderung bedingen können. Und wie unsere Gefäßdarstellungen sehr eindringlich lehren, steht es in der Tat außer Zweifel, daß die großen und kleinen Gefäße der Niere einschließlich der zu- und abführenden Gefäße der Glomeruli (ebenso offenbar auch die Glomerulusschlingen selbst) zu einer ausgedehnten Vasomotorik sowohl auf der arteriellen wie venösen Seite, aber auch im Gebiet der Capillaren befähigt sind, so daß eine erhebliche Querschnitts- und damit Durchblutungsänderung zustande kommt (E. und J. FREY).

Auch die größeren Nierenvenen sind an bestimmten Stellen mit besonders auffälliger Muskulatur versorgt, die eine Funktion der Durchblutungsänderung erfüllen kann. So macht v. MÖLLENDORFF[2] (2) auf glatte Muskelbündel aufmerksam, die ungleich in den Venae arcuatae verteilt sind: „So viel ich sehe, sind dieselben nach der Markregion hin häufiger als dort, wo die an sich sehr dünne Venenwand nach der Rinde hin angrenzt" (S. 132). Wir erblicken hierin eine Möglichkeit, den Blutabfluß aus dem Mark zu steuern bzw. damit den Blutdruck im vorgeschalteten Gefäßanteil (das sind die venösen Anteile der Gefäßbündel) zu beeinflussen.

Für die Nierendurchblutung wäre es von grundlegender Bedeutung, wenn die Passage des Blutes durch das Organ nicht einen in jedem Fall gleichen vorgezeichneten konstanten Weg einschlagen würde, sondern wenn sie je nach funktionellen Bedürfnissen auch in wechselnden Bahnen verlaufen könnte, etwa in dem Sinne, daß zu den einzelnen Capillarbereichen ein Blutzutritt durch verschiedene Gefäße bestände, oder anders ausgedrückt, daß neben den transglomerulären auch paraglomeruläre Wege zur Verfügung ständen.

Als erster hat LUDWIG[40] (1871) Gefäße für einen solchen paraglomerulären Durchblutungsgang beschrieben, die von einer aus der A. lobularis (corticalis radiata) stammenden Arteriola afferens ausgehend, vor deren Eintritt in das Nierenkörperchen abzweigen und damit Blut ohne Glomeruluspassage direkt den Capillaren der Rinde zuleiten sollen. Diese Gefäße wurden von KOSUGI[41] „ohne weiteres" gesehen und von ELZE und DEHOFF[42] zusammen mit glomerulusfreien Verzweigungen der A. lobularis an ihrem oberflächenwärts gelegenen Anteil in 2 oder 3 Endästen in besonders sorgfältigen Untersuchungen gefunden, wie v. MÖLLENDORFF[2] (2) hervorhebt, ohne daß er selbst diese Äste nachweisen konnte (S. 117/118); auch GÄNSSLEN[7] hält die glomeruluslosen Wipfeläste der A. lobularis nicht für regelmäßig vorkommend. Zur Orientierung über die genannten paraglomerulären Blutwege sei an die bekannten Abbildungen von ELZE-DEHOFF[42] und H. BECHER[33] (S. 44) erinnert.

Weiter hat SPANNER[43] neben ähnlichen Befunden anderer Organe Verbindungen (Anastomosen) zwischen A. und V. lobularis beschrieben, für die sich ebenfalls CLARA[32] einsetzt, und die eine rückläufige Durchströmung der Capillaren ohne Berührung der Glomeruli bedeuten würden. Denn bei Eröffnung dieser Lobulargefäßbrücken und Verschluß der Vasa afferentes würde nun das Blut über die Anastomosenverbindung von der Arterie in die Vene fließen und von dort in das capillare Netzwerk der Rinde rückläufig übertreten können, wie die Verff. annehmen; der Capillarabfluß würde dann durch nicht mit der zugehörigen Arterie anastomosierende Venen oder durch die beim Menschen vorhandenen Vv. corticales profundae möglich sein. Allerdings ist hierzu zu bemerken, daß dann die Vv. lobulares einem Blutdruck standhalten müßten, der maximal derjenige der A. lobularis wäre; eine Wandverdickung dieser Venen ist aber nicht beschrieben worden, wie sie z. B. bei arterio-venösen Aneurysmen aus der Pathologie bekannt ist. Weiter würde das unter höherem Druck stehende Blut nicht in die Rindencapillaren, sondern auf dem Weg des geringsten Widerstandes, nämlich über die Vena arcuata, die Niere verlassen. Möglich wäre es auch, daß nicht die Blutdurchströmung, sondern nur die Druckzunahme eine funktionelle Bedeutung hätte. Nach HAVLICEK[34], der auch in der Niere wie in allen anderen Organen hiernach von einem „Gesetz der Zweiteilung des Kreislaufs" spricht, müßte man nach unseren gezeigten Befunden das Gefäßverhalten der Niere allerdings als eine „Leistungsvielteilung" bezeichnen, wollte man die Strömungsverhältnisse innerhalb der Niere nach den einzelnen Funktionen charakterisieren. Immerhin haben TRUETA, BARCLAY, DANIEL, FRANKLIN und PRICHARD[4] auch diese SPANNERschen Anastomosen bei ihren Neoprene-Ausgüssen der Nierengefäße nicht gesehen. Es sind weite hin noch einige andere paraglomeruläre Blutwege beschrieben worden (siehe die zusammenfassende Darstellung des Verhaltens der Gefäßbahn in der Niere von der A. bis zur V. renalis durch H. BECHER[33], S. 43), die ebenfalls noch nicht allgemein anerkannt sind.

Für das Mark werden gleichfalls glomeruluslose Blutwege angenommen, die sogenannten Artt. rectae verae, die nach GÄNSSLEN[7] 6—12% der Artt. rectae spuriae ausmachen (letztere sind Markarteriolen, die vom basalen Teil einer A. lobularis oder von einer A. arcuata ausgehen, aber das Vas efferens eines Glomerulus darstellen). MACCALLUM[44] und die Oxforder Gruppe[4] sehen diese geraden Gefäße (Artt. rectae verae) ebenfalls wie die LUDWIGschen Äste als durch totale Glomerulusdegeneration entstanden an, so daß dadurch ein durchgehendes afferent-efferentes Gefäßstämmchen als Art. recta vera entstanden sei. Sie wurden in Nieren älterer Individuen häufiger als denjenigen jüngerer gefunden.

Wegen der sehr großen prinzipiellen Bedeutung, die solche paraglomerulären Blutwege zu den Capillaren in funktioneller Hinsicht zweifellos besitzen würden, haben wir (J. FREY) in ausgedehnten Durchmusterungen vor allem der Tuschepräparate nach diesen vorausgehend auseinandergesetzten Kurzwegen und Anastomosen gesucht. Wir bedienten uns dabei einer stereoskopischen Optik, öfters kombiniert mit Auflichtbeleuchtung der Präparate und starken Vergrößerungen. Es hat sich dabei herausgestellt, daß stets dann, wenn mit einer schwachen oder mittleren Vergrößerung solche paraglomerulären Äste als sehr deutlich und gesichert erscheinend sich darstellten, bei starken Vergrößerungen dieser Befund einer strengen und in jedem Fall einwandfreien Kritik jedoch nicht standhielt (Kaninchen, Meerschweinchen, Maus). Wir sind uns vollkommen bewußt, daß insbesondere das Erscheinen des „roten Blutfadens" in der Nierenvene, der überdies noch pulsiert, und den wir ebenso sahen wie sein Entdecker (CL. BERNARD[3]) und andere[4], einen direkten Übergang von arteriellem Blut in die Vene ohne Berührung der Capillaren bedeuten müßte. Dieser Kurzschluß brauchte aber nicht zwangsläufig über die lobulären Gefäßbrücken zu gehen, sondern könnte viel eher über die zahlreichen arterio-venösen Verbindungen im Nierensinus erfolgen, die ebenfalls von SPANNER[43] beschrieben wurden, ohne daß sie die englischen Autoren[4] bestätigten. Diese Annahme erscheint uns, falls solche Sinusanastomosen tatsächlich vorhanden sind, für die Deutung des BERNARDschen Befundes näherliegend und hätte dann keinen direkten Zusammenhang mit der Harnbereitung selbst. Auch die Ergebnisse der Untersuchungen von SIMKIN, BERGMANN, SILVER und PRINZMETAL[52] könnten einen solchen pararenalen Weg andeuten. Die Verfasser fanden im Tierversuch unter normalem arteriellem Druck in die Arteria renalis infundierte Glaskugeln von 90—440 μ Dicke in der Vena renalis wieder. Daß Korpuskeln, die erheblich größer selbst als der Gesamtdurchmesser eines Glomerulus (beim Menschen 200—300 μ) sind, das intrarenale Gefäßsystem passiert hätten, erscheint schwer verständlich; und zwar wäre der Querschnitt der größten Glaskugeln etwa 20—40mal so groß wie der einer Glomeruluscapillare und wohl auch noch größer als der einer Art. lobularis.

Wir können uns nach den eigenen negativ verlaufenen Untersuchungen vorerst nicht entschließen, den glomeruluslosen Blutwegen zu den Capillaren von Rinde und Mark eine funktionelle Bedeutung von Ausmaß zuzuerkennen. Es würde uns aber eine große Befriedigung bedeuten, wenn wir uns in Zusammenarbeit mit Morphologen von diesem Standpunkt lösen könnten, den wir eigentlich nur gezwungenermaßen einnehmen, da die vorausgehend mitgeteilten eigenen morphologischen Untersuchungen über die Nierendurchblutung, die Aufdeckung einer intrarenalen Vasomotorik bedeutenden Ausmaßes und eine Reihe von Experimenten über den Harnbereitungsvorgang solche Nebenwege geradezu zu fordern scheinen, und obwohl auch CLARA[32] (1), der beste Kenner arterio-venöser Anastomosen, nach Abwägung aller positiven und negativen Befunde zu dem sehr ernst zu nehmenden Schluß kommt: ,,Alle diese Beobachtungen sprechen jedenfalls sehr eindeutig dafür, daß erstens Gefäßverbindungen vorhanden sind, durch welche das Blut die Glomeruli umgehen kann, und zweitens, daß diese Gefäßverbindungen keinesfalls als nebensächlich oder bedeutungslos angesehen werden können" (S. 61). Und vielleicht wären positive Befunde über Anastomosen beweisender als negative; wenn z. B. die Anastomosen nur bei einer ganz bestimmten Harnbereitungsart sich öffneten, so würden die in anderem Funktionszustand befindlichen Nieren sie nicht zeigen.

Wir sehen uns aber vorerst noch zu dem Schluß veranlaßt, daß die capilläre Durchblutung von Rinde und Mark der Niere transglomerulär erfolgt, was auch die älteren Autoren annahmen; von den neueren Untersuchern, die zu gleichem Resultat gelangten, seien nur v. MÖLLENDORFF[2], GÄNSSLEN[7] und TRUETA, BARCLAY, DANIEL, FRANKLIN und PRICHARD[4] genannt; weiterhin sind GOLDRING und CHASIS[51] der Ansicht, daß bei Nierenerkrankungen, die zu Hypertonien führen, der paraglomeruläre Blutzufluß zu den Tubuli keine ausschlaggebende Bedeutung besitzt.

Als bewiesen ist jedoch anzusehen (E. und J. FREY), daß die *Durchblutung der Niere in ihren einzelnen Gefäßbereichen niemals eine konstante ist, sondern nach funktionellen Erfordernissen in ganz charakteristischer Weise wechselt.* Dies hatte als erster EBBECKE[10] an der Froschniere gesehen.

Eine Vasomotorik der Nierengefäße in einem solchen Ausmaß, wie gefunden, wird verständlicher, wenn auch eine nervöse Versorgung derselben vorhanden ist. Und in der Tat sind ausgedehnte Nervenfasernetze um alle Nierengefäße bis zu den MALPIGHIschen Körperchen hin aufgefunden worden, so daß neben einer direkten humoralen Gefäßweitenbeeinflussung eine solche auch nervös-reflektorisch erfolgen kann.

4. Zusammenfassende Darstellung der intrarenalen Hämo- und Pressodynamik.

Aus dem Vergleich von Tusche- und Benzidindarstellungen ist manchmal ein Unterschied in der Sichtbarmachung des Gefäßinhaltes festzustellen, worauf schon hingewiesen wurde. Dies ist von dem Umstand abhängig, ob sich das durchfließende Blut in der Relation von Plasma zu Blutkörpern normal oder verändert verhält. Ist bei annähernd normalem Durchfluß das Plasma des Blutes erhöht, so wird sich das Gefäß mit Tusche gut füllen, während seine Inhaltsdarstellung mit Benzidin schlecht ausfällt. Umgekehrt wird körperreiches und plasmaarmes Blut (z. B. durch den Ultrafiltrationsvorgang in den Glomeruli) bei normalem Blutdurchfluß neben guter Tuschefüllung auch eine sehr gute Benzidinfärbung zeigen. Kommt noch hierbei das veränderliche Verhalten der Gefäßweite hinzu, so ist damit eine weitere Reihe von Modifikationen im Ausfall der Tusche- und Benzidinzeichnung der Gefäße gegeben.

Man wird im Einzelfall zu entscheiden versuchen und es auch oft können, wie sich die Größe der Gefäßweite verhält — was das leichteste ist —, ob dabei eine Änderung der Durchblutung vorliegt und ob schließlich das Blut selbst in seiner Zusammensetzung gleichgeblieben ist oder durch den in der Niere nachgewiesenen Ultrafiltrationsvorgang eingedickt wurde.

Nach diesen Gesichtspunkten wird nun versucht, eine übersichtliche und zusammenfassende Darstellung der Durchblutungsverhältnisse der Capillarbereiche der Niere zu geben, wie sie in den Abb. 15—24 gezeigt wurden, sie aber nun den einzelnen Nephronabschnitten zuzuordnen, zu denen die Gefäße natürlich funktionell und anatomisch gehören. Denn nur auf diese Weise sind wir in der Lage, etwas mehr als nichts über eine Lokalisation bestimmter Nierenfunktionen auszusagen. Diese vasculo-nephronische Einheit (die Oxforder Gruppe[4] nennt sie „vasculo-nephric Unit" [S. 75]) wird in Abb. 22 schematisch gegeben, wobei nicht die einzelnen Gefäße — wie in Details vorausgehend geschildert —, sondern jetzt die Schwerpunkte von Durchblutung und Blutgehalt dargestellt werden; das Schema wird allerdings nicht allen anatomischen Einzelheiten gerecht (vgl. hierzu Abb. 10—13).

Die konzentrierende Niere (Funktion der Wassereinsparung) hat bei weiten, größeren Venen der Rinde eine Durchblutung, die für den Glomerulus als gut, für die Konvolute der Rinde als mäßig bis gut, für die Markstrahlen der Rinde als gering, für den Außenstreifen als sehr gering, für den Innenstreifen und die Gefäßbündel dieses Bereichs des Marks jedoch als besser bis deutlich bezeichnet werden kann. Bei der Wasserdiurese ist das Gefäßverhalten umgekehrt, wie es das Schema zeigt. Hier liegt der Schwerpunkt der Durchblutung im Außenstreifen der Außenzone des Marks. Die Diurese unter Filtrationsbedingungen ist charakterisiert durch allgemeine Kongestion der Niere, wobei besonders die Markstrahlen der Rinde und eine Verlängerung der Gefäßbündel des Marks auffallen (Maus).

Da es erwiesen ist, daß die sehr hohe Durchblutung der Niere nicht aus Gründen des Sauerstoffverbrauches des Parenchyms erfolgt, weil die Sauerstoffutilisation durch das Organ sehr gering ist (Kap. II und VIII, 1), so muß dafür eine andere Bedingung vorliegen. Wir erblicken den Grund in dem Vermögen, durch breite Eröffnung von stark durchströmten Capillargebieten mit großer wirksamer Oberfläche vorzüglich eine Variation des Blutdrucks im Sinne einer erheblichen capillären Druckerhöhung zu ermöglichen, während im Falle der Verengerung dieser intravasale Druck stark fallen muß. Es wäre nach dieser Ansicht also die gefundene Blutverteilung innerhalb der Niere vornehmlich eine *Druckverteilung*, eine Verteilung, die weniger nach Gesichtspunkten besonderen Sauerstoffverbrauchs, sondern nach denjenigen eines besonderen Druckgefälles von Blut zu Harn und umgekehrt erfolgt. Nach den Gesetzen der Hämodynamik

104 Blutverteilung innerhalb der Niere.

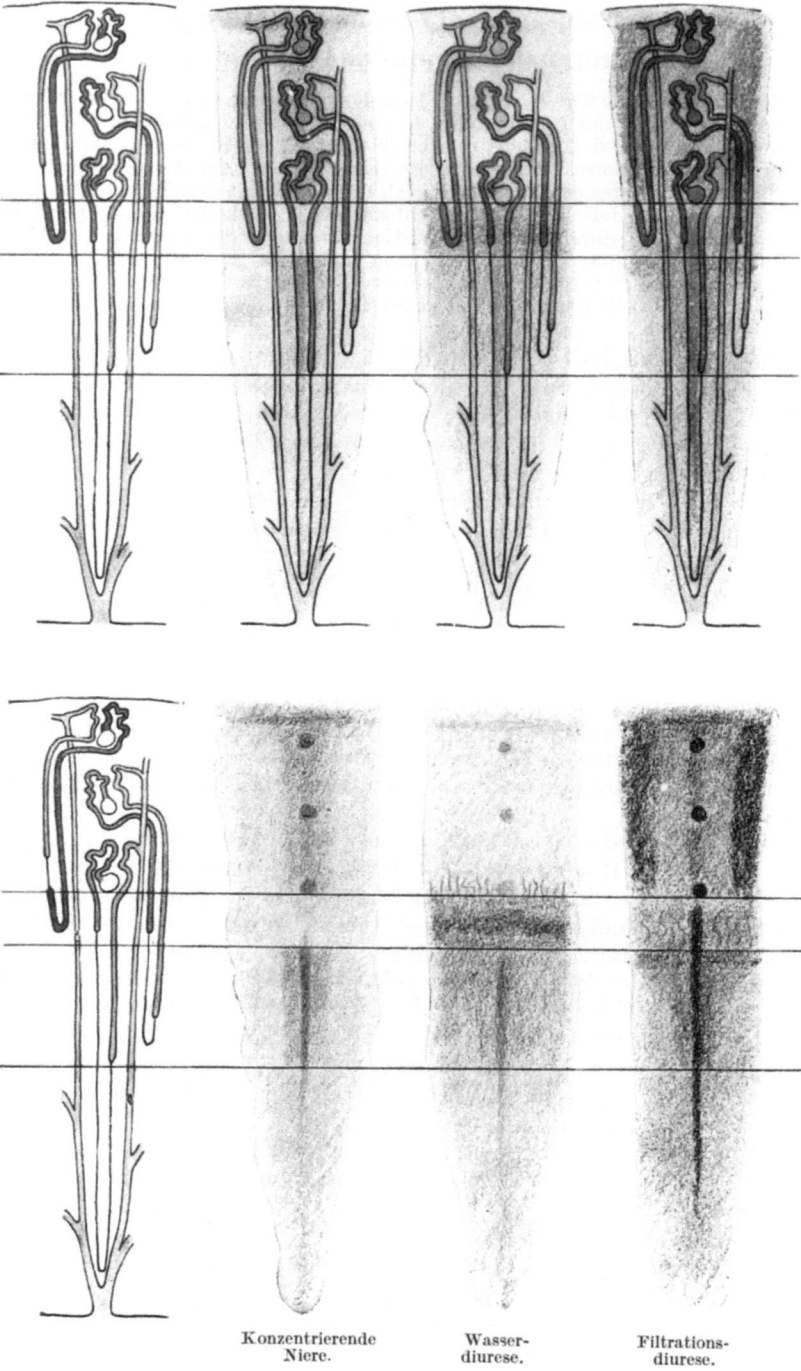

Konzentrierende Niere. Wasser-diurese. Filtrations-diurese.

Abb. 22. Zusammenfassung der Durchblutungsänderungen der einzelnen Capillarbereiche der Niere bei verschiedenen Harnbereitungsarten und Zuordnung zu einzelnen Nephronanteilen von Rinde und Mark (vasculonephronische Niereneinheit) bei Konzentrationsarbeit und bei den beiden Diureseformen (Wasser- und Filtrationsdiurese). Weitere Erklärungen im Text (S. 105) (J. Frey).

ist zu folgern, daß immer dort, wo bei Vorliegen von Teilkreisläufen eine Gefäß-erweiterung statt hat, auch eine Druckzunahme erfolgt, falls nicht eine drosselnde und damit druckverbrauchende Tätigkeit vorgeschalteter Gefäße vorliegt. Auf die Niere übertragen aber heißt das, daß die bevorzugt durchbluteten Gebiete auch eine Blutdruckzunahme erfahren, insbesondere wenn durch die Möglichkeit der Eröffnung von „Kurzschlüssen" von der Arterie zu den Capillaren der druck-verbrauchende Weg durch die Glomeruli stark abgekürzt werden könnte. Dies ist hauptsächlich für die Capillaren der Rinde und wohl auch für den Außenstreifen des Marks gegeben, während dessen übrige Teile hierbei in den Hintergrund treten. Es kann demnach in Analogie zum allgemeinen Körperkreislauf von einer „*intrarenalen Hämodynamik*" gesprochen werden; diese dient in der Niere aber nicht der Sauerstoffversorgung, sondern hauptsächlich hämopressorischen und damit auch uropressorischen Kräften für die Harnabsonderung. Augenfällig wird die Bedeutung des Blutdrucks schon allein aus der Beobachtung, daß unterhalb eines kritischen Druckes die Harnabsonderung sistiert (Kap. III, 1). Es soll damit aber nicht in Abrede gestellt werden, daß die intrarenale Hämodynamik noch andere Aufgaben hat, also auch Sauerstoff- und Plasmaversorgung und anderes mehr.

Es hat sich bei den Präparaten mit Benzidinfärbung des Gefäßinhalts kein Capillarbereich der Niere auffinden lassen, an dem eine Bluteindickung deutlich ins Auge fallen würde. Eine solche Erscheinung müßte in den Glomeruli und vor allem den daran anschließenden Capillaren, ehe das Ultrafiltrat der Schlingen wieder ins Blut zurückzukehren die Möglichkeit hätte, um so mehr zutreffen, als man geneigt ist, eine entsprechend große Ultrafiltrat- und damit Rückresorbatmenge anzunehmen. Die Benzidinschwärzung des Vas efferens und des nachfolgenden Capillarbereichs (nach der herrschenden Meinung soll dies der längsmaschige sein) ist nicht stärker nachzuweisen als in anderen Gefäßen, was die Anschauung übergroßer Filtrat- und Rückresorbatmengen nicht zu stützen vermag (J. FREY). Wir kommen später hierauf noch zurück (Kap. XI, 4 und XII, 1 f).

Wenn wir unter den bisher gewonnenen Gesichtspunkten die Druck- (und Durchblutungs-) Verteilung innerhalb der Niere im Sinne der Lokalisation bestimmter Nephronanteile anwenden, indem wir die Auffassung vertreten, daß immer dort, wo die stärkste Durchblutung und damit Druckentwicklung angetroffen wird, auch der Schwerpunkt der Nierenarbeit liegt (was nur mit einer gewissen Zurückhaltung erfolgen darf), so kommen wir zu folgenden Feststellungen (siehe auch Abb. 22):

1. Die Tätigkeit der verdünnenden, wasserausscheidenden Niere ist vornehmlich in den Außenstreifen der Außenzone des Marks zu lokalisieren, in geringerem Maß auch in den Innenstreifen. Das würde eine Tätigkeit hauptsächlich der gestreckten dicken Teile der Schleifen bedeuten.

2. Die eindickende oder wassereinsparende Niere dürfte ihre Funktion mittels der rundmaschigen Capillaren in Rinde und Mark ausüben, wobei die Gefäßbündel des Marks mitbeteiligt sein mögen. — Die Stärke der Tätigkeit der vom rundmaschigen Capillarnetz umspülten Zellen (Tubuli contorti) hängt außerdem von der Menge der auszuscheidenden harnpflichtigen Stoffe ab.

3. Die vornehmlich auf Filtrationsvorgang beruhende Harnvermehrung läßt ihren Schwerpunkt in Glomeruli, längsmaschigem Netz der Rinde und Gefäßbündeln des Marks erkennen, was eine besondere Tätigkeit von Glomeruli, kurzen Schleifen der Rinde und bestimmten Teilen der Schleifen des Marks darstellen würde.

Die aufgefundene Druckverteilung wird ermöglicht und erleichtert durch einige besondere Gefäßverzweigungen mit ihren regulativen Durchblutungseinrichtungen, die die bisherigen Ansichten der Harnbereitung als wiederum überholt und zum Teil auch unhaltbar erscheinen lassen (z. B. CUSHNY), da sie sich mit ihnen nicht vereinigen lassen. Diese Einrichtungen sind bislang in ihrer Bedeutung nur von einigen Untersuchern (ELZE, SPANNER, CLARA, H. BECHER u. a.) erkannt worden und spielen im Denken der Physiologen — abgesehen von Experimenten und Überlegungen der Glomerulusfiltration — merkwürdigerweise bis heute eine wenig erkennbare Rolle, obwohl E. FREY[46] seit 1906 auf Grund seiner Experimente immer wieder auf die Bedeutung verschiedener Druckverhältnisse in einzelnen Capillarbereichen der Niere eindringlich hinwies.

Auf einen weiteren Umstand ist noch einzugehen. TRUETA, BARCLAY, DANIEL, FRANKLIN und PRICHARD[4] machen auf den Antagonismus der Durchblutung von Rinde und Mark aufmerksam und messen diesem eine Bedeutung für die Harnbereitung zu. Nach der gefundenen Empfindlichkeit der Rindengefäße für vasomotorische Reize, die den Verff. gleichfalls auffiel, ist es nicht weiter verwunderlich, daß die Rindendurchblutung unter allen möglichen Bedingungen zugunsten der Markdurchblutung veränderlich ist, wenn ein vasokonstriktorischer Reiz mit Erfolg in das Nierengefäßsystem einbricht. Nach unserer Auffassung ist dieser Antagonismus aber nicht typisch für die *normale* Harnbereitung, sondern vornehmlich erhältlich bei extremen Maßnahmen, wie sie die Klinik bietet. Weiter wird natürlich bei Blutdruckabfall unter einen kritischen Punkt die mehr periphere Rindendurchblutung aufhören müssen, während die zentralen Glomeruli (juxtamedulläre, vom unteren Ende der A. lobularis oder von der A. arcuata versorgte) und damit das Mark noch einen zur Durchblutung ausreichenden Blutdruck besitzen. Es steht offensichtlich den juxtamedullären Glomeruli und ihren nachfolgenden Gefäßen ein größerer Blutdruck zur Verfügung als den corticalen Glomeruli und ihren anschließenden Capillaren. Je weiter also ein Glomerulus mit seiner vasculo-nephronischen Einheit vom Mark-Rindengrenzbezirk entfernt liegt, um so weniger Druck steht ihm zur Verfügung. Diesem Umstand dürfte bei Senkungen des Blutdrucks auf Werte einer kritischen Spanne eine funktionelle Bedeutung zuzumessen sein, worauf eine ganze Reihe von Befunden mit Ischämie der äußeren Hälfte oder $2/3$ der Rinde zurückzuführen sind.

Ein anderer Befund könnte aber auf eine unterschiedliche Leistung der verschiedenen vasculo-nephronischen Einheiten deutlicher hinweisen, nämlich die auch von der englischen Gruppe[4] besonders hervorgehobene Weite der zu- und abführenden Arteriolen der corticalen und juxtamedullären Glomeruli, wovon die Autoren ausgezeichnete Bilder bringen. Wir haben die gleiche Feststellung auch bei Gefäßdarstellungen ohne Überdruck machen können und finden sogar noch darüber hinausgehend, daß die arteriolae efferentes der juxtamedullären Glomeruli unter Umständen dicker als ihre afferenten sein können. Die Abb. 13 und 14 brachten dafür Belege. Ist das efferente Gefäß im Lumen kleiner wie bei den meisten Funktionszuständen der corticalen Glomeruli, dann wird innerhalb dieser auch viel Druck (und Flüssigkeit) verbraucht; ist der Querschnitt des abführenden Gefäßes jedoch genau so groß oder sogar größer als der des zuführenden, so wird erst postglomerulär der stärkere Druckabfall eintreten. Das könnte aber für den Filtrationsvorgang der beiden Glomerulussorten einen quantitativen Unterschied bedeuten, zumal, da auch der Druck der Artt. afferentes der peripheren a priori ein geringerer ist als der der zentralen. Erst bei Änderung dieser Relation, die möglich sein kann, würde auch eine unterschiedliche Filtrationsgröße verschiedener Glomeruli eintreten (J. FREY). Es ist aber offensichtlich daraus zu folgern, daß das medulläre Gefäßsystem der Niere ein größeres Druckgefälle zur Verfügung hat als das corticale; allerdings ist es in seiner Ausdehnung auch größer.

Wir möchten aber noch auf einen weiteren Umstand aufmerksam machen, der bislang für die Harnbereitung noch nicht in Erwägung gezogen wurde. Es ist das Verhalten des Querschnitts der Sammelröhren und -gänge. Aus den Untersuchungen von M. SCHNEIDER und Mitarbeitern[1] ist zu schließen, daß eine Anurie durch spastischen Verschluß der Sammelröhren zustande kommen kann, was auch schon SPRINGORUM[47] gleichfalls bei Durchblutungsmessungen mit der REINschen Stromuhr feststellte. HAVLICEK[48] deutet den Befund des Fehlens von

Nekrose des Nierenparenchyms bei Anurie bei einer klinischen Beobachtung anders, nämlich als paraglomeruläre Blutumleitung, eine Schlußfolgerung, die aber nicht als zwingend angesehen werden kann. Vielmehr ist nach den Untersuchungen SCHNEIDERS[1] anzunehmen, daß eine reflektorische Anurie unter anderem auch durch Verschluß der abführenden Harnwege bei Erhaltensein normaler Durchblutung zustande kommen kann. Wir möchten deshalb auch dem Umstand der aktiven Gefäßquerschnittsänderung der Sammelröhren und -gänge und damit dem Druck des Tubulusharnes eine nicht zu vernachlässigende Rolle zusprechen (J. FREY), zumal auch von dieser Seite aus eine Möglichkeit der aktiven Änderung des Druckgefälles von Blut zu Harn gegeben ist. Seine Größe von der Stufe des Blutes zu derjenigen des tubulären Harns könnte auf zweierlei Art dynamisch verändert werden: einmal durch Querschnittsänderung der peritubulären Blutgefäße, zum zweiten durch eine solche der Sammelröhren. — Auf die Möglichkeit statischer Druckbeeinflussung zwischen peritubulärem Blutdruck und intratubulärem Harndruck hat E. FREY bereits 1906 hingewiesen[46] und dies 1935 schematisch dargestellt.

Schließlich möchten wir (J. FREY) einer Tatsache besondere Beachtung zumessen, auf die auch H. BECHER[33] (S. 27) mit anderer Deutung hinweist. Bevor die Schleife sich zum 2. Hauptstück (Tubulus contortus II) in Windungen legt, heftet sie sich als Macula densa (MICHAILOWITSCH[49]) an den Gefäßpol des zugehörigen Glomerulus. Es wäre hierdurch die Möglichkeit der Aufnahme pressorischer Reize entweder von den Glomerulusarteriolen zum Tubulus (Übergangsstelle vom aufsteigenden gestreckten Teil der Schleife zum gewundenen Teil: Zwischenstück) oder umgekehrt gegeben. Jedenfalls ist die „regulatorische Wirkung" der Anheftungsstelle, wie H. BECHER sich ausdrückt, auch nach unserer Meinung nicht zu übersehen, wenn auch hierüber lediglich Vermutungen angestellt werden können.

Nach unseren Befunden kommen wir demnach zu dem Schluß (E. und J. FREY), daß es eine intrarenale Blutverteilung gibt, die für verschiedene Funktionszustände der Niere charakteristisch ist. Diese Blutverteilung, die möglicherweise durch paraglomeruläre Nebenwege unterstützt oder sogar verursacht werden kann (was sich allerdings unserem Nachweis entzog), wird vornehmlich als eine Druckverteilung zu bestimmten Nephronabschnitten angesehen, die für die Harnbereitungsarten maßgeblich ist. Zu der Hämostatik und vor allem -dynamik mit ihrer pressodynamischen Bedeutung kommen auf der anderen Seite ebenfalls statische und dynamische Kräfte des Tubulusharnes zur Wirkung, wodurch die Möglichkeit der Modifikation von *Richtung und Größe des Druckgefälles zwischen peritubulärem Blutdruck und intratubulärem Harndruck* gegeben ist, die in den verschiedenen Abschnitten eines Nephrons offensichtlich ganz verschieden sein können. Die Klärung der Einzelheiten dieser Faktoren in den verschiedenen Abschnitten der vasculo-nephronischen Einheiten steht noch am Anfang; ihr Vorhandensein aber ist grundlegend für ein Prinzip von Ansichten über die Harnbereitung.

Literatur.

[1] AVERBECK, MEITNER u. M. SCHNEIDER: Z. exper. Med. **111**, 436 (1943). — [2] v. MÖLLENDORFF: Lehrb. d. Histologie, 23. Aufl., S. 344 usw. (1). Jena: Fischer 1933. — Handb. d. mikroskop. Anat. d. Menschen 7/I. Berlin: Springer 1930 (2). — [3] BERNARD: C. r. Acad. Sci. Paris **46**, 159 (1858). — [4] TRUETA, BARCLAY, DANIEL, FRANKLIN u. PRICHARD: Studies of the renal circulation. Oxford: Blackwell 1947. — [5] HEGGIE: Lancet **1946**, 43. — [6] PETER: Untersuchungen über Bau und Entwicklung der Niere. Jena: Fischer 1909. — [7] GÄNSSLEN: Erg. inn. Med. **47**, 275 (1932). — [8] SAUER: Arch. mikrosk. Anat. **46**, 109 (1825); zit. nach EBBECKE[10]. — [9] FREY, E.: Pflügers Arch. **112**, 71 (1906). — [10] EBBECKE: Pflügers Arch. **226**, 761 (1931). — [11] FREY, E.: Arch. exper. Path. u. Pharmakol. **177**, 134 (1935); **182**, 633 (1936). — [12] SABRE: Dtsch. Arch. klin. Med. **183**, 515 (1938/39). — [13] FUCHS u. POPPER: Erg. inn. Med. **54**, 1 (1938). — [14] SJÖSTRAND: Skand. Arch. Physiol. **68**, 160 (1934). — [15] RICHARDS u. SCHMIDT: Amer. J. Physiol. **59**, 489 (1922); **71**, 174 (1925). — [16] WATANABE: Jap. J. med. Sci. IV, Pharmacol. Vol. IV, 14. — [17] BRÜHL: Pflügers Arch. **220**, 380 (1928). — [18] FREY, E.:

Klin. Wschr. **1937** I, 289. — [19] FREY, E.: Arch. exper. Path. u. Pharmakol. **187**, 221 (1937). — [20] HOUSSAY, GALAN u. NEGRETE: Cpt. rend. sci. soc. Biol. **83**, 1248 (1921); HOUSSAY: ebenda **85**, 33 (1921). — [21] TRENDELENBURG, P.: Erg. Physiol. **25**, 411 (1926). — [22] JANSSEN: Arch. exper. Path. u. Pharmakol. **135**, 1 (1928). — [23] FROMHERZ: Arch. exper. Path. u. Pharmakol. **100**, 1 (1923). — [24] FREY, E.: Pflügers Arch. **120**, 117 (1907). — [25] OEHME, C. u. M.: Dtsch. Arch. klin. Med. **127**, 261 (1918). — [26] BRUNN: Z. exper. Med. **25**, 170 (1921). — [27] PENTIMALLI, zit. nach ELLINGER, BETHE-BERGMANN IV, S. 413. Berlin: Springer 1929. — [28] MOLITOR u. PICK: Arch. exper. Path. u. Pharmakol. **101**, 198 (1924); **107**, 180, 185 (1925); **112**, 113 (1926). — [29] ADOLPH u. ERICSEN: Amer. J. Physiol. **79**, 377 (1927). — [30] MASUGI: Klin. Wschr. **1935** I, 373. — [31] CORCORAN u. PAGE: J. amer. med. Assoc. **134**, 436 (1947). — [32] CLARA: Arch. Kreislauff. **3**, 42 (1938) (1); Die arterio-venösen Anastomosen. Leipzig: J. A. Barth 1939 (2). — [33] BECHER, H., in E. BECHER: Nierenkrankheiten I, S. 20 usw. Jena: Fischer 1944. — [34] HAVLICEK: Ärztl. Forschung **2**, 265 (1948). — [35] RUYTER: Z. Zellforschg. **2** (1925). — [36] ZIMMERMANN: Z. mikrosk.-anat. Forschg. **20** (1930). — [37] APPELT, zit. nach H. BECHER[33], S. 24. — [38] GOORMAGHTIGH: Arch. Biol. **43**, 575 (1932). — [39] FEYRTER: Virchows Arch. **306**, 135 (1940). — [40] LUDWIG: Strickers Handb. d. Gewebe **1** (1871). — [41] KOSUGI: Beitr. path. Anat. **77** (1927). — [42] DEHOFF: Münch. med. Wschr. **1919**, 396. — Anat. Anz. **52**, 129 (1919). — Virchows Arch. **228**, 134 (1920). — ELZE u. DEHOFF: Sitz.-Ber. Naturhist.-med. Verein Heidelberg 1918. — [43] SPANNER: Klin. Wschr. **1937** II, 1421 (1). — Verh. Anat. Ges. Königsberg, August 1937. — Erg.-Heft z. Anat. Anz. **85**, 87 (1937) (2). — [44] MACCALLUM: Amer. J. Anat. **65**, 69 (1939). — [45] CUSHNY: Die Absonderung des Harns. Jena: Fischer 1926. — [46] FREY, E.: Pflügers Arch. **112**, 71 (1906). — [47] SPRINGORUM: Z. urol. Chir. **44**, 279 (1938) (1). — Klin. Wschr. **1939** I, 811 (2). — [48] HAVLICEK: Hippokrates **2**, 105 (1929), zit. nach SPRINGORUM[47] (2). — [49] MICHAILOWITZ, zit. nach v. MÖLLENDORFF[2] (2). — [50] FREY, E.: Arch. exper. Path. u. Pharmakol. **182**, 633 (1936). — Klin. Wschr. **1937** I, 289. — [51] GOLDRING u. CHASIS: Hypertension and Hypertensive Disease, New York, The Commonwealth Fund 1944, S. 60. — [52] SIMKIN, BERGMANN, SILVER u. PRINZMETAL: Arch. int. Med. **81**, 115 (1948).

XI. Filtrationsvorgang.

In den vorausgegangenen Kapiteln konnte eine Reihe eigener Befunde mitgeteilt werden, die unter Heranziehung von Ergebnissen anderer Autoren die Möglichkeit boten, bereits bestimmte Vorstellungen über Arten der Harnbildung und ihre Variationen zu entwickeln. Die nun folgenden Darstellungen dienen dazu, die bisher erreichten Erkenntnisse, wie sie sich aus den Experimenten ergeben, auf bestimmte gewebliche Anteile und auch Arbeitsvorgänge der Niere anzuwenden. Das soll zuerst mit dem Ultrafiltrationsvorgang in seinen Einzelheiten geschehen, über den sich eindeutigere Ergebnisse und klarere Vorstellungen erarbeiten lassen. Anders verhält es sich mit der Einsicht in die Tätigkeit der Tubuli und ihrer Anteile, bei denen die experimentelle Ausbeute recht lückenhaft und teilweise noch undurchsichtig und deren Arbeitsweise sogar nur mit Ersatzvorstellungen deutbar ist, die künftig mit Besserem ausgewechselt werden müssen. Es wird trotz aller dieser Schwierigkeiten dennoch vorteilhaft sein, die Einsichten zu ordnen und sie zu Vorstellungen zu formen, die möglichst unverrückbare Pfeiler bedeuten sollen für die Brücke zu einem fortschreitendem Verständnis der Nierentätigkeit.

Daß sich innerhalb der Nieren ein Filtrationsvorgang abspielt, ist uns vielfach begegnet und wurde ebenfalls von den meisten Autoren anerkannt. Ein näheres Eingehen auf Einzelvorgänge läßt sich jedoch für Vorstellungen über die Tubulustätigkeit nicht umgehen.

1. Filtrationsdiuresen, filtrierte Stoffe.

Es wurde mit bioptischen und histologischen Methoden erkannt, daß im Gegensatz zur normal arbeitenden Niere eine starke Durchblutungsvermehrung der Glomerulusschlingen eintritt, wenn eine sogenannte Glomerulusdiurese durch Purinkörper, Salze und andere Stoffe angeregt wird. Wir sahen, daß diese Harnvermehrung eine erzwungene, nicht physiologische, sondern eher als pharmakologisch zu benennende Harnflut darstellt, daß weiter diese Absonderungsvermehrung ohne gesteigerten Sauerstoffverbrauch einhergeht und daß an den MALPIGHIschen Körperchen nicht ein besonderer Sauerstoffumsatz zu lokalisieren ist und daß schließlich die treibende Kraft durch den Arteriendruck dargestellt wird. Vor allem aber konnte gezeigt werden, daß bei einer Glomerulusdiurese sich der definitive Harn einem Blutfiltrat nähert und ähnlich wird, sei es, daß der Ausgangspunkt der Diurese von einer eindickenden Niere erfolgt — wie es meist der Fall ist —, sei es, daß sich die Niere gerade in einem Zustande der Wasserausscheidung befand, als der Reiz zu dieser Diurese sie traf. Der Filtrationsprozeß kann mit Bestimmtheit in die Glomeruli lokalisiert werden. Aus den histologischen Befunden mit Sichtbarmachung des Gefäßinhaltes kann aber, wie in Kap. X gezeigt wurde, angenommen werden, daß sich noch andere Bereiche des Nephrons als die Glomeruli allein an dieser Ultrafiltration beteiligen könnten. Es wurde gezeigt (J. FREY), daß bei starken Purinkörperdiuresen (aber auch anderen Harnvermehrungen dieser Art) eine sehr erhebliche Durchblutungsvermehrung gerade derjenigen Gefäßprovinzen nachweisbar wird, in denen vornehmlich die HENLEschen Schleifen angeordnet sind. Die Filtrationsfläche der Glomeruli erhielte dadurch eine erhebliche zusätzliche Vergrößerung. Sie wäre demnach aus zwei Anteilen zusammengesetzt: einmal unter normalen Anforderungen aus demjenigen der Glomeruli, zum zweiten bei Überbelastung zusätzlich auch aus den Schleifenanteilen (J. FREY). Der Durchtrittsweg wäre allerdings bei der Schleifenfiltration — was beachtet werden muß — ein längerer, indem jetzt das Ultrafiltrat neben der Capillarwand noch die flachen dünnen und hellen Zellen der Überleitungsstücke (dünnen Teil der HENLEschen Schleifen) sowie auch die höheren Zellen der dicken Schleifenanteile zu passieren hätte. Wenn man sich aber vor Augen hält, daß die Darmwand mit ihrem Cylinderepithel beim Verdauungsvorgang ebenfalls sehr große Mengen von Blutfiltrat in das Darmlumen hinein und dann wieder umgekehrt passieren läßt, die den Filtratmengen der Niere vergleichbar sind (Kap. IV), so ist eine solche Vorstellung des filtrativen Arbeitsganges neben anderen Funktionen auch für die Nierenepithelien nicht als abwegig, sondern als durchaus möglich zu bezeichnen. Die Analogie zur Schleimhaut der Darmwand läßt die wechselweise physikalisch-chemische Tätigkeit, zu der die Einzelzelle auf Grund besonderer Einrichtungen befähigt ist, gut verständlich erscheinen. Die erwähnte auffällige Durchblutungssteigerung gerade derjenigen Nierenbereiche, in denen diese Schleifenanteile des Nephrons lokalisiert sind, weist darauf hin, daß man dort auch mit einem Filtrationsvorgang rechnen kann. Es stellt dieser aus den Gefäßdarstellungen zu erhebende Befund eine Erweiterung der Ansicht von den „strukturellen Reservekräften" der Niere (VERNEY[1]) dar.

Die eigentliche Filtrationsfläche aber ist der Glomerulus. Dies nachzuweisen ist durch die berühmten Punktionsversuche von RICHARDS und seiner Schule[2] am Kaltblüter gelungen, indem durch feinste Glascapillaren aus den Kapseln (und verschiedenen Abschnitten der Tubuli) Harn abgesaugt werden konnte. Es zeigte sich, daß der Glomerulusharn eine an Chlorid, Phosphat, Harnstoff, Harnsäure, Kreatinin, Glykose, Inulin gleiche Konzentration wie das Blutplasma aufwies; ebenso stimmten Wasserstoffionenkonzentration, Leitfähigkeit und osmotischer Druck überein[3]. Es besteht demnach neben der Gleichheit von Gesamt- und Chlorkonzentration auch noch eine Übereinstimmung der Harnfixa zwischen Blut und provisorischem Harn bei normaler Tätigkeit der Niere.

Mit dem Nachweis des Ultrafiltrationsvorganges in den Glomeruli ist — nebenbei bemerkt — der Anschauung von der „Wasserdrüse" PÜTTERS[4], die er in die Glomeruli lokalisieren zu müssen glaubte, oder der Ausscheidung von Wasser als Höchstleistung des Glomerulus[5] der Boden entzogen. Ebenso sind die Annahmen von LINDEMANN[6] und von v. BUJEWITSCH[7] von der Wasser-Kochsalz-Ausscheidung durch die Tubuli und dem rückläufigen Strömen des Harns zum Glomerulus zum Zweck des Austausches von Stoffen an dieser Stelle abzulehnen, denn nach den Untersuchungen von WEARN und RICHARDS[2] fließt der Harn aus der BOWMANschen Kapsel in den Tubulus. Dies konnte besonders schön festgestellt werden, als bei einer Kapselpunktion einmal ein Quecksilbertropfen aus der punktierenden Glascapillare austrat, in den Kapselraum fiel und vom Strom des provisorischen Harns zum Tubulusanfang gedrückt wurde.

Auch an der Froschniere gibt es also eine Filtration, obwohl der Harn des Frosches eine verdünntere Flüssigkeit darstellt als sein Blut. Aus den Angaben der Literatur geht hervor, daß Rana esculenta einen Harn von Δ —0,170° (BOTAZZI[8]) und von Δ —0,186° (TODA und TAGUCHI[9]) ausscheidet, während das Blut eine Gesamtkonzentration von δ —0,435° besitzt. Bei Emys europaea[8], Testudo graeca[10] und Bufo vulgaris[8] liegen die Verhältnisse ebenso; 12 Kröten, die 2 Wochen dursteten, hatten eine Harnkonzentration von durchschnittlich —0,420°, während die des Serums um etwa 0,1° (auf δ —0,541°) gestiegen war[9].

Es ist in diesem Zusammenhang vielleicht interessant, daß RIBBERT[11] und MEYER[12] bei Kaninchen nach Markexstirpation eine Vermehrung des Harnes auf das 3fache und eine Harnverdünnung von 1040—1050 auf 1009—1010 spezifisches Gewicht fanden. Wenn auch bei diesen Versuchen die Blutzirkulation innerhalb der Niere und die Nervenversorgung als gestört anzunehmen ist, so ist durch diesen Eingriff für den Warmblüter schon der Filtrationsprozeß auch einer eindickenden Niere wahrscheinlich gemacht; weiter kann im Zusammenhang mit den Befunden der Kaltblüter, die keine ausgebildeten HENLEschen Schleifen besitzen, gesagt werden, daß diese Schleifen mit der Konzentrationsfähigkeit der Niere etwas zu tun haben müssen.

In der Niere ist nach dem Gesagten ein *Filtrationsprozeß bewiesen*, und zwar bei allen Funktionszuständen: bei der normalen Harnabsonderung (Harnkonzentrierungsarbeit) wie auch bei der Glomerulus- und der Wasserdiurese. Für das Vorwärtsfließen des provisorischen Harns aus den BOWMANschen Kapseln durch die Tubuli muß als treibende Kraft der auf dem Glomerulus lastende Blutdruck angesehen werden, der neben dem Abpressen des Ultrafiltrates auch dessen Einpressen in den am sogenannten Harnpol der Kapsel ansetzenden Tubulus vornimmt.

Die von uns geäußerte Ansicht (J. FREY), daß aus den histologischen Befunden an den Nierengefäßen z. B. bei Kochsalzdiurese gefolgert werden kann, daß auch von den HENLEschen Schleifen eine Ultrafiltration stattfindet, obwohl es sich dort nicht allein um teilweise mit Epicyten (CLARA[13]) bedeckte Capillaren wie bei den Glomeruli handelt, sondern an den Schleifen noch zusätzlich niedrigere Zellen vom Filtrat passiert werden müssen, wird durch Befunde bei Schrumpfnieren gestützt. Hier findet sich der Verlust der Differenzierung der Tubuluszellen, vornehmlich der Hauptstücke (Tub. I), und deren Umwandlung zu flachen, abgeplatteten Zellen unter Schwinden des Bürstensaums, einhergehend mit Lumenerweiterung; es haben also die hochdifferenzierten Zellen jetzt eine ähnliche Gestalt wie diejenigen der Schleifen angenommen, von denen sie im histologischen Bild oft nicht mehr unterschieden werden können. In der Tat ist der Harn dann seiner Gesamtkonzentration nach ein einfaches Filtrat geworden, wie dies aus der Bezeichnung „Isosthenurie" (VOLHARD[14]) des definitiven Harns hervorgeht. Dies hat VOLHARD[14] bereits treffend mit folgenden Worten gedeutet: „Dadurch, daß die normalerweise protoplasmareichen, mit einer hohen und dicken Mauer zu vergleichenden Epithelien *membranartigen* Charakter annehmen, werden die Zellen ihres spezifischen Charakters entkleidet, sie verlieren die Sondereinrichtung und damit die Fähigkeit zu ihrer Sonderleistung ... und es ist zu erwarten, daß nunmehr die tubuläre Diurese den Charakter der Glomerulusdiurese annimmt, deren Höchstleistung für feste Stoffe einem blutisotonischen Sekret entspricht."

Es ist recht interessant, daß bei Nephrosklerosen — wie auch bei den später zu besprechenden „Unterbindungspolyurien" — eine Minderung oder sogar Aufhebung der Hypophysinwirkung feststellbar wird, wie es die Klinik lehrt. Es setzt sich hierbei, wie auch sonst, aus funktionellen Anlässen die Filtrationsdiurese gegenüber dem gewöhnlich anzutreffenden Eindickungsvorgang des Harns durch, wie wir es im Kap. X mit den Abb. 18—21 sinnfällig darlegen konnten.

Diesmal geht der Anstoß zur Filtrationsdiurese von einer echten, morphologisch mit dem Nierenschrumpfungsprozeß verbundenen absoluten Reduzierung des tubulären Nierenepithels aus, und die Niere befindet sich dann in einem solchen Funktionszustand, bei dem eine Erhöhung der Konzentration des Hypophysenhinterlappenhormons unter der gezeigten Unwirksamkeit verläuft. Wir möchten diesen Vorgang in der Weise deuten, daß durch Minderung der tubulären Funktion im Laufe der Zeit aus funktionellen Gründen eine Umwandlung der üblichen Arbeitsweise der restlichen Tubuli in allen ihren Anteilen — erst der geraden, später auch der gewundenen — zu einer ausschließlichen Filtrationsarbeit zwangsläufig eintritt, die ihren morphologischen Ausdruck in einer Abflachung des Tubulusepithels und damit in einem „Funktionswandel" zu einem Filtrationsmodus findet. Die wäßrige Harnbereitungsart der Schrumpfnierenkranken (Filtrationsdiurese) erhält also ihren Anstoß durch morphologische Veränderungen (Verkleinerung der Masse der Nierenepithelien), die treibende Kraft der geweblichen Umwandlung des restlichen Cylinderepithels der Tubuli zum Plattenepithel ist aber in funktionellen Mechanismen zu suchen. Es ist an dieser Nierenkrankheit ausgezeichnet zu erkennen, wie sich Arbeitsweise und Gestalt wechselseitig fortschreitend nach einem geweblichen Anstoß beeinflussen, bis schließlich das endgültige funktionelle Verhalten und morphologische Bild der Schrumpfniere ausgebildet ist; daß also der letztlich erreichte Zustand der Niere an Arbeitsweise und Gestalt einen Rest darstellt, der nicht einfach statisch, sondern vielmehr dynamisch erreicht wurde (J. Frey).

Der Reiz für einen Filtrationsvorgang innerhalb der Schrumpfniere ist offensichtlich auch hierbei wiederum stärker als derjenige, der das Organpaar zur Eindickungsarbeit und damit zur Wassereinsparung veranlaßt. Aus einem klinischen Beispiel von Nephrosklerose läßt sich erkennen, daß es auf Grund der vorliegenden anatomischen Nephronveränderungen (Abflachung des Tubulusepithels) „zu spät" ist, daß eine Gabe von Hypophysenhinterlappenhormon noch im Sinne einer Harnkonzentrierung wirksam wird, indem nun nicht mehr ein Harn von höherem spezifischem Gewicht als dem des Blutes geliefert wird.

Ernst L., 36 Jahre alt (Kr.-Gesch. Nr. 13/3449). 1937 akute diffuse Glomerulonephritis, in chronische Nephritis übergehend. 1942 Rezidiv. Diagnose: Sekundäre Schrumpfniere. Befund: Anämie mit 65% Hb und 3,6 Mill. Erythroc., Senkung 98/132 mm. Rest-N 86 bis 112 mg%, U^- 5,6—6,1 mg%, Cl normal, Indican in Spuren, Xanthoprotein 23—25 Einh. Augenhintergrund: Fundus hypertonicus, beginnende Retinitis angiospastica. Harn: Isosthenurie, Alb. Opalescenz, im Sediment wechselnd geringe Erythroc. und Cylinder.
Hypophysinversuch: Vorher 100 cm³ Harn/Std von 1008 spez. Gew.; 1 cm³ Hypophysin „Bayer" subc., danach 60 cm³ Harn/Std mit 1010 spez. Gew. Daß das Konzentrationsvermögen trotz Gaben von HHH aufgehoben war, läßt sich auch am Verhalten der Harnfarbe (nach Heilmeyer[15]) erkennen: Vor Hypophysin F_0 1,12, nach Hypophysin F_0 1,03. Also auch daraus wird das Unvermögen zur Harnkonzentrierung deutlich.

Es ist aus diesem Beispiel der Wirkungsaufhebung des Hypophysenhinterlappenhormons bei Schrumpfniere außerdem zu ersehen, daß in der gesunden Niere der Ort der Eindickung des provisorischen Harns offensichtlich in den gewundenen Kanälchen gelegen ist, da dieser Nephronanteil unter der Krankheit einen bleibenden strukturellen Umbau erfahren hat. Dieser Umstand zeigt, daß demnach für die Funktion der Wassereinsparung der Niere (Eindickungs- oder Konzentrationsarbeit) ein hohes Tubulusepithel die Voraussetzung ist; hat sich erst einmal der Dauerreiz für eine Filtrationsdiurese mit Funktions- und Gestaltswandel der Tubuli endgültig ausgewirkt, so sind die Zellen für ihre normale Tätigkeit unbrauchbar geworden.

Bei den Schrumpfnieren ist nun trotz osmotischer Gleichheit des definitiven Harns mit dem Blut oft keine vollkommene Übereinstimmung auch der Harnfixa anzutreffen, sondern es läßt sich im definitiven Harn z. B. noch eine Kochsalzverringerung und eine Harnstoffvermehrung nachweisen. Dies hat offenbar seinen Grund darin, daß in der Schrumpfniere noch erhaltene Parenchyminseln vorhanden sind, in denen bei der histologischen Untersuchung als einwandfrei zu bezeichnendes Nierengewebe angetroffen wird, so daß dort noch eine normale Harnbereitung möglich ist. Aus dem Größenverhältnis von degeneriertem und erhaltenem Parenchym resultiert die noch vorhandene Konzentrationsbreite (Hyposthenurie [A. v. KORÁNYI[16]], Isosthenurie [VOLHARD[14]]) des Organpaars. Und es kann aus diesem Verhalten der Niere gefolgert werden, daß der Anstoß für eine Tubulusepithelabflachung bei Schrumpfnieren auch vom Verlust des Nephronkopfes (Glomerulus) auszugehen scheint, denn es finden sich in den Nieren bei chronischer Glomerulonephritis sowohl degenerierte wie erhaltene (sogar gewucherte) Parenchymanteile. Hinzu kommt noch, daß die abplattende Degeneration der Tubuli allmählich vor sich geht, so daß noch eine beschränkte Sonderleistung während des Überganges zur reinen Filtration möglich erscheint. Weiter ist die Harnbereitung ja in stärkstem Maß abhängig von einer regelrechten Durchblutung und vor allem — wie wir aus den Blutumschaltungen wissen — von der Blutverteilungsmöglichkeit innerhalb des Organs. Sind die größeren und kleineren Arterien bei vasculärer Nephrozirrhose infolge pathologischer Wand- und damit auch Lumen- und Durchflußveränderungen (Hyalinose, Sklerose u. a. m.) funktionsuntüchtig geworden, so muß dementsprechend die feinere Variationsmöglichkeit in der Harnbereitung je nach Sitz, Ausbreitung und Stärke der Gefäßerkrankung leiden. Alle diese geschilderten Vorgänge werden sich bei den verschiedenen Stadien von chronischen Glomerulonephritiden und vor allem der arteriosklerotischen Schrumpfnieren wechselnd von Fall zu Fall überschneiden müssen und erzeugen ein ebenfalls recht variierendes Bild, wie wir es aus der Klinik her zu sehen gewohnt sind. Hierzu kommt die während starker Diuresen der besprochenen Art zu beobachtende funktionell ausgelöste Abflachung der Tubulusepithelien mit Erweiterung der lichten Weite der Kanälchen, die als Ausdruck des Übergangs zur filtrativen Tätigkeit gedeutet werden kann.

Für den Funktionswandel der Tubulusepithelien spricht eindeutig auch das Experiment (BRADFORD[17], PÄSSLER und HEINECKE[18], MARK[11]): Verkleinert man die eine Niere operativ und exstirpiert die andere, so erhält man eine Iso- bzw. Hyposthenurie mit Epithelabplattung der Tubuli bei Erweiterung ihres Lumens, also Bilder[19], wie sie an den Kanälchen der Schrumpfnieren vorliegen, ohne daß sich etwa irgendein entzündlicher Prozeß am Nierenrest abgespielt hat. Ferner ist in diesem Zusammenhang die von BRADFORD[20] entdeckte und von VERNEY[21] genauer untersuchte „Unterbindungspolyurie" ebenfalls als funktionell-morphologische Umstellung der isolierten Niere vom Zustand der Harnverdünnung (Wasserdiurese des Herz-Lungen-Nieren-Präparates) auf die Notstandsfunktion der Filtrationsdiurese anzusehen und als weiterer Beweis anzuführen; eine solche Polyurie erhält man, wenn man nämlich experimentell einen Teil der arteriellen Blutversorgung — etwa die Hälfte — durch Ligatur ausschaltet. Aus diesen Versuchen von VERNEY[21] sowie den gleichen von GREMELS und POULSSON[22] geht sehr schön die Umstellung der isolierten Niere von der im Präparat herrschenden Wasserdiurese auf eine Filtrationsdiurese hervor: es erscheint jetzt gegenüber vorher als definitiver Harn ein solcher, der sich mehr einem Glomerulusfiltrat nähert, indem die Konzentration an NaCl zunimmt und diejenige an Harnstoff abnimmt; in dem Versuch 8 (Tab. 8) von GREMELS und POULSSON[22] waren durchschnittlich 47 mg% NaCl und 320 mg% U^+ vor der Ligatur im Harn vorhanden, während danach als Ausdruck des Überganges von der Wasserdiurese zu einer nun einsetzenden Filtrationsdiurese 290 mg% NaCl und 160 mg% U^+ analysiert wurden. Bei den Unterbindungspolyurien ist — wie wir auch bei den Schrumpfnieren zeigten — die Wirkung von Hypophysin im Sinne einer Harnkonzentrierung verständlicherweise abgeschwächt[21].

Dieses Verhalten der Niere erscheint uns nicht verwunderlich. Wird aus irgendeinem Grunde die Zahl der funktionstüchtigen Nephrone eingeschränkt

(Entzündung, bindegewebige Umwandlung, ausgedehnte Infarkte, Abscesse, operative Nierenverkleinerung usw.), so wirken von einem bestimmten Zeitpunkt an, nämlich vom Übergang der Nierensuffizienz in die Insuffizienz, die retinierten harnpflichtigen Stoffe genau so wie bei einer oralen oder vor allem intravenösen Zufuhr: es entsteht eine Diurese vom Typ der „Filtrationsdiurese", wie wir uns allgemein für die sogenannten Glomerulus- oder Salzdiuresen ausdrücken wollen (J. FREY). Daß für diese Harnbereitungsart in Form vermehrter Harnmenge (Polyurie der Filtrationsdiurese) vermehrt Wasser zur Verfügung stehen muß (Polydipsie), liegt auf der Hand und ist durch die täglichen klinischen Beobachtungen nicht nur bei Schrumpfnierenkranken mit Zwangspolyurie in der dabei sich ergebenden Konsequenz für die Therapie (vermehrte Flüssigkeitszufuhr) belegt. Man könnte diese aus den geschilderten Experimenten über die Diurese (Kap. V) abzuleitende Ansicht wiederum nicht besser präzisieren, als es VOLHARD[14] (S. 179) tat: „Wir sehen in dieser kompensatorischen Polyurie einen notwendigen und nicht einen pathologischen, sondern einen noch eben physiologischen Vorgang, der auch bei den nicht verkleinerten, gesunden Nieren dann einsetzt, wenn ein gewisses Maß der Zufuhr fester Substanzen überschritten wird." Die Filtrationsdiurese stellt „auf Grund dieser klinischen wie experimentellen Erfahrungen die Reaktion auf Nieren- (Tubuli-) Insuffizienz" (VOLHARD[14] S. 181) dar. Es steht dann dem Organismus nur noch diese Harnbereitungsart zur Verfügung. Bleibt die notwendige gesteigerte Wasseraufnahme (Polydipsie) aus, so wird diese nicht als besonders gut funktionierend anzusehende Notbereitungsart des Harns unausgeglichen und es kommt zum urämischen Tod durch Wassermangel. Die *Filtrationsdiuresen* nehmen nach dem Gesagten als *Notstandsfunktion* der Niere eine Sonderstellung ein. Ist die Niere gesund, so ist die Toleranzgrenze für Harnfixa und Harnmenge weit hinausgeschoben; ist die Niere krank (z. B. Schrumpfniere), so ist je nach dem Krankheitsgrad diese Toleranzgrenze niedriger gesteckt, ehe es zur Filtrationsdiurese kommt; wir haben dann — analog der Herzinsuffizienz — von einer relativen und schließlich absoluten Niereninsuffizienz zu sprechen.

Bei der Polyurie durch Prostatahypertrophie liegen die Verhältnisse offenbar ähnlich, indem durch Harnstauung (Hydronephrose, Nephrohydrose) mechanisch eine Tubulusinsuffizienz entsteht, die nach unserer Meinung sekundär zur Filtrationsdiurese (Zwangspolyurie) führt — bei längerer Dauer mit endgültiger Degeneration der Tubulusepithelien, wie aus der Klinik bekannt ist. Cystennieren verhalten sich ähnlich. Im Experiment des künstlich durchbluteten Lungen-Nieren-Präparates sah WINTON[23] einen Rückgang der Kreatinin- und Harnstoffausscheidung, wenn gleichzeitig eine Steigerung von Ureterendruck und Blutdruck vorgenommen wurde.

Man kann aus unseren Darlegungen und Folgerungen noch ein weiteres gut erkennen (J. FREY). Reicht die Funktionsgröße der Tubuli aus, so geht die Elimination der harnpflichtigen Stoffe ohne durch Filtrationsdiurese bedingte Harnvermehrung vor sich; ist die Tubulusarbeit relativ oder absolut überlastet, so tritt die Notstandsfunktion der Niere in Form eines filtrativen Arbeitsmodus in Tätigkeit. Dies ist sowohl bei der gesunden wie kranken Niere anzutreffen. Nur hat eine kranke Niere mit Leistungsverminderung ihrer Tubulusepithelien oder gar mit Einschränkung ihres Parenchyms (z. B. Schrumpfniere) oder bei Verbindung beider Vorgänge miteinander die Grenze ihrer tubulären Leistungsmöglichkeit viel früher und auch ohne Spitzenbelastung bereits erreicht und steht deshalb zwangsweise, aus Gründen der schlackenausscheidenden Nierenfunktion — nicht aus solchen der Wasserbearbeitung —, in einer dauernden Notstandsarbeitsweise (Filtrationsdiurese), während die gesunde Niere erst bei besonders starkem Anfall von harnpflichtigen Stoffen filtrierend reagiert, wie z. B. bei oralen oder besonders bei intravenösen Belastungen. Daß die Filtrationsarbeit der Niere ohne Rücksicht auf den Wasserbestand und unter Aufgabe der wassersparenden Nierenfunktion vonstatten geht und den Organismus deshalb in die Gefährdung durch Exsikkose und Hyposalie bringen kann, wurde gesagt (Kap. V, 2 und IX). Die Arbeitsart der Niere, d. h. ob das Organpaar zur Filtrationsdiurese übergeht oder nicht, hängt also in jedem Fall von dem Verhältnis der Menge der auszuscheidenden Stoffe zur „maximalen tubulären Leistungsfähigkeit" ab. Ist diese aus irgendeinem Grunde herabgesetzt, so müßte sich dieser Umstand bei Belastungsversuchen z. B. mit Harnstoff schneller in einer Filtrationsdiurese ausdrücken als bei voller Funktionstüchtigkeit der Tubulusepithelien. Es ließe sich hieraus eine Funktionsprüfung entstehender tubulärer Minderleistungen ableiten; die entsprechenden Untersuchungen hierüber wurden begonnen (J. Frey und Mitarbeiter). In diesen geschilderten Vorgang greift für die harnpflichtigen Stoffe die thesaurierende Funktion der Gewebe in nicht sicher zu übersehender Weise und wechselnder Stärke puffernd ein. Größe des Angebots an harnpflichtigen Substanzen an die Niere, Stärke der Ablagerung dieser in den Geweben und maximale tubuläre Leistungsfähigkeit sind die Bedingungen, von denen es abhängt, ob und in welchem Ausmaß die Niere von der üblichen Ausscheidungs- und Harnbereitungsart ab- und zur Filtrationsdiurese übergeht. Die Frage, warum eine solche überhaupt durch harnpflichtige Stoffe ausgelöst werden kann, die ja selbst gar nicht oder nur gering — im Gegensatz zu den Purinkörpern z. B. — gefäßerweiternd wirken, kann demnach dahingehend beantwortet werden, daß es die maximale tubuläre Leistungsfähigkeit für einen bestimmten harnpflichtigen Stoff oder eine solche Stoffgruppe ist, die hierfür verantwortlich gemacht werden muß; nämlich in dem Sinne, daß bei größerem Angebot der Schlackenstoffe an die Niere, als es der tubulären Maximalleistung in der Zeiteinheit entspricht, die Filtrationsdiurese ausgelöst wird (J. Frey).

Wir kommen hier zu dem Begriff der maximalen tubulären Leistungsfähigkeit, zu dem auf anderem Wege auch Smith[25] gelangte und den er als „maximal tubular excretory capacity" mit „Tm" symbolisierte. Es läßt sich folgern, daß diese maximale tubuläre Leistungsfähigkeit im Mittelpunkt der Nierentätigkeit steht, wenn wir von der extrarenal gesteuerten Wasserbearbeitung durch das Organpaar mittels des HHH absehen. Außerdem kann man sagen, daß die maximale Leistungsfähigkeit der Tubulusepithelien nicht immer eine Konstante darstellt, sondern daß sie offenbar je nach der Größe des Angebots (Blutkonzentration des betreffenden Stoffes) wechselt, wie man es beim Diabetes mellitus feststellen kann und wie es Barclay und Cook[26] fanden. Ob das HHH, das ebenfalls eine Filtrationsdiurese auslösen kann, bei den besprochenen Harnvermehrungen eine Rolle spielt, sei hier ebensowenig untersucht wie die bereits erwähnten Osmoregulatoren Verneys[27].

Die Überschreitung der Grenze der *maximalen tubulären Leistungsfähigkeit der Niere stellt den intrarenalen Reiz für die Auslösung von Filtrationsdiuresen* durch die harnpflichtigen Stoffe dar, falls nicht ein Gefäßreiz an sich (Purinkörper) oder eine Kombination beider Reize vorliegt (J. Frey).

Daß bei den Filtrationsdiuresen der Sauerstoffverbrauch der Niere am geringsten ist, wurde auseinandergesetzt (Kap. VIII): nämlich dann, wenn die Salzausscheidung noch in der ersten Phase, der diuretischen, steckt. Es ist anzunehmen, daß diese Nichtbenötigung von zusätzlichem Sauerstoff für alle reinen Filtrationsausscheidungen gilt, nämlich auch dann, wenn das Tubulusepithel abgeplattet ist, also auch die Tubuli eine Harnbereitungsart nach dem Typ der Filtration vornehmen. Wir werden in dieser Ansicht durch die Befunde Gasers[24] bestärkt, der bei experimenteller Nephritis fand, daß im Endstadium derselben eine hochgradige Umsatzsenkung zu beobachten sei.

Bei den gewöhnlichen Absonderungsbedingungen wird als Filtrationsfläche nur ein Teil der Glomeruli gebraucht, bei zunehmenden Ansprüchen treten alle Glomeruli in Funktion, bei übergroßen Anforderungen gesellen sich offenbar die

Schleifen dazu, bis schließlich unter pathologischen Bedingungen das Gesamtorgan diese primitive Form der Absonderung annimmt. Wir sehen deshalb in den *Filtrationsdiuresen* eine *Notstandsharnbereitung*. Diese setzt sich gegen andere funktionelle Zustände der Niere, gegen die Wasserdiurese und gegen die HHH-Wirkung (siehe auch Kap. X) durch. *Die Filtrationsdiurese als Notstandsfunktion hat das Primat.*

Es soll in diesem Zusammenhange noch kurz erwähnt werden, daß Farbstoffe ebenfalls vom Glomerulus ausgeschieden, also auch durch einen Filtrationsvorgang eliminiert werden können.

Seit HEIDENHAIN[28] injiziertes indigo-schwefelsaures Natrium (Indigocarmin) in den Tubuli nachwies, während die Glomeruli davon frei waren, galt diese Beobachtung als Beweis für die Sekretion solcher Stoffe in den Kanälchen. Später setzte sich die Ansicht durch, daß die Anfärbung der Tubulusepithelien auf einer Rückresorption des filtrierten Farbstoffes beruhe, und so entschied sich v. MÖLLENDORFF[29] auf Grund seiner eingehenden Farbstoffstudien, daß eine Anhäufung von Farbstoff in den Epithelien — obwohl jahrzehntelang Beweis der Sekretionstheorie — jetzt gegen die Annahme einer Sekretionstätigkeit der Hauptstücke spreche. Den endgültigen Nachweis, daß die Farbstoffe im Glomerulus filtriert werden, erbrachten WEARN und RICHARDS[2] durch Punktion der Kapsel, in der nach Injektion von Indigocarmin, Phenolrot und Methylenblau so viel Farbstoff enthalten war, daß Filtrierpapier sich davon färbte. Es wurde jedoch häufig auf die stärkere Färbung der Tubulusepithelien hingewiesen, so von EDWARDS und MARSHALL[30]; auch sah EDWARDS[31] bei Necturus nach intravenöser Injektion die Tubuli I gefärbt, während bei intraperitonealer Injektion, wo die Farbe durch die offenen Nephrostome in die Kanälchen gelangen konnte, die Färbung ausblieb. Für Carmin konnte die glomeruläre Ausscheidung durch BASLER[32] und SUZUKI[33] sichergestellt werden. Dagegen dringen Sulfophthaleine nach HÖBER[34] von der Pfortader des Frosches aus in die Harnkanälchen ein, wo sie eine 30—40fache Konzentrierung erfahren, was durch Narkose unterdrückbar ist. Im allgemeinen herrscht die Ansicht vor, daß die Anfärbung der Epithelzellen durch Rückresorption vom Lumen der Tubuli her erfolge. Die bioptischen Untersuchungen von ELLINGER und HIRT[35] zeigten die glomeruläre Filtration von fluorescierenden Farbstoffen. Für das Phenolrot fanden MARSHALL und VICKERS[36] auch eine tubuläre Ausscheidung.

Nach diesen Ergebnissen bleibt also die Frage offen, ob alle Farbstoffausscheidung nur durch die Glomeruli erfolge, oder ob auch eine Exkretion durch die Tubuli möglich sei; es ist hierzu aber auch zu bemerken, daß die Experimente, wie sie ausgeführt wurden, nicht geeignet sind, mit Sicherheit eine Antwort nach dieser oder jener Seite zu geben. HÖBER[27] entscheidet sich dafür, daß die wasserlöslichen Farbstoffe (z. B. Cyanol) durch den Glomerulus filtriert werden, im Gegensatz zu den lipoidlöslichen Stoffen (Sulfophthaleine). Auf weitere Befunde der Farbstoffausscheidung kommen wir im Kap. XII, 2b zurück.

Weiter beweisen Versuche mit Vergiftung der Nieren, daß im gewöhnlichen Harnbereitungsprozeß ein Filtrationsvorgang verborgen ist, der erst durch Schädigung der Tubuli zutage tritt. So zeigte MARSHALL[38] durch Unterbindung der Sauerstoffversorgung bei Nierenarterienabklemmung, daß nach Freigabe der Durchblutung der Harn gegenüber vorher an Harnstoff, Phosphat, Sulfat, Ammoniak und Kreatinin ärmer war. STARLING und VERNEY[33] erhielten beim Pumpen-Lungen-Nieren-Präparat durch Blausäure einen Harn, der, an Menge vermehrt, in seinem Chlorid-, Harnstoff- und Zuckergehalt sowie nach dem Gefrierpunkt genau dem Serum entsprach. Auch durch histochemische und histotopographische Methoden konnte kürzlich GLIMSTEDT[66] zeigen, daß die bei Serienschnitten der Kaninchenniere gefundenen Erhöhungen der Chloridkonzentration des Nierengewebes nach den Feststellungen von LJUNGBERG bei Cyankalivergiftung ausblieben, und zwar in Schichten 3—4 mm und ab 5 mm in der Richtung Rinde-Papille, was in dem gleichen Sinn gedeutet werden kann, nämlich Ausschaltung des chloridresorbierenden Vorgangs in bestimmten Nierenbereichen. An der Froschniere sah MASUDA[40] bei Cyanvergiftung, daß die diuretische Coffeinwirkung erhalten war; es läßt sich danach die Glomerulustätigkeit durch das Gift nicht beeinflussen, was völlig im Sinne der bisher erörterten Verhältnisse der Glomerulustätigkeit spricht. Ferner gehört zur normalen Harnbereitung eine normale Nierentemperatur. BICKFORD und WINTON[41] zeigten nämlich an der isolierten Hundeniere, daß bei Abkühlung des die Niere durchströmenden Blutes der abgesonderte Harn die Zusammensetzung eines Plasmafiltrates annimmt: die feinere Harnbereitung hängt also von einer normalen Temperatur ab; die Tätigkeit der Tubuluszellen ist demnach leicht zu stören und aufzuheben, nicht dagegen die primitive Harnbereitung, die Filtration.

2. Filtrationsvorgang bei Kranken.

Der provisorische Harn wird für gewöhnlich eiweißfrei gefunden (WEARN und RICHARDS[2]), jedoch haben alle diejenigen Bedingungen, die zu einer gesteigerten Capillardurchlässigkeit führen (Entzündung usw.), auch eine Proteinurie zur Folge. Daß die Glomerulusschlingen für Eiweiß durchgängig werden, kann bereits mittels histologischer Untersuchungen als gesichert gelten. Es kommen hierbei natürlich nur im Blut vorhandene Eiweiße in Frage, die die Glomeruluscapillaren passieren. Von der Größe der einzelnen Kolloide und derjenigen der Zellücken hängt es ab, ob, in welchem Ausmaß und von welchen Arten von Kolloiden die Glomerulusmembran zusammen mit den Kristalloiden passiert werden kann. Für Proteine, deren Molekulargröße kleiner als diejenige der feindispersen Albumine ist (Molekulargröße etwa 68000) (siehe bei RANDERATH[42] und BAYLISS, KERRIDGE und RUSSEL[43]), ist die intakte Glomeruluscapillare für diese durchlässig, und es entsteht eine Proteinurie (z. B. bei der Hundeniere nach Eiereiweiß). Liegt aber eine Alteration der Knäuelgefäße vor, so können auch grobdisperse Kolloide die Membran passieren.

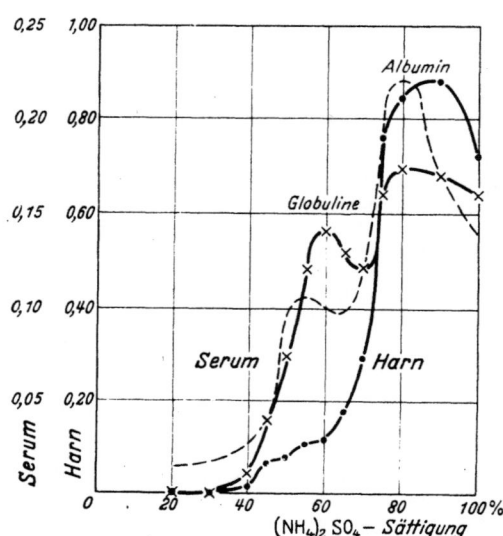

Abb. 23. Ausfällungskurven mit Ammonsulfat von Serum in Verdünnung 1 : 500 (× ——— ×) und Harn in Verdünnung 1 : 100 (● ——— ●) eines Nephrosekranken: im Serum sind die Globuline auf Kosten des Albumins vermehrt (Senkung 131/136 mm, Weltmannband maximal verschmälert), während im Harn fast ausschließlich Albumin vorliegt. Eine Serumnormalkurve ist als gestrichelte Linie (------) eingezeichnet.

Durch Fixierung mit kochender Formalinlösung oder anderen eine Eiweißgerinnung erzeugenden Fixierungsmitteln wurden Proteine im Kapselraum sichtbar gemacht: „In allen Fällen klinischer Albuminurie, auch geringgradiger, konnte auf diesem Wege geronnenes Eiweiß in den Glomeruli nachgewiesen werden, und zwar unabhängig davon, ob und welche morphologischen Veränderungen an den Tubulusepithelien festgestellt wurden" (RANDERATH[42], S. 107; Sperrdruck von uns weggelassen).

Daß bei der Eiweißausscheidung durch die Nieren jedenfalls immer noch eine gewisse Filtertätigkeit der Nierengefäße erhalten zu sein scheint, ist aus zahlreichen Feststellungen hinlänglich bekannt. Bei Nephrosen z. B. enthält der eiweißreiche Harn vornehmlich feindisperse Kolloide (Albumin), während im Blut diese verständlicherweise infolge des meist großen Verlustes durch die Nieren abgenommen haben; dafür herrschen die grobdispersen Globuline im

Blut relativ vor. Ein Beispiel eines Nephrosekranken (Abb. 23) zeigt sehr schön, wie die Proteinausfällungen mittels Ammonsulfat in Harn und Serum deutlich machen, daß im Serum — bei stark vermindertem Gesamteiweiß auf 4,0 g% — die Globuline auf Kosten der Albumine relativ vermehrt sind, während die im Harn ausgeschiedenen Eiweißkörper vornehmlich im Bereich der Albuminausfällung liegen (Analysen von KILCHLING, Medizinische Klinik Freiburg). Als Ort des Eiweißdurchtritts werden von RANDERATH[42] u. a. allein die Glomeruli angesehen, während VOLHARD[5] (S. 819) theoretisch zwei Mechanismen unterscheidet, nämlich Filtration in den Glomeruli und Sekretion in den Tubuli. Das Harneiweiß soll demnach vornehmlich aus der Kapsel stammen, wenn es auch nach der Ansicht von CUSHNY[44] einen Zuwachs aus den Tubuli erhalten kann. Auf die Ansichten anderer Autoren sei später eingegangen, ebenso auf die Paraproteinose nach APITZ[45].

In neuester Zeit sind wieder Befunde für die Ansicht einer intercellulären Permeabilität der Capillarwände beigebracht worden. Wir entnehmen den Ausführungen von H. STURM[46], daß nach den Gesetzen der Hydrodynamik Flüssigkeitsaustritt und -eintritt an den Capillaren allein durch die allmählich wechselnde lichte Weite beherrscht wird, daß die submikroskopischen intercellulären Stomata auf 5—20 mμ geschätzt werden können und deren Porengröße ausreicht, um die Kristalloide zusammen mit ihrem Lösungsmittel durchtreten zu lassen. Im gereizten Zustand könnten sich diese Stomata bis 300—400 mμ und mehr vergrößern, wodurch dem Durchtritt der großen Eiweißmoleküle mit 30 mμ Durchmesser und mehr keine Schwierigkeiten entgegenstehen. „Um ein Durchschleusen von im Wasser gelösten Molekülen zu ermöglichen, muß man etwa den 3fachen Durchmesser der zu transportierenden Moleküle als mindeste lichte Weite fordern, manchmal auch mehr, wenn es sich z. B. um sperriges Gut handelt, d. h. um Moleküle, die eine mehr verzweigte Form besitzen" (STURM[46], S. 486). Daß sich der intracapillare Blutdruck auch durch diese Stomata fortpflanzen kann, wurde ebenfalls verständlich gemacht.

Es ist öfters die Ansicht geäußert worden, daß die Glomeruli nicht eine einfache Filtration vornehmen würden, sondern daß die Membranzellen eine aktive Tätigkeit entfalten (z. B. CULLIS[47]). Und man hat auch Veränderungen der Glomerulusmembran selbst für Verschiedenheiten des Flüssigkeitsdurchtritts verantwortlich gemacht. Solche Veränderungen könnten sowohl bei den Salzen als auch bei Coffein oder den Digitalisstoffen (bei ihrer Ähnlichkeit mit den Saponinen) eine Rolle spielen, ebenso wie derartige Beeinflussungen der Plasmaeiweiße für ihre veränderte Filtrierbarkeit herangezogen wurden. So haben ELLINGER, HEYMANN u. KLEIN[48] auf den verschiedenen Hydratationsgrad der Plasmaeiweiße durch Coffein hingewiesen, REIN[49] auf einen solchen durch Sulfat. — Der Hydratationsgrad der Eiweißstoffe, der bei der Harnabsonderung eine Rolle spielt, wurde bei Erwähnung der extrarenalen Diuretika abgehandelt (Kap. V, 4).

Daß bei der entzündeten Niere eine Einschränkung der Variationsbreite des spezifischen Harngewichts oder eine Hyposthenurie vorliegt, der Harn sich also dem spezifischen Gewicht von 1010 und damit demjenigen des Blutes nähert, ist als ein Zeichen des Übergangs zur filtrativen Harnbereitungsart anzusehen. Es kommen hier einmal Gefäßweitenumstellungen im Sinne der Dilatation (Entzündungshyperämie), sicherlich aber auch vergrößerte Gefäßdurchlässigkeit auf Grund des Entzündungsprozesses in Frage, so daß die funktionelle Umstellung der Niere zur Filtrationsdiurese zwangsläufig schon allein aus dem Krankheitsvorgang selbst abzuleiten ist. Hinzu käme noch die durch den Entzündungsprozeß mögliche Funktionsschwäche der Tubulusepithelien, die ebenfalls den Reiz zur Filtrationsdiurese abgibt, wie wir auseinandersetzten. Das entzündete Organ wird aber in seiner nun vorwiegend filtrierenden Arbeitsweise dadurch gehemmt, daß es in der für diesen Harnbereitungsmodus notwendigen Volumvergrößerung durch entzündliche Flüssigkeitsdurchtränkung einerseits und durch seinen Kapselüberzug andererseits behindert ist; daraus resultiert die Retention der Schlackenstoffe auf der Blutseite, die Oligurie oder sogar Anurie auf der Harnseite, die durch Kapselspaltung oder Dekapsulierung oft zu beseitigen ist.

Es ist also eine ganze Reihe von Umständen bei der Ultrafiltration zu berücksichtigen, die sowohl morphologisch, vor allem aber physikalisch-chemisch wirksam sind, und die diesen Vorgang der Filtration in der Niere ebenso beeinflussen wie in anderen Körperorganen. „Daß dem physikalischen Moment der Filtration" (Blutdruck) „ein Anteil an der Harnbildung zukommt", um mit HÖBER[37] zu sprechen, darf als völlig gesichert angesehen werden; er hat vor den Änderungen der Filtrierbarkeit des Plasmas und vielen anderen Bedingungen den Vorrang, bei denen „die begleitenden Lebensvorgänge keine wesentliche Rolle spielen" (HÖBER[50]).

Wie stets an Membranen, so wird auch an derjenigen des Glomerulus ein Membranpotential entstehen müssen, indem durch Fehlen der negativen Plasmaproteine im provisorischen Harn die Anionen vermehrt und die Kationen vermindert sind (Donnanpotential, Donnangleichgewicht). Dies läßt sich durch elektrostatische Messungen feststellen, womit sich — auch an anderen Membranen — vor allem KELLER und GICKLHORN[51] beschäftigten; auch Studien mit verschiedenen Farbstoffindikatoren sind zu diesen Untersuchungen geeignet. Zur näheren Beschäftigung mit diesen wichtigen biologischen Erscheinungen sei auf die Mitteilungen KELLERS[51] verwiesen.

3. Arbeitsleistung der Niere.

Wie auseinandergesetzt wurde, verlaufen die Filtrationsvorgänge im Gegensatz zur Konzentrationsarbeit und zur Wasserdiurese ohne zusätzlichen Sauerstoffverbrauch. Es ist daraus zu folgern, daß auch die Arbeitsleistung der Niere bei den Filtrationsdiuresen eine kleine ist. Wir wollen uns nun mit Berechnungen dieser Art nach E. FREY[52] befassen und auch andere Funktionszustände der Nieren bezüglich ihrer Arbeitsleistung mit berücksichtigen.

Nachdem DRESER[53] die Aufmerksamkeit auf die Größe der osmotischen Arbeit der Niere lenkte, sind mehrfach Formeln für die Berechnung dieser Arbeit angegeben worden, und zwar meist in abgekürzter Form[54, 55]. Eine wirkliche Durchrechnung der osmotischen Arbeitsleistung hat E. FREY[52] gegeben, und zwar für die 11 Hauptbestandteile des Harns, nämlich für Na, Cl, U^+, U^-, K, PO_4, SO_4, Kreatinin, NH_4, Ca und Mg. Zugrunde gelegt wurden die Werte von CUSHNY[44] für Blut und Harn, denn man kann die osmotische Nierenarbeit aus diesen Zahlen ohne jede Voraussetzung einer Anschauung über die Art der Harnbereitung berechnen, und zwar für jeden Stoff allein, und erhält dann die Gesamtarbeit durch Addition der Einzelwerte. Von diesem Wert geht ein solcher ab, der durch die Verdünnung des Blutes an einem ausgeschiedenen Harnbestandteil gewonnen wird. Der Rechnung liegt die Formel zugrunde: Arbeit in Liter-Atmosphären = Molenzahl RT × log nat c/c. Findet eine Einengung des Harns statt, so wird Arbeit verbraucht; wenn eine Verdünnung zustande kommt, so wird Arbeit gewonnen. Zur Rechnung ersetzt man die Werte RT durch die entsprechenden Zahlen und multipliziert sie mit 2,3, um auf die dekadischen Logarithmen zu kommen; die Formel lautet also:

Arbeit = 58,5 × Mol. × log c/c. (s. Tab. auf Seite 119).

Die osmotische Arbeit der Niere für die Konzentrierung der Einzelbestandteile des Harns beträgt also zusammen 69,413 Liter-Atmosphären; dabei werden durch die Blutverdünnung 24,062 Liter-Atmosphären gewonnen, so daß insgesamt die tägliche osmotische Nierenarbeit bei 1500 Litern Blut, das die Nieren am Tag durchströmt, und bei einer normalen Harnmenge von 1,5 Litern, die einen üblichen täglichen Schlackengehalt besitzen, 45,351 Liter-Atmosphären beträgt. Das sind täglich 1,097 Cal oder 473,14 mkg, also ein sehr geringer Arbeitsbetrag. Nach REIN[56] liefert die Niere am Tag 60—180 Cal und führt davon mit den 1500 Litern Blut, die die Niere in 24 Std durchströmen, 75—150 Cal wieder ab, da das Nierenvenenblut 0,05—0,1° wärmer ist als das Arterienblut. Es wird also von diesen Calorien wenig mehr als 1 Calorie für die Konzentrierungsarbeit verbraucht.

Man kann nun die Arbeit der Niere unter verschiedenen Vorstellungen über die Harnbereitungsart berechnen, z. B. unter der Annahme, es erfolge eine minimale Rückresorption (und damit auch eine minimale Filtration nach E. FREY[57]), wie sie näher im Kap. XII auseinandergesetzt wird. Dann wird eine Anzahl von Stoffen teilweise wieder rückresorbiert

Die folgende Tabelle gibt die so errechneten Werte.

Tägliche Arbeit der Niere in Liter-Atmosphären bei einem täglichen Blutdurchfluß von 1500 Litern durch die Nieren, einer Harnmenge von 1,5 Litern am Tag und der normalen täglichen Schlackenmenge.

Stoff	Liter-Atmosphären verbraucht durch Konzentrierung	Liter-Atmosphären gewonnen durch Blutverdünnung	Gesamtverbrauch in Liter-Atmosphären
Na	0,896	0,000	0,896
Cl	2,773	3,855	— 1,082
U$^+$	53,235	11,758	41,476
U$^-$	0,290	0,115	0,175
K	2,991	1,147	1,844
PO$_4$	1,664	1,913	— 0,249
SO$_4$	3,250	0,761	2,489
K eat.	1,054	0,402	0,652
NH$_4$	3,058	1,173	1,885
Ca	0,093	1,539	— 1,446
Mg	0,109	1,398	— 1,290
	69,413	24,062	45,351
	— 24,062		
	45,351		

(z. B. Kochsalz), andere Stoffe dagegen werden durch Sekretion dem provisorischen Harn (Glomerulusfiltrat) hinzugefügt. — Bei der ersten Gruppe der rückresorbierten Stoffe kann man die Konzentrationsarbeit folgend berechnen: Zunächst wird eine Konzentration der filtrierten Molen nach der Harnmenge angenommen; von dieser Arbeit wird die Verdünnungsarbeit durch den Verlust der rückresorbierten Molen abgezogen, die von der angenommenen Harnkonzentration auf die Blutkonzentration gebracht werden. Ferner wird Arbeit gewonnen durch die Verdünnung der verbleibenden Molen auf Harnkonzentration. — Bei der zweiten Gruppe, den Stoffen, die dazuserniert werden, setzt sich die Arbeit zusammen aus der Konzentrationsarbeit der sezernierten Molen (von Blutkonzentration auf Harnkonzentration) und der Konzentration der filtrierten durch die sezernierten, die dazugekommen sind. — Die Blutverdünnung durch den Verlust des Harns, der ja nach Annahme konzentrierter als das Blut ist, bleibt natürlich immer bei verschiedenen Annahmen der Filtratmenge die gleiche, solange sich eben die Harnmenge nicht ändert, nämlich der Arbeitsgewinn von 24,026 Liter-Atmosphären, der von der für die Konzentrierung der Einzelbestandteile aufgewendeten Arbeit in Abzug kommt. Dieser Arbeitsaufwand entspricht bei der Annahme eines dreifach größeren Glomerulusfiltrats als der definitive Harn und demnach einer dreifachen Konzentrierung des provisorischen Harns zum definitiven Harn einer Größe von 69,432 Liter-Atmosphären, also dem gleichen Wert, wie er oben ohne jede Annahme einer Harnbereitungsart berechnet wurde.

Nimmt man jetzt anstatt einer Filtratmenge von 4,5 Litern provisorischen Harns am Tag eine solche von 150 Litern an, also eine hundertmal größere Menge als der definitive Harn, so sind wieder die Einzelzahlen bei der Rechnung außerordentlich verschieden von denen der anderen Rechnungen, aber das Endresultat für die osmotische Arbeit zur Ausscheidung der Einzelbestandteile ist wieder gleich 69,547 Liter-Atmosphären. Dieses Ergebnis war nach physikalischen Gesichtspunkten zu erwarten, denn die aufgewendete Arbeit ist ja von dem Weg, den sie braucht, unabhängig.

Betrachtet man nun nicht die normale Eindickung des Harns, sondern die Absonderung eines gegenüber dem Plasma verdünnten Harnes, etwa in der Menge von 9 Litern am Tage, in denen die täglichen Schlacken ausgeschieden werden, so ergibt sich eine osmotische Arbeit von 17,623 Liter-Atmosphären für die Absonderung der Einzelbestandteile; dazu kommt hier die Arbeit für die Bluteindickung von 41,600 Liter-Atmosphären, so daß die Gesamtarbeit zur Herstellung eines derartig verdünnten Harns am Tage 59,223 Liter-Atmosphären beträgt. Rechnet man jetzt wieder unter der Voraussetzung eines provisorischen Harns von 4,5 Litern und dem Dazufügen von Wasser in den Tubuli in einer Menge von ebenfalls 4,5 Litern, so stellt sich die osmotische Arbeit der Niere für die Herstellung der Einzelkonzentrationen auf 17,231 Liter-Atmosphären, wozu die Blutveränderung kommt, die 41,600 Liter-Atmosphären beträgt, so daß der Gesamtarbeitsaufwand 58,831 Liter-Atmosphären beträgt. Nimmt man auch bei dieser Harnmenge eine Filtratgröße von 150 Litern an, wie oben bei der Einengung, so erhält man ebenfalls für die Einzelbestandteile 17,070 Liter-Atmosphären, so daß die gesamte Arbeit 58,670 Liter-Atmosphären ausmacht. Und ebenso ist es bei der Annahme von 9 Litern Filtrat, also einer Menge, die den 9 Litern Harn entsprechen würde. Bei der Verdünnung ergibt sich zwar eine andere Arbeitsleistung der Niere als bei der Einengung; aber auch in diesem Fall ist es gleichgültig, von welchen Vorstellungen über die Harnbereitung man ausgeht: ob man viel oder wenig Filtrat annimmt, die osmotische Arbeitsleistung, die sich berechnen läßt, ist vom Weg unabhängig, auf dem die Verdünnung erfolgt.

Bei einem täglichen Blutdurchfluß von 1500 Litern durch die Nieren, einer Harnmenge von 1,5 Litern am Tag und der normalen täglichen Schlackenmenge beträgt die osmotische Arbeit der Nieren in 24 Std 45 Liter-Atmosphären; das sind 473 mkg oder etwas mehr als 1 Kalorie.

Andere Fragen sind die, ob und in welchem Ausmaß die osmotische Nierenarbeit von der Menge des definitiven Harns abhängt, in der die täglichen Schlacken des Stoffwechsels zur Elimination kommen.

Bei der vorausgehenden Berechnung ist stets von einer normalen Harnmenge von 1,5 l/Tag ausgegangen worden; im zweiten Fall der Absonderung eines verdünnten Harns immer von

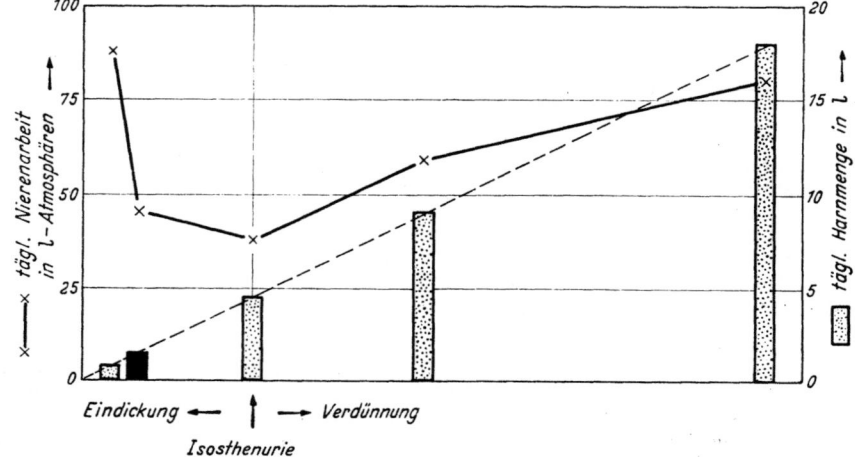

Abb. 24. Tägliche *osmotische Nierenarbeit* in Liter-Atmosphären bei Ausscheidung der Harnfixa: bei Absonderung eines isosthenurischen Harns (osmotischer Druck desselben gleich dem Blut) von 4,5 l/Tag wird die geringste Nierenarbeit erforderlich, während Eindickung sowie Verdünnung des Harns gegenüber dem Blut mit spezifischem Harngewicht über oder unter 1010 jeweils eine Zunahme der Nierenarbeit bedeutet. Die normale Harnmenge von 1,5 l/Tag (schwarze Säule) stellt trotz Eindickungsarbeit nur eine geringe Zunahme der Liter-Atmosphären dar; die Harnverdünnung bei einem VOLHARDSCHEN Wasserversuch (1,5 l/4 Std oder 9 l/Tag: 4. Säule von links) ist schon mit einer erheblicheren osmotischen Arbeitsleistung der Niere verbunden (E. FREY).

einer Harnmenge von 9 l/Tag. Bei den folgenden Berechnungen handelt es sich um Unterschiede der osmotischen Arbeit bei wechselnder Menge des definitiven Harns, in der die täglichen Schlacken erscheinen. Oder anders ausgedrückt, es soll die Frage geklärt werden, ob man der Niere durch Wassertrinken oder Dursten osmotische Arbeit ersparen kann.

Verteilt man die täglichen Schlacken des Stoffwechsels auf 0,75 l definitiven Harn, so ist im ganzen ein Arbeitsaufwand von 87,061 l-Atm. erforderlich, bei 1,5 l Harn/Tag ein solcher von 45,351 l-Atm., bei 4,5 l Harn/Tag ein Aufwand von 37,147 l-Atm., bei 9 l Harn/Tag ein solcher von 59,217 l-Atm. und bei 18 l Harn/Tag ein solcher von 80,940 l-Atm. (Abb. 24). Die Unterschiede in der osmotischen Gesamtarbeit der Nieren bei wechselnden Harnmengen sind dadurch bedingt, daß bei kleinen Harnmengen alle Stoffe konzentriert werden müssen und bei großen die Stoffe im Harn zwar verdünnt, im Blut aber sozusagen konzentriert erhalten bleiben müssen, so daß sich bei mittleren Harnmengen von etwa 2—6 l täglich nur ein Minimum an osmotischer Arbeit einstellt. Das Minimum selbst liegt natürlich bei einem isotonischen Harn, bei der Isosthenurie z. B. der Nephrosklerotiker, bei denen das spezifische Harngewicht 1010 und der Gefrierpunkt —0,60° beträgt, wobei also im ganzen gesehen keine osmotische Arbeit geleistet wird, wohl aber hinsichtlich einzelner Bestandteile. Diese osmotische Arbeit für die Herstellung der Einzelkonzentrationen, nämlich für die unterschiedliche Zusammensetzung von Harn und Blut, müßte eigentlich übrigbleiben, wenn man von der Gesamteindickung des Harns oder seiner Verdünnung absieht. Dies ist in der Tat der Fall. Wenn man die Arbeit zur Einengung der Gesamtmolenzahl des Harns von der Arbeit zur Herstellung der Einzelkonzentrationen bei geringer Harnmenge abzieht, so erhält man bei 0,75 l Harn eine Differenz von 36,834 l-Atm., bei 1,5 l Harn eine solche von 37,329 l-Atm., also gerade soviel, wie die Arbeit zur Herstellung der Einzelkonzentrationen bei isotonischem Harn beträgt. Und bei der Verdünnung ist es ebenso, nur muß man hier die Arbeitsleistung zur Verdünnung, die ja gewonnen wird, zur Arbeit für die Einzelkonzentrationen zuzählen. Bei 9 l Harn/Tag ergibt sich dann als Differenz 37,863 und bei 18 l Harn/Tag 37,444 l-Atm. Es zeigt sich also die gleiche osmotische Arbeit der Nieren bei der täglichen Harnherstellung, wie wenn man den analogen Harn, wie er bei der Isosthenurie produziert wird, theoretisch eindickt oder verdünnt.

Man sieht also, daß bei isotonem Harn mit einem spezifischen Gewicht von 1010 und einem Gefrierpunkt von —0,60° die Ausscheidung der täglichen Schlacken mit einem Minimum an osmotischer Arbeit geleistet wird; und dies ist bei den Filtrationsdiuresen der Fall. So ist zwar die Filtrationsdiurese (Isosthenurie) hinsichtlich des Wasserhaushaltes nicht als gute Absonderungsart der Niere anzusehen, denn sie vollzieht sich unter Aufgabe der Wassereinsparungsfunktion, aber dieser Zustand spart an osmotischer Arbeit, was für die kranke, nur isosthenurisch arbeitende Niere zweifellos von Bedeutung sein muß. Und da wir feststellten, daß die Niere dann zur Filtrationsarbeit übergeht, wenn die Grenze ihrer maximalen tubulären Leistungsfähigkeit erreicht ist (J. Frey), so zeigt sich ebenfalls aus diesen Berechnungen (E. Frey), daß die Filtrationsdiurese als Notstandsharnbereitungsart aus Gründen relativer oder absoluter Insuffizienz der Nierenepithelien anzusehen ist. Und wir können das Vorhandensein einer filtrativen Harnbereitungsart vielleicht auch mit der Annahme begründen, daß die *Filtrationsdiurese das hochspezialisierte Tubulusepitel vor dem funktionellen Versagen schützt* (J. Frey).

4. Mengen des Glomerulusfiltrates.

Ribbert[11] und Meyer[12] haben festgestellt, daß Markexstirpation bei Kaninchen einen Harn zur Folge hat, der nach seiner Konzentration einem Glomerulusfiltrat gleichkommt; was aber hier in diesem Zusammenhang an den Versuchen interessiert, ist, daß die Harnmenge auf das Dreifache anstieg, daß das Verhältnis von provisorischem Harn zu definitivem demnach vorher 3 : 1 betrug. Wenn auch bei dieser operativen Behandlung der Niere eine Störung der Blutzirkulation vermutet werden muß, die sich auf die Ausscheidungsbedingungen der Niere auswirken mag, so kann man vielleicht hieraus doch mit allem Vorbehalt entnehmen, daß die Glomerulusfiltratmenge etwa dreimal so groß wie die des definitiven Harns sein könnte.

Einen weiteren größenordnungsmäßigen Hinweis erhalten wir durch die Punktionsergebnisse von Wearn und Richards[2, 3], die beim Frosch fanden, daß bei Tubuluspunktion unter gewöhnlicher Harnabsonderung 0,5—1,0 mm^3/h und unter starker Glucosediurese 6 mg Harn in 4 Std (etwa 40 mm^3/24 h) zu erhalten sind. Allerdings ist zu berücksichtigen, daß dabei ein Ansaugen des provisorischen Harns stattfindet, so daß die Filtrationsbedingungen erleichtert werden. Das würde auf die Zahl von $10,0 \times 10^{-5}$ Glomeruli der menschlichen Niere (Straub[58]) umgerechnet eine Filtratmenge von etwa 10—20 Liter pro Tag bei normal absondernden Organen, eine solche von etwa 36 Liter/Tag bei starker Glucosediurese ergeben. Daß diese Übertragung der Glomerulusfiltratmenge der Froschniere auf den Menschen allerhöchstens als Annäherungswert gelten darf, sei betont.

Weiter läßt sich berechnen, um wieviel das Blut in den Glomeruli eingedickt würde, wenn eine entsprechende Ultrafiltratmenge die Knäuelgefäße verläßt.

Bei einem Quantum provisorischen Harns von 1% und darunter (5—15 Liter pro Tag) der durchfließenden Blutmenge von 1500 Liter/Tag (REIN[56], S. 242) fällt für den Ultrafiltrationsvorgang eine Bluteindickung praktisch überhaupt nicht ins Gewicht. Dies ändert sich jedoch bei Annahme großer Filtratmengen von etwa 20% des durchfließenden Blutes (REHBERG-Verfahren[59]), also von 300 Liter Filtrat/Tag. Nach den Angaben von GOLDRING und CHASIS[65] beträgt die Filtrationsfraktion $0{,}19 \pm 0{,}02$—$0{,}20 \pm 0{,}03$ (= mittels Inulin bestimmte Glomerulusfiltratmenge dividiert durch den mittels Diodrast [Perabrodil] bestimmten Plasmadurchfluß durch die Niere; C_{In}/C_D). Bei dieser Größe der Filtrationsfraktion würde sich die Erythrocytenmenge auf über 6 Millionen/mm^3 und der kolloidosmotische Druck der Plasmaproteine auf über 30 mm Hg erhöhen, wenn man als durchschnittlichen normalen kolloidosmotischen Druck 25 mm Hg ansieht (Kap. III). Dieser nähert sich damit einem kritischen Punkt, wo der Blutdruck der Glomerulusschlingen nicht mehr ausreicht, ihn zu überwinden und ein Ultrafiltrat herzustellen.

Es ist neben dem Widerstand der Glomerulusmembran selbst noch ein Reibungswiderstand der Tubuli (GREMELS[60]) vom provisorischen Harn und damit rückläufig auch vom Blutdruck der Schlingen zu überwinden, so daß nach diesen überschlagsmäßigen Betrachtungen bei Annahme übergroßer Filtratmengen eine „Druckreserve" (GREMELS) von etwa 15 mm Hg zum Abpressen des Ultrafiltrates infolge Erhöhung des Kolloiddruckes der Plasmaproteine nicht mehr zur Verfügung stehen dürfte. Nach Untersuchungen über die Sulfatausscheidung des Kaninchens von MAYRS und WATT[61] sollen sogar bis 40% des die Glomeruli passierendes Plasmas abfiltriert werden können; das dürfte mit den uns bekannten physikalischen Kräften des intravasalen Blutes (Blutdruck und Kolloiddruck, die einander entgegengesetzt sind) mit einem Ultrafiltrationsprozeß unvereinbar sein und einen Hinweis dafür abgeben, daß zum mindesten das Sulfat, das mehrfach zur Bestimmung der Filtratmenge benutzt wurde, durch einen andersartigen Modus in der Niere zur Abscheidung gelangen muß als einzig durch Filtration. Da die erste Möglichkeit, die Ultrafiltration nämlich, bewiesen ist, muß demnach die zweite Voraussetzung, die Annahme einer übergroßen Filtratmenge, falsch sein. Gerade dadurch, daß man enorme Mengen von Filtrat annahm und für normal hielt, ist man gezwungen, sich für ebensolche großen Mengen von „Rückresorbat" zu entscheiden, um bei der Vorstellung alleiniger Rückresorptionsvorgänge eine starke, im Harn tatsächlich zu analysierende Anreicherung eines Stoffes (hier Sulfat) erklärbar zu machen. Für Kreatinin, das im definitiven Harn noch stärker konzentriert erscheint, gilt das gleiche in noch höherem Maß.

Es schließt die Voraussetzung einer alleinigen Rückresorption bei der Eindickung des provisorischen Harns, nämlich die Eindickung des Glomerulusproduktes bis auf das 60—100fache, die genannten Unmöglichkeiten in sich, so daß die Annahme solcher übergroßen Filtratmengen (CUSHNY[62] u. a.) fallengelassen werden muß, auch wenn es den Anschein haben mag, daß einige experimentelle Ergebnisse mit solchen Ansichten in recht einfacher Weise erklärbar wären. — Auf folgende Experimente sei vor allem hingewiesen. Gegenüber einer Niere mit gewöhnlicher Harnabsonderungsgröße befindet sich das Organ eines Herz-Lungen-Nieren-Präparates — wie mehrfach betont — in einer Dauerwasserdiurese; seine Harnmenge ist dabei etwa 3—4mal so groß, wie aus den Versuchen von STARLING und VERNEY[39] zu entnehmen ist. Wird nun die Harnbereitungsart der Niere eines solchen Präparats durch Cyanvergiftung auf eine reine Filtration gebracht, wie es STARLING und VERNEY[39] taten, so war danach die Harnmenge nur um ein geringes vermehrt und betrug jetzt etwa das 4—5fache des normal absondernden Organs, obwohl der Harn als ein reines Blutfiltrat analysiert wurde. Nach der CUSHNYschen Annahme[44] oder ähnlichen Vorstellungen sollte aber die Filtratmenge einer Niere in einer Größenordnung von etwa dem 100fachen des definitiven Harns liegen. Das Experiment mit Cyanvergiftung spricht gleichfalls sehr eindeutig gegen die Annahme übergroßer Filtratmengen.

Um die Erkennung der Beziehungen des Glomerulusblutdruckes zu anderen Druckgrößen der Niere (in Ureter, Vene, Arterie) hat sich WINTON[23] verdient gemacht. Läßt man im Experiment in der künstlich durchströmten Niere den arteriellen Druck um 20 mm Hg steigen, so erhöht sich die Durchblutung in der Niere um 4%, in analogen Durchblutungsversuchen am Hinterbein um 10%. „Dies legt die Annahme nahe" (WINTON 1932), „daß das Phänomen des zunehmenden Durchblutungswiderstandes mit steigendem arteriellem Druck, welches die Niere im Gegensatz zu allen anderen Organen zeigt, auf eine erhöhte Blutviskosität in den Vasa efferentia der Glomeruli zurückzuführen sei, welche in Verbindung mit dem Austritt des Ultrafiltrates aus dem Plasma in den Glomeruli entsteht. Je höher der arterielle Druck, um so größer ist die Fraktion des austretenden Filtrates." Wenn auch dieser Unterschied der Durchblutung bei Steigerung des Blutdruckes auf die Bedeutung der Zunahme des kolloidosmotischen Druckes hinweist, so scheint uns doch die Geringfügigkeit des Unterschiedes von 4% und 10% dafür zu sprechen, daß eben diese Viskositätszunahme anzeigt, daß nicht so große Filtratmengen dem Blute entzogen werden, wie CUSHNY u. a. annehmen, sondern daß weniger Filtrat fließt.

Die Annahme übergroßer Filtratmengen wird also durch Vergleich der physikalischen Regeln der Ultrafiltration mit den in der Niere gegebenen Bedingungen außerordentlich in Frage gestellt, während kleinere Filtratmengen durchaus wahrscheinlich sind. Es würde im ersten Fall der Organismus den lebenswichtigen Vorgang der Ultrafiltration als eine Stufe der Harnbereitung schon unter normalen Bedingungen ganz in der Nähe einer kritischen Grenze verrichten müssen, ohne über eine Sicherungsbreite zu verfügen; tritt außerdem noch eine Wasserverarmung des Körpers (Exsikkose) ein — und dies kann unter zahlreichen Bedingungen leicht und oft der Fall sein —, so ist damit sofort die Glomerulusfiltration in Frage gestellt, wenn nicht der Filtrationsdruck entsprechend erhöht würde. Auf Filtrationserschwerung und damit urämische Symptome bei exsikkotischen Erkrankungen hat KERPEL-FRONIUS[63] aufmerksam gemacht; er schreibt neben einer Blutdruckerniedrigung dieser Bedingung das Zustandekommen der Urämie bei Hypochlorämie als Ursache zu.

Es ist weiterhin zu bemerken, daß eine Bluteindickung starken Ausmaßes, wie es bei übergroßen Filtratmengen der Fall sein müßte, in den mit Benzidin gefärbten Präparaten sowohl in den Glomerulusschlingen wie den anschließenden Vasa efferentia nicht gesehen wurde (Kap. X). Auch durch diese Feststellung wird die Annahme sehr großer Mengen provisorischen Harns in Frage gestellt. Dies wird noch unterstrichen durch den bioptischen Befund, daß bei Filtrationsdiuresen eine starke Zunahme der Durchblutung an den filtrierenden Gefäßbereichen der Niere sichtbar wird, während man nach dem Ergebnis von Berechnungen der Glomerulusfiltratmengen mittels der Kreatininausscheidung (Resultat: sehr große Filtratmengen) ein uneinheitliches Verhalten gerade bei den Glomerulusdiuresen und damit auch für die Glomerulusdurchblutung erhielte (POPPER und MANDEL[64]). Auch dies zwingt besonders zur Annahme kleiner Filtratmengen unter normalen Harnabsonderungsbedingungen.

Schließlich soll in diesem Zusammenhang noch eine Berechnungsweise (E. FREY) angeschlossen werden, bei der die Harnbereitung unter verschiedenen Bedingungen angenommen wurde: einmal Filtration kleiner oder großer Mengen provisorischen Harns durch das glomeruläre Filter, zum zweiten Herstellung des definitiven Harns durch Rückresorption allein.

CUSHNY[44] (S. 60) hat eine Tabelle über Filtrations- und Rückresorptionsvorgänge gegeben, in der er darstellt, wie er sich diese denkt; die Zusammenstellung ist in eine Reihe von Lehrbüchern übergegangen. Sie bringt eine außerordentlich große Rückresorptionsmenge, welche von der großen Filtratmenge seiner Theorie gefordert wird. Für Einzelheiten dieser tabellarischen Zusammenstellung sei auf das Original verwiesen. Es wird dort allerdings nur der Vorgang der Anreicherung der Plasmabestandteile als Bereitungsmechanismus des definitiven Harns aus dem provisorischen berücksichtigt, während die Änderung der Reaktion nicht in Erwägung gezogen wird. Es müssen solchen Betrachtungen daher die molekularen Verhältnisse zugrunde gelegt werden.

Jede Flüssigkeit enthält gleichviel Anionen wie Kationen, also demzufolge auch das Plasma und der Harn. Man kann nun unter verschiedenen Annahmen der Größe des Glomerulusfiltrats die Mengen der filtrierten und rückresorbierten Stoffe berechnen und erhält dann Aufschluß über die Vorgänge, welche sich bei verschieden großen Filtratmengen in der Niere abspielen müßten. Dabei muß man immer die gleiche Zusammensetzung des Plasmas und des definitiven Harns sowie seine normale Menge voraussetzen. Man gewinnt aber damit einen Einblick in die Umsetzungen, welche verschieden große Filtratmengen in den Tubuli erleiden müßten. Bei Annahme kleiner Filtratmengen müßten natürlich sehr viele Stoffe dazu sezerniert werden, bei sehr großen Filtratmengen würde die Harnbereitung hauptsächlich auf einer Rückresorption von Wasser und einer großen Anzahl von filtrierten Harnfixa beruhen müssen, um den definitiven Harn zu erhalten.

Es zeigt sich nun, daß bei der Annahme sehr kleiner Filtratmengen, ebenso wie bei einer solchen sehr großer, die Anzahl der Anionen und Kationen bei der Rückresorption oder Sekretion durch die Tubulusepithelien nicht gleich ist, sondern daß ein Überschuß einer Sorte von Ionen übrigbleibt, nämlich ein Überschuß von Anionen oder ein solcher von Kationen. Dieser Überschuß betrifft die Rückresorption und die Sekretion in gleicher Weise; d. h., werden mehr Anionen als Kationen rückresorbiert, so werden auch mehr Anionen als Kationen sezerniert, und zwar quantitativ in gleicher Menge. Nur bei der Annahme einer Filtratgröße von etwa 4 Liter/Tag beim Menschen, einer Menge, wie sie E. FREY bei dem tubulären Molekularaustausch (Kap. XII) annimmt, ergibt sich kein Überschuß einer Ionensorte. In diesem Fall könnte eine Flüssigkeit mit gleichviel Anionen und Kationen vorliegen (also auch rückresorbiert werden), während bei allen anderen Annahmen eine solche Flüssigkeit unmöglich ist und nur im Moment des Austausches von Ionen gedacht werden kann.

Es sollen die Berechnungen (E. FREY) selbst folgen. Die Zusammensetzung des Plasmafiltrats, wie es im Glomerulus zur Abscheidung kommt, unterscheidet sich von der Zusammensetzung des Plasmas nach 2 Richtungen: einmal fehlt das Eiweiß und dafür müssen nach dem DONNANgleichgewicht die Anionen vermehrt und die Kationen vermindert sein (hier ist diese Abweichung des Filtrats von der Stammflüssigkeit zu 4% angenommen), und dann ist das Volumen eines Liters durch den Eiweißverlust als Lösungsraum verkleinert worden, z. B. von 1000 cm³ auf 950 cm³ Es müssen also die Zahlen für die einzelnen Stoffe im Filtrat von denen im Plasma ein wenig abweichen. Dann wurde eine Vereinfachung hinsichtlich der Reaktion eingeführt: im Plasma wurde die Phosphorsäure als Dinatriumphosphat angenommen (also das Plasma etwas zu alkalisch) und im Harn als Mononatriumphosphat (also etwas zu sauer). Es mußten also immer H-Ionen als sezerniert angenommen werden, nämlich soviel, wie Phosphat filtriert wurde, um aus dem Dinatriumphosphat das Mononatr. umphosphat zu machen. Außerdem wurde das harnsaure Natrium in Harnsäure (als undissoziiert angenommen) überführt; auch dazu sind H-Ionen notwendig. Diese beiden Mengen von H-Ionen treten in den Molekülverband ein und daher in der Millimolrechnung nicht in Erscheinung. Schließlich ist noch zu bemerken, daß der Harn frei von Carbonat angenommen wurde und die Spuren von Ammoniak im Plasma nicht in Rechnung gestellt; es wurde die Gesamtmenge des Ammoniaks als von der Niere zum Glomerulusfiltrat zugefügt betrachtet.

In der folgenden Tabelle wird die Zusammensetzung des Plasmas, des provisorischen Harns (Filtrat) und des definitiven Harns angegeben, welche der Rechnung zugrunde gelegt wurde.

Mengen des Glomerulusfiltrates.

1 l Plasma (Δ —0.542°):

Stoff	%	Mol.-Gew.	Millimol	Kationen	Anionen
Zucker	0,1	180,0	5,55	—	—
Harnstoff	0,03	60,0	5,00	—	—
Harnsäure	0,004	168,1	0,24	—	0,24
Na^+	0,301	23,0	130,87	130,87	—
K^+	0,02	39,1	5,12	5,12	—
Ca^{++}	0,011	40,0	2,70	5,40	—
Mg^{++}	0,003	24,0	1,25	2,50	—
Cl^-	0,37	35,5	104,22	—	104,22
$HPO_4^=$	0,009	96,0	0,95	—	1,90
$SO_4^=$	0,002	96,0	0,21	—	0,42
HCO_3^- *	0,161	61,0	26,20	—	26,20
Eiweiß	7,5		10,66	—	10,66
			292,97	143,89	143,64

* 36 cm³ in 100 cm³ Plasma.

1 l Filtrat (Δ —0,55°):

Stoff	%	Mol.-Gew.	Millimol	Kationen	Anionen
Zucker			5,84	—	—
Harnstoff			5,26	—	—
Harnsäure			0,26	—	0,26
Na^+			132,24	132,24	—
K^+			5,25	5,25	—
Ca^{++}			2,73	5,46	—
Mg^{++}			1,28	2,56	—
Cl^-			114,09	—	114,09
$HPO_4^=$			1,04	—	2,07
$SO_4^=$			0,23	—	0,45
HCO_3^-			28,68	—	28,68
			269,90	145,51	145,55

1,5 l Harn (Δ —1,39°):

Stoff	%	Mol.-Gew.	Millimol	Kationen	Anionen
Zucker	0,000 g		—	—	—
Harnstoff	30,000 g		500,00	—	—
Harnsäure	0,750 g		4,46	—	—
Na^+	5,075		220,52	220,52	—
K^+	2,565		65,62	65,62	—
Ca^{++}	0,040		1,00	2,00	—
Mg^{++}	0,090		3,75	7,50	—
Cl^-	8,450		238,01	—	238,01
HPO_4^-	2,910		30,00	—	30,00
$SO_4^=$	2,820		29,37	—	58,74
HCO^-	0,000			—	—
NH_4^+	0,560		32,11	32,11	—
			1124,84	327,75	326,75

Weiterhin sollen 3 Beispiele angeführt werden, wie sich die Vorgänge 1. bei Annahme von 1,5 l Glomerulusfiltrat gestalten, 2. bei Annahme von 3,8 l Filtrat, wie es bei molekularem Austausch, dem Gefrierpunkt entsprechend geliefert würde, und schließlich bei der Annahme von 15 l Filtrat, wobei schon eine starke Rückresorption einsetzen müßte. — Es wird schließlich zuletzt eine Zusammenstellung der Anionen- oder Kationenüberschüsse bei der Voraussetzung noch anderer Filtratmengen gezeigt, aus der man einen Schluß auf die Wahrscheinlichkeit der Filtratgröße ziehen kann, bzw. aus der die Unmöglichkeit großer Filtratmengen hervorgeht.

Filtrationsvorgang.

Bei Annahme einer Filtratmenge von 1,5 l:

Stoff	Filtriert			Resorbiert			Sezerniert		
	Millimol	Kationen	Anionen	Millimol	Kationen	Anionen	Millimol	Kationen	Anionen
Zucker	8,76	—	—	8,76	—	—	—	—	—
U$^+$	7,89	—	—	—	—	—	482,11	—	—
U$^-$	0,39	—	0,39	—	—	—	4,07	—	—
Na$^+$	198,36	198,36	—	—	—	—	22,16	22,16	—
K$^+$	7,88	7,88	—	—	—	—	57,74	57,74	—
Ca^{++}	4,10	8,20	—	3,10	6,20	—	—	—	—
Mg^{++}	1,92	3,84	—	—	—	—	1,83	3,66	—
Cl$^-$	171,13	—	171,13	—	—	—	66,88	—	66,88
HPO$_4^-$	1,56	—	3,12	—	—	—	—	—	—
H$_2$PO$_4^-$	—	—	—	—	—	—	28,44	—	28,44
SO$_4^=$	0,34	—	0,68	—	—	—	29,03	—	58,06
HCO$_3^-$	43,02	—	43,02	43,02	—	43,02	—	—	—
NH$_4^+$	—	—	—	—	—	—	32,11	32,11	—
H$^+$	—	—	—	—	—	—	—	1,95	—
	445,35	218,23	218,34	54,88	6,20	43,02	724,37	117,62	153,38
					6,20				117,62
					36,82				35,76

Bei Annahme einer Filtratmenge von 3,8 l (äquimolekularer Austausch):

Stoff	Filtriert			Resorbiert			Sezerniert		
	Millimol	Kationen	Anionen	Millimol	Kationen	Anionen	Millimol	Kationen	Anionen
Zucker	22,19	—	—	22,19	—	—	—	—	—
U$^+$	19,19	—	—	—	—	—	480,01	—	—
U$^-$	0,99	—	0,99	—	—	—	3,74	—	—
Na$^+$	502,51	502,51	—	281,99	291,99	—	—	—	—
K$^+$	19,95	19,95	—	—	—	—	45,67	45,67	—
Ca^{++}	10,37	20,74	—	9,37	18,74	—	—	—	—
Mg^{++}	4,86	9,72	—	1,11	2,22	—	—	—	—
Cl$^-$	433,54	—	433,54	195,53	—	195,33	—	—	—
HPO$_4^-$	3,95	—	7,90	—	—	—	—	—	—
H$_2$PO$_4^-$	—	—	—	—	—	—	26,05	—	26,05
SO$_4^=$	0,87	—	1,74	—	—	—	28,50	—	57,00
HCO$_3^-$	108,98	—	108,98	108,98	—	108,98	—	—	—
NH$_4^+$	—	—	—	—	—	—	32,11	32,11	—
H$^+$	—	—	—	—	—	—	—	4,94	—
	1127,40	552,92	553,15	619,17	302,95	304,51	615,81	82,72	83,05

Aus diesen Tabellen ergibt sich also, daß bei Annahme einer sehr kleinen Filtratmenge bei der Rückresorption sowohl wie bei der Sekretion der gleiche Anionenüberschuß verbleibt, daß bei der Annahme einer etwas größeren Filtratmenge dieser Überschuß bei der Resorption wie bei der Sekretion fehlt und daß die Ionen in gegenseitig gleicher Zahl in den Harn übertreten, und daß schließlich bei der Annahme noch größerer Filtratmengen sich wieder ein Überschuß einer Ionensorte sowohl bei der Rückresorption wie bei der Sekretion einstellt, und zwar auch ein Überschuß von Anionen. Bei der Voraussetzung größter Filtratmengen ergibt sich dann ein Überschuß von Kationen. Was aber im letzteren Falle wesentlich ist, das ist die Unstimmigkeit zwischen den Überschüssen, wie es aus der folgenden Übersicht hervorgeht (dabei wird der Überschuß an Kationen mit +, der an Anionen mit — bezeichnet). Es sind in der Tabelle die beiden Differenzen miteinander zu vergleichen.

Bei Annahme einer Filtratmenge von 15 l:

Stoff	Filtriert			Resorbiert			Sezerniert		
	Millimol	Kationen	Anionen	Millimol	Kationen	Anionen	Millimol	Kationen	Anionen
Zucker	87,60	—	—	87,60	—	—	—	—	—
U$^+$	78,90	—	—	—	—	—	421,10	—	—
U$^-$	3,90	—	3,90	—	—	—	1,56	—	—
Na$^+$	1983,60	1983,60	—	1763,08	1763,08	—	—	—	—
K$^+$	78,80	78,80	—	13,18	13,18	—	—	—	—
Ca^{++}	41,00	82,00	—	40,00	80,00	—	—	—	—
Mg^{++}	19,20	38,40	—	15,45	30,90	—	—	—	—
Cl$^-$	1711,30	—	1711,30	1473,29	—	1473,29	—	—	—
HPO$_4^=$	15,60	—	31,20	—	—	—	—	—	—
H$_2$PO$_4^-$	—	—	—	—	—	—	14,40	—	14,40
SO$_4^=$	3,40	—	6,80	—	—	—	25,97	—	51,94
HCO$_3^-$	430,20	—	430,20	430,20	—	430,20	—	—	—
NH$_4^+$	—	—	—	—	—	—	32,11	32,11	—
H$^+$	—	—	—	—	—	—	—	19,50	—
	4453,50	2182,80	2183,40	3822,80	1887,16	1903,49	495,14	51,61	66,34
						1887,16			51,61
						16,33			14,73

Liter Filtriert	Rückresorbiert			Sezerniert		
	Kationen	Anionen	Differenz	Kationen	Anionen	Differenz
1,0	3,46	28,68	—25,22	186,90	211,16	—24,26
1,5	6,20	43,02	—36,82	117,62	153,38	—35,76
3,8	**302,95**	**304,51**	**— 1,56**	**82,72**	**83,05**	**— 0,33**
4,0	**331,02**	**333,07**	**— 2,05**	**81,93**	**82,74**	**— 0,81**
5,0	471,28	475,84	— 4,56	77,98	81,24	— 3,26
10,0	1172,58	1189,69	—17,11	58,23	73,74	—15,51
15,0	1887,16	1903,49	—16,33	51,61	66,34	—14,73
50,0	6979,86	6953,03	+26,83	66,57	35,74	+30,83
100,0	14255,36	14208,53	+46,73	66,57	0,0	+66,57
150,0	21532,36	21473,79	+58,57	66,57	0,0	+66,57

Die Überschüsse zeigen ein deutliches Minimum bei der Annahme einer kleinen Filtratmenge von der Größenordnung etwa um 4 Liter provisorischen Harns in 24 Std; es könnten also in diesem Falle sogar Moleküle durch die Zellmembranen der Tubuli treten, während es sich in den anderen Fällen um einen Ionenaustausch handeln müßte. Nur die Annahme ganz großer Filtratmengen ist unmöglich, weil hierbei freie Ionen ohne entsprechende Partner auftreten. In diese letzte Gruppe der unmöglichen Annahmen fällt auch diejenige von Cushny[44] und ähnlich große anderer Autoren.

Fassen wir die Ergebnisse des Kapitels über den Filtrationsvorgang zusammen.

Die Glomeruluscapillaren liefern ein Ultrafiltrat, dessen Einzel- und Gesamtkonzentration, abgesehen von der durch die Donnanregel bedingten Ionenungleichheit, derjenigen des Blutplasmas entspricht (E. Frey und andere). Auch eine Reihe von Fremdstoffen, wie z. B. Farbsubstanzen, passieren die Glomerulusmembran. Der Durchtritt durch die Knäuelgefäße ist als ein durch den Blutdruck bewirkter physikalischer Vorgang aufzufassen, bei dem Lebensprozesse der Capillarendothelien nur insofern eine Modifizierung des Ultrafiltrationsvorganges herbeiführen, als unter entzündlichen und andersartigen Reaktionen der Durchtritt großmolekularer, sogar corpusculärer Elemente möglich wird.

Aus experimentellen Ergebnissen (E. und J. FREY) sowie aus Berechnungen (E. FREY) läßt sich ableiten, daß gewöhnlich die Menge des Glomerulusfiltrats klein ist und für den Menschen ohne Reiz zu Filtrationsdiuresen offenbar bei 4 Litern/Tag liegt.

Die filtrierende glomeruläre Fläche wird bei den Filtrationsdiuresen durch Heranziehung von geraden und schließlich auch von gewundenen Anteilen der Tubuli zum Filtrationsprozeß stark vergrößert, wobei die Kanälchen einen Funktions- und Gestaltswandel erfahren (J. FREY). Als Notstandsharnbereitung besitzen die Filtrationsdiuresen gegenüber andersartigen Harnabsonderungen (Wasserausscheidung mittels Wasserdiurese und Wassereinsparung mittels Harnkonzentration) das Primat (E. und J. FREY).

Daß die Harnfixa selbst bei merklicher Überhöhung ihrer Blutkonzentration zur Notstandsharnbereitung in Form der Filtrationsdiuresen Anlaß geben, obwohl ihnen eine dilatierende Gefäßwirkung im Gegensatz zu Purinkörpern und anderen Stoffen fehlt, wird auf den Wegfall eines von den Tubuli ausgehenden Dauertonus der Nierengefäße zurückgeführt; als Auslösung des intrarenalen Tonusverlustes ist die Erreichung der maximalen tubulären Leistungsfähigkeit anzusehen (J. FREY). Die Filtrationsdiuresen stellen demnach neben der puffernden Thesaurierungsfähigkeit des Körpergewebes einen Schutz des Organismus vor der Harnvergiftung einerseits und der Tubulusepithelien vor dem funktionellen Versagen andererseits dar, eine Sicherung, die allerdings nur unter Aufgabe der Wassereinsparung und Gefahr der Saloprivie (Kap. XIII) erreicht wird.

Literatur.

[1] VERNEY: Proc. roy. Soc. B 1930, zit. nach GREMELS: Arch. exper. Path. u. Pharmakol. **162**, 86 (1931). — [2] WEARN u. RICHARDS: Amer. J. Physiol. **59**, 490 (1922); **71**, 209 (1924). — Proc. roy. Soc. Lond. B **126**, 398 (1938). — [3] WILBRANDT: Ref. in Schweiz. med. Wschr. **1944**, 1158. — [4] PÜTTER: Die Drei-Drüsen-Theorie der Harnbereitung. Berlin: Springer 1926. — [5] VOLHARD: Hdb. inn. Med. VI/1, S. 75. Berlin: Springer 1931. — [6] LINDEMANN: Beitr. path. Anat. 37 I, 1904 (aus Handb. d. norm. u. path. Physiol. IV, S. 368. Berlin 1927). — [7] v. BUJNEWISCH: Über die Nierentätigkeit. Innsbruck: Rauch 1946. — [8] BOTAZZI: zit. nach NOLL in Wintersteins Hdb. d. vergl. Physiol. Bd. II/2, S. 817/818. Jena: Fischer 1924. — [9] TODA u. TAGUCHI: zit. nach NOLL in Wintersteins Hdb. d. vergl. Physiol. Bd. II/2, S. 817/818. Jena: Fischer 1924. — Z. physiol. Chem. **87**, 371 (1913). — [10] BURIAN: zit. nach NOLL in Wintersteins Hdb. d. vergl. Physiol. Bd. II/2, S. 817/818. Jena: Fischer 1924. — [11] RIBBERT: zit. nach v. MÖLLENDORFF: Hdb. d. mikrosk. Anat. d. Menschen Bd. 7/I, S. 179. Berlin: Springer 1930. — [12] MEYER: zit. nach v. MÖLLENDORFF, Hdb. d. mikrosk. Anat d. Menschen Bd. 7/I, S. 179. Berlin: Springer 1930. — [13] CLARA: Z. mikrosk.-anat. Forschg. **40**, 147 (1936). — [14] VOLHARD: Hdb. inn. Med. VI/1, S. 188. Berlin: Springer 1931. — [15] HEILMEYER: Z. exper. Med. **58**, 532 (1928); **59**, 283 (1928). — [16] v. KORÁNYI, A.: Vorl. ü. funkt. Path. u. Therap. d. Nierenkrankheiten, S. 31. Berlin: Springer 1929. — [17] BRADFORD: zit. nach VOLHARD[14], S. 177. — [18] PÄSSLER u. HEINECKE: Verh. dtsch. path. Ges. IX, 99 (1905). — [19] MARK: Z. exper. Med. **46**, 1 (1925). — [20] BRADFORD: J. Physiol. **23**, 415 (1898). — [21] VERNEY: Lancet 1929, zit. nach GREMELS[60], S. 84. — [22] GREMELS u. POULSSON: Arch. exper. Path. u. Pharmakol. **162**, 86 (1931). — [23] WINTON: J. Physiol. **71**, 381; **72**, 49, 361; **73**, 151 (1931). — Zus. Darst. Klin. Wschr. **1948**, 193. — [24] GASER: Klin. Wschr. **1932 II**, 1654. — [25] SMITH: Lectures of the Kidney, Lawrence, Kansas 1944. — [26] BARCLEY u. COOK: Nature **154**, 85 (1944). — [27] VERNEY: Arch. exper. Path. u. Pharmakol. **205**, 387 (1948). — Lancet **1946 II**, 739, 781. — [28] HEIDENHAIN: Pflügers Arch. **9**, 1 (1874). — Arch. mikrosk. Anat. **10**, 1 (1874). — [29] v. MÖLLENDORFF: Hdb. norm. u. path. Physiol. VI, 211 (1929). Berlin: Springer 1929. — Hdb. mikrosk. Anat. d. Menschen 7/I, S. 158ff. Berlin: Springer 1930. — [30] EDWARDS u. MARSHALL: Amer. J. Physiol. **70**, 489 (1924). — [31] EDWARDS: Amer. J. Physiol. **75**, 330 (1926). — [32] BASLER: Pflügers Arch. **112**, 203 (1906). — [33] SUZUKI: Zur Morphologie der Nierensekretion. Jena 1912. — [34] HÖBER: Klin. Wschr. **8**, 23 (1929). —

[35] ELLINGER u. HIRT: Z. Anat. 90, 791 (1929). — Arch. exper. Path. u. Pharmakol. 145, 193 (1929); 150, 285 (1930); 159, 111 (1930). — [36] MARSHALL u. VICKERS: John Hopkins Hosp. Bull. 34, 1 (1923). — [37] HÖBER: Physikal. Chem. d. Zelle u. d. Gewebe, S. 839. Leipzig: Engelmann 1925. — [38] MARSHALL: Amer. J. Physiol. 64, 387 (1923). — [39] STARLING u. VERNEY: Pflügers Arch. 205, 47 (1924); 208, 334 (1925). — Proc. roy. Soc. Lond. 97, 321 (1925). — [40] MASUDA: Biochem. Z. 175, 8 (1926). — [41] BICKFORD u. WINTON: J. Physiol. 89, 198 (1937). — [42] RANDERATH: Beitr. path. Anat. 95, 403 (1935) (1). — Erg. Path. 32, 91 (1937) (2); Virch. Arch. 314, 388 (1947) (3); in BECHER, Nierenkrankheiten II, S. 98 (4). Jena: Fischer 1947. — [43] BAYLISS, KERRIDGE u. RUSELL: J. Physiol. 77, 386 (1933). — [44] CUSHNY: Die Absonderung des Harnes, übers. von NOLL u. PÜSCHEL, S. 60. Jena: Fischer 1926. — [45] APITZ: Virch. Arch. 306, 631 (1940). — [46] STURM: Pflügers Arch. 249, 480 (1947). — [47] CULLIS zit. nach KELLER, Der elektrische Faktor der Nierenarbeit, S. 8. Mährisch-Ostrau: Kittels Nachf. 1933. — [48] ELLINGER, HEYMANN u. KLEIN: Arch. exper. Path. u. Pharmakol. 91, 1 (1921). — [49] REIN: Physiol. d. Menschen, 8. Aufl., S. 250. Berlin-Heidelberg: Springer 1947. — [50] HÖBER: Naturwiss. 34, 144 (1947). — [51] KELLER: Elektrizität in der Zelle, 3. Aufl. Mährisch-Ostrau: Kittls Nachf. 1932. — [52] FREY, E.: Arch. exper. Path. u. Pharmakol. 202, 646 (1943). (In der letzten Säule ein Rechenfehler.) — [53] DRESER: Arch. exper. Path. u. Pharmakol. 29, 303 (1892). — [54] GALEOTTI: Arch. f. Anat. 1902, S. 200. — ROHRER: Pflügers Arch. 109, 375 (1905). — CUSHNY: Absonderung des Harnes, übers. von NOLL u. PÜSCHEL. Jena: Fischer 1926. — Hdb. norm. u. path. Physiol. IV, 328 (1927). — [55] REIN: D. Physiol. als Ausgangs- u. Auswirkungsgebiet des J. R. Mayerschen Energiegesetzes, Nova Acta Leopoldina (Abh. d. Kais. Leopold.-Carol. Dtsch. Akad. d. Naturforsch.) Halle (Saale) 1942. — [56] REIN: Einf. i. d. Physiol. d. Menschen. Berlin: Springer 1936. — [57] FREY, E.: Arch. exper. Path. u. Pharmakol. 165, 621 (1932). — [58] STRAUB: in Lehrb. inn. Med. II, 2. Aufl. S. 2. Berlin: Springer 1939. — [59] REHBERG: zit. nach POPPER u. MANDEL, Erg. inn. Med. 53, 696 (1937). — [60] GREMELS: in BECHER, Nierenkrankheiten I, S. 79. Jena: Fischer 1944. — [61] MAYRS u. WATT: J. Physiol. 56, 120 (1922). — [62] CUSHNY: The secretion of the urine, London 1917. — [63] KERPEL-FRONIUS: Z. exper. Med. 85, 235 (1932). — [64] POPPER u. MANDEL: Erg. inn. Med. 53, 685 (1937). — [65] GOLDRING u. CHASIS: Hypertension and hypertensive Disease. New York: The Commonwealth Fund 1944. — [66] GLIMSTEDT: Bull. Schweiz. Akad. med. Wiss. 3, 182 (1947).

XII. Kanälchenfunktionen im einzelnen.

1. Aufnahme (Rückresorption).

a) Wasser.

Überblicken wir bei Warmblütern den Harn in seiner durchschnittlichen Konzentration, so finden wir, daß diese über der Blutkonzentration ($\delta - 0,56°$; spezifisches Gewicht 1010 der Blutflüssigkeit ohne Proteine) liegt, eine Stufe, die bis zu einem $\Delta - 3,0°$ und spezifischem Gewicht von 1030 und darüber reichen kann. Es ist möglich, daß eine solche Eindickung des provisorischen Harns entweder auf dem Wege einer Hinzufügung von harnpflichtigen Stoffen in hoher Konzentration oder auf dem Wege einer Wasseraufnahme durch die Kanälchen stattfindet. Da die Menge des definitiven Harns mit durchschnittlich 1,5 Liter pro Tag kleiner als die des provisorischen ist, muß man für die Konzentrierung des Harns gegenüber dem Blut den letztgenannten Vorgang annehmen. Hierin stimmen die Ansichten fast aller Untersucher überein. Eine Harneindickung dem Blut gegenüber ist allerdings nur bei den Landtieren möglich, welche über eine Schleifenbildung der Kanälchen verfügen; exstirpiert man diese im Mark gelegenen Nephronanteile, so geht die Niere sofort ihrer Konzentrationsmöglichkeit verlustig (RIBBERT[1], MEYER[2]).

Das umgekehrte Experiment wurde von DANILOV und Mitarbeitern[3] mittels Rindenexstirpation angestellt. Das Ergebnis ist der Markexstirpation ähnlich: Abnahme der Harnkonzentration und Harnmenge und Verzögerung der Harnstoffausscheidung.

Der Vorgang der Anreicherung der Harnfixa im Harn ist jedenfalls an die Anwesenheit der HENLEschen Schleifen gebunden.

Es konnte sichergestellt werden, daß Hypophysenhinterlappenhormon die Wasserbearbeitung durch die Niere reguliert, dergestalt, daß bei geringer Hormonkonzentration im Blut eine Wasserdiurese, bei hoher eine Wassereinsparung und damit Harnkonzentrierung bewirkt wird (Kap. VI). Der Angriffspunkt des Hormons liegt zweifelsfrei in der Niere selbst (Janssen[4] u. a.). Nach der Theorie von Cushny[5] werde in den Kanälchen eine „Lockesche Lösung" rückresorbiert: „Der Glomerulus bietet dem Tubulus eine Flüssigkeit dar, wie sie im Blute zirkuliert, und der Tubulus führt dem Blute eine Flüssigkeit zu, die den Bedürfnissen der Gewebe angepaßt ist, während der Rest im Urin zur Ausscheidung kommt", wie sich Ellinger[6] zur Charakterisierung dieser Anschauung ausdrückt. Da diese Annahme Cushnys, so einfach sie aussehen mag, oft den Tatsachen nicht gerecht wurde, ist sie von einer Reihe von Autoren modifiziert worden, um sie den komplizierten Verhältnissen, wie sie in der Niere gegeben sind, anzupassen; die Annahme übergroßer Filtratmengen wurde jedoch beibehalten (z. B. Rehberg[7], Gremels und Poulsson[8] und Gremels[9], Smith[40], Fuchs und Popper[10] und eine Reihe anderer Autoren). Gremels[9], der mit der Rehbergschen Kreatininmethode der Filtratbestimmung arbeitete, kommt zu folgendem Schluß (S. 77): „Es erfolgt in den oberen Hauptabschnitten eine Reabsorption von Wasser, Chloriden, Phosphaten, Bicarbonaten, Aminosäuren und Zucker, wobei der letztere bis zu einem gewissen Blutzuckergehalt von etwa 0,150% quantitativ aus dem Filtrat verschwindet. Dabei werden 80—90% der filtrierten Flüssigkeit in den oberen Hauptabschnitten reabsorbiert. Die weitere Einengung findet wohl im wesentlichen durch Rückdiffusion von Wasser im Abschnitt der Henleschen Schleife statt, wobei neben dem Wasser ein Teil des Harnstoffs und der Harnsäure wieder aufgenommen wird." Nach Smith[44] soll sich der Einengungsvorgang des Harns ähnlich vollziehen, ein Prozeß, der in zwei Stadien der Wasserwiederaufnahme durch das tubuläre System erfolge: im proximalen Tubulus eine „obligatorische" isosmotische H_2O-Reabsorption, die etwa 100 cm³ von 120 cm³ Glomerulusfiltrats betrage, da unter normalen Bedingungen die als endgültiges Harnquantum vorkommende Menge hierüber nicht hinausgehe; die im distalen Tubulus „fakultative" H_2O-Reabsorption, die infolge ihres sehr veränderlichen Ausmaßes das Variationsvermögen der Harnkonzentration ermögliche. Durch Anwendung der Ausdrücke „Reabsorption" und „Rückdiffusion" soll offenbar einerseits eine aktive Beteiligung der Tubuluszellen, andererseits eine passive der Zellen der Schleife bezeichnet werden. Daß tatsächlich im Tubuluslumen ein Anreicherungsvorgang besteht, haben Wearn und Richards[11] mittels Tubuluspunktion nachgewiesen. Auch v. Möllendorff[12] konnte auf Grund seiner ausgedehnten Studien der Farbstoffausscheidung zu dem Schluß kommen, daß die Einengung des Harns in den Tubuli — von proximal nach distal an Stärke abnehmend — zustande komme und daß auch die weiteren Anteile der Kanälchen (Markkanälchen) sich an der Wasserrückresorption beteiligen, da dort zuerst Farbcylinder aufzutreten pflegen.

Nach Anführen nur einiger Beispiele aus der fast unübersehbaren Literatur dieses Gebietes kann man demnach folgern, daß eine Flüssigkeitsaufnahme in den gewundenen Tubuli I und vielleicht auch den geraden Anteilen der Kanälchen (Henlesche Schleife) vorliegt. Es sollen also die Tubuli contorti I — wie auch Gremels[1] annimmt — die Haupteindickungsarbeit verrichten, während nach Ansicht von Fuchs und Popper[11] diese Funktion der Harnkonzentrierung den Henleschen Schleifen obliege.

Nun wird angenommen, daß auch bei der Wasserdiurese der gleiche Vorgang wie bei der Eindickung des provisorischen Harns vorliegt, daß nämlich von den Tubuli die Stoffe aus dem Glomerulusfiltrat entnommen werden, die nicht im definitiven Harn vorhanden sind, daß also unter anderem fast das gesamte Kochsalz des Filtrates bei der Wasserdiurese aus dem provisorischen Harn verschwände. Dies würde z. B. beim protrahierten Wasserversuch von VOLHARD[14], wo — nach Berechnung auf den ganzen Tag — 70 Liter Harn entleert werden würden, eine Wiederaufnahme von etwa 400 g Kochsalz darstellen. Und zwar müßte diese Rückresorption immer besser vor sich gehen, je schneller das Glomerulusfiltrat die Kanälchen passiert, was recht unwahrscheinlich anmutet. Wir konnten früher (Kap. V, 1) zeigen, daß der Harn einer hypophysär-diencephalen Polyurie sich in vitro durch Eindampfen „normal" machen läßt, wie ein normaler Harn durch Verdünnen auf die Zusammensetzung des polyurischen zu bringen ist.

Von GREMELS und POULSSON[8] wurde am STARLING-Präparat gefunden, daß bei starken Diuresen (offenbar Wasserdiuresen, in denen sich ja die Präparate befinden) trotz fortschreitender hoher Harnverdünnungen die Kochsalzkonzentration plötzlich an einem bestimmten Punkt (Konzentrationsindex für Kreatinin nur 4—5) stark ansteigt (Abb. 7 und. 8 der Arbeit[8]). Die Verfasser deuten dieses Verhalten als eine plötzliche Abnahme der Reabsorptionskapazität der Tubuluszellen infolge Erhöhung der Tubuluspassagegeschwindigkeit. Man kann aber aus den mitgeteilten Zahlen der Tab. 7 und 8 ersehen, daß es sich bei diesem Punkt um die ausführlich auseinandergesetzte Umschaltung der Wasserdiurese auf eine Filtrationsdiurese (hier NaCl-Diurese) handelt. Durch den großen Wasserverlust der Präparate bei sehr starken Diuresen kommt es zu dauerndem Anstieg der Serumkochsalzkonzentration. Als Ausdruck der nun eingetretenen Filtrationsdiurese erniedrigt sich — wie immer bei diesen Diuresearten — die Harnstoffkonzentration des Harns z. B. von 336 auf 105 mg%, während diejenige von Kochsalz von 59 auf 605 mg% im Harn ansteigt; im Blut sind zu dieser Zeit 935 mg% Kochsalz enthalten. Es kommt also infolge der besonderen Verhältnisse der Präparate eine Umschaltung von der Wasserdiurese auf eine Filtrationsdiurese zustande, die durch den hohen Serumkochsalzgehalt ausgelöst wird. Wir machten an Hand von zahlreichen eigenen Experimenten auf die Dominanz der Filtrationsdiuresen vor anderen Diuresen und Harnbereitungsarten aufmerksam (Kap. X und XI). Dieses Verhalten geht zweifellos sehr schön aus den von den Verfassern mitgeteilten Analysen von Harn und Serum hervor und gibt gleichfalls eine volle Erklärung dafür ab, warum „die Kochsalzkonzentration im Urin den Serumwert erreichen, aber ohne Hypophysenhinterlappeneinfluß ihn nie übersteigen" kann (S. 88[8]). Die Annahme einer plötzlichen Minderung der sogenannten Reabsorptionskapazität der Tubuluszellen für Kochsalz stellt sich also als das Umschalten der im Präparat herrschenden Wasserdiurese auf eine Filtrationsdiurese heraus.

Es sei noch kurz auf die Vorstellungen von der „Rückdiffusion" in den Schleifen eingegangen. Bestände eine Diffusionsmöglichkeit als solche, so müßte sich der in den Schleifen befindliche Harn jeweils dem Blut wieder angleichen, nachdem er in den Tubuli contorti I eine Veränderung erfahren hätte; es würde also durch Diffusionsvorgänge in den Schleifen der Effekt der Tubulustätigkeit redressiert und es entstünde wiederum ein Glomerulusfiltrat, wenn Diffusionsgleichgewicht eingetreten wäre.

Daß für die Eindickungsarbeit im Sinne einer Wasserrückresorption physikalische Kräfte, nämlich Überdruck des in den Tubuli fließenden Harns über den peritubulären Blutdruck, eine Rolle spielen, hat E. FREY[15] 1906 erstmalig angenommen, später haben sich (1938) auch FUCHS und POPPER[11] zu einer solchen Ansicht bekannt.

Durch Fortleitung des Blutes auf die rundmaschigen Capillaren, die die Tubuli umspinnen, kann eine Druckangleichung auch des Blutdruckes an den Harndruck entstehen und eine Aufhebung der Wasserrückresorption bewirken. Ist dagegen — wie gewöhnlich —

der vom Glomerulus her auf dem Tubulusharn lastende Druck größer als der in den peritubulären Capillaren, so müßte daraus eine Wasserrückresorption und damit Harneindickung ermöglicht werden können. Es hinge demnach die wassereinsparende Arbeit der Niere von der in bestimmter Weise lokalisierten Druckverteilung innerhalb ihres Capillargebietes ab. Daß tatsächlich eine Blutumlenkung innerhalb der Niere je nach ihrem Funktionszustand besteht, haben wir bereits ausführlich auseinandergesetzt (Kap. X). Und es liegt nahe, solche mit der Blutverteilung natürlich auch einhergehenden Druckverteilungen auf bestimmte Gefäßprovinzen innerhalb der Niere für die Harnbereitung heranzuziehen. Aus dem Verhalten des Ureterendruckes beim Kaninchen zog E. FREY[15] zuerst diese Schlüsse auf physikalische Vorgänge. Es wurde nämlich gefunden, daß bei eingedicktem, konzentriertem Harn der Ureterendruck niedrig ist, während er bei einer Wasserdiurese dem Blutdruck in der Niere gleicht; liegt eine Glomerulusdiurese vor, so erreicht der Ureterendruck die Höhe des Blutdruckes zu derselben Zeit, wo der Harn die Konzentration des Blutes aufweist. Dies sind in der Tat deutliche Hinweise, daß innerhalb der Niere sich Druckveränderungen abspielen, die im Verein mit den geschilderten Durchblutungsänderungen jeweils geänderte Druckgefälle zwischen Capillaren und Tubulusinhalt mit positivem oder negativem Vorzeichen und somit auch Variationen der Wasserbearbeitung in der Niere bedingen; der Ureterendruck wäre demnach Ausdruck des Blutdruckes im Capillarsystem der Niere. Es käme dann bei der gefundenen Blutverteilung innerhalb der Niere nicht ausschließlich die Durchströmung oder Ernährung gewisser Nierenprovinzen in Frage, sondern die Verteilung des Blutes innerhalb des Organs würde vielmehr auch eine solche des Blutdruckes darstellen (Pressodynamik).

Wenn auch die Druckverhältnisse für die Richtung der Wasserwanderung maßgebend sind und die Ursache dieses Austauschs sein können, so werden sie sich doch offensichtlich nur an den intakten Epithelien der Tubuli auswirken, deren Aufgabe es ist, die gelösten Stoffe bei dieser Wasserwanderung nicht mit aufzunehmen. Schädigt man nämlich die Tubulustätigkeit durch Unterbrechung der Sauerstoffversorgung (Abklemmen der Nierenarterie nach MARSHALL und CRANE[16] und STOLL und CARLSON[17], Cyanvergiftung am Pumpen-Lungen-Nieren-Präparat nach STARLING und VERNEY[18] und Abkühlen nach WINTON[11]), so erhält man einen Harn, der einem Glomerulusfiltrat sich nähert oder ihm gleicht, und HÖBER und MACKUTH[20] und YASUDA und YAMAMOTO[21] konnten am Kaltblüter eine Blausäureoligurie feststellen. Diese Befunde sind gemeinsam so zu interpretieren: bei Fröschen wird die Wasserabsonderung (hypotoner Harn!) durch Blausäure gehindert; bei Warmblütern wird die Eindickungsarbeit ebenfalls durch Blausäure, Asphyxie oder Kälte verhindert (oder an der isolierten Niere die Harnverdünnung). Sowohl Eindickungsarbeit wie Verdünnungsarbeit der Niere, die in die gewundenen Kanälchen lokalisiert wurden, sind von einer ungeschädigten Tubulusfunktion abhängig; vergiftet man sie z. B., so geht die Niere zu einem Harn über, der einem Ultrafiltrat gleicht und unter anderem keine Merkmale der Wasserbearbeitung im Sinne der Verdünnung oder Eindickung mehr zeigt. Daraus wird man zu der Ansicht geleitet, daß auch eine intakte Tätigkeit der Tubuluszellen für die Wasserbearbeitung vorliegen muß. Ja, es ist offenbar die Sauerstoffzufuhr notwendig, „um den steady state der Zelle zu erhalten" (nach Untersuchungen von HÖBER[22] und solchen anderer Autoren, über die der Verfasser berichtet). DAVIDS[23] konnte einen ähnlichen Vorgang bei der Froschniere, die sich im Dauerzustand einer Wasserdiurese befindet, nachweisen, nämlich eine Aufhebung der osmotischen Leistung der Niere durch Narkotica; und der Einfluß der Narkotica auf die Kettenreaktionen der Fermente ist ja bekannt. Dies ist insofern interessant, als man auch beim Warmblüter, wie erwähnt (Kap. V, 3), nach Narkose eine Wasserdiurese vermißt (E. FREY), wie man bei der hypophysär-diencephalen Oligurie des Menschen durch Narkose (und orale Wassergabe) eine solche hervorrufen kann (J. FREY, Kap. I).

Der Eindickungsvorgang des provisorischen Harns vollzieht sich im Verlaufe der Tubuluspassage durch Wasserwiederaufnahme, vornehmlich in den gewundenen Kanälchen. Im Kap. V, 1 wurden Versuche mitgeteilt, die ergeben, daß durch Hinzufügen reinen Wassers zum Harn ein solcher wie bei Wasserdiurese und durch Entnahme reinen Wassers ein solcher wie bei starker Konzentration des Harns vorgefunden wird (J. FREY). Daraus ist für die vorliegende Frage zu folgern, daß auch innerhalb der Niere als Vorgang der Konzentrierung des provisorischen Harns die Wasserwiederaufnahme in den Tubuli in Form reinen Wassers vor sich geht. Diese Folgerung läßt sich besonders aus der Umkehr der Feststellung von E. FREY (Kap. V, 3, Abb. 4) ziehen, daß bei der Wasserdiurese eine Reziprozität zwischen Harnmenge und Gesamtkonzentration besteht, indem sich das Harnvolumen umgekehrt wie seine Konzentration an harnpflichtigen Stoffen verhält. Für die Vorstellung, daß die Niere mit reinem Wasser umgehen kann, sei daran erinnert, daß das Organpaar ja tatsächlich eine dem destilliertem Wasser sehr nahekommende Flüssigkeit als definitiven Harn liefern kann, wie jeder feststellen muß, der in der Klinik einen sogenannten Wasserversuch ausführen läßt.

Infolge der Unmöglichkeit großer Filtratmengen aus dem Glomerulus entfallen alle daran geknüpften Vorstellungen über „Reabsorption" und „Rückdiffusion" großer Wassermengen; vor allem ist es deshalb abzulehnen, daß eine Wasserdiurese oder analoge Absonderungszustände (hypophysär-diencephale Polyurie) eine „Reabsorptions"-Minderung für Wasser in den proximalen Tubuli darstellen könnten.

Die Wasserbearbeitung durch die Niere ist ebenso an eine normale Zelltätigkeit der Tubuli contorti gebunden (hier ist der Ansicht GREMELS'[9] voll zuzustimmen) wie an eine normale Struktur derselben. Die zuletzt zitierten Versuche der Vergiftung und Schädigung der Tubulusepithelien durch Kälte und anderes mit dem daraus folgenden Übergang in eine reine Filtrationsdiurese unterstreichen wiederum unsere frühere Feststellung, daß es die tubuläre Leistungsfähigkeit ist, die die Nierengefäße in einem Dauertonus hält (J. FREY); ist die Leistungsfähigkeit der Tubuluszellen sogar vollkommen aufgehoben, so resultiert daraus diejenige Gefäßweiten- und Druckumstellung innerhalb der Niere (Kap. X), die unter Heranziehung von jetzt filtrierenden Kompensationsflächen eine Filtrationsdiurese bewirkt (J. FREY, Kap. XI), und die wir auch ohne Leistungsminderung der Tubulusepithelien durch Verabfolgung gefäßdilatierender Mittel (z. B. Purinkörper) pharmakologisch erzwingen können.

Daß aber bei der normalen Eindickungs- und Verdünnungsarbeit der Niere ebenfalls physikalische Kräfte als positive oder negative Druckstufen zwischen peritubulärem Blut und intratubulärem Harn (Druckverteilungsvorgang zu bestimmten Provinzen der Nierencapillaren) eine bedeutsame Rolle spielen, ist aus den Ergebnissen des Experiments als sichergestellt anzusehen (E. FREY).

b) Zucker.

Neben der Aufnahme von Wasser in den Tubuli läßt sich aber auch eine solche von einigen Harnfixa und anderen, nicht im definitiven Harn erscheinenden Stoffen aus dem vom Glomerulus gelieferten provisorischen Harn nachweisen. Zuerst sei der Traubenzucker erwähnt, der unter normalen Bedingungen nicht im definitiven Harn enthalten ist, obwohl er vom Glomerulus ultrafiltriert wird, wie die Untersuchungen des Kapselharns zeigen (WEARN und RICHARDS[11]). Als Ort der Rückaufnahme der Glucose werden nach Punktionsversuchen vornehmlich die proximalen Teile der gewundenen Kanälchen angesehen (WHITE und SCHMITT[24]; WALKER und HUDSON[25]), während die Tubuli II ein solches Vermögen nicht besitzen.

Eine besondere Beeinflussung der zuckerbearbeitenden Tätigkeit der Niere kommt dem *Phlorrhizin* zu.

Es veranlaßt eine Ausscheidung von Zucker im Harn, ohne daß damit eine Hyperglykämie verknüpft ist, wie zuerst v. MERING[26] feststellte; er führte die Zuckerausscheidung auf eine

Nierenwirkung zurück. Dieser Schluß wurde durch die Untersuchungen von ZUNTZ[27] sichergestellt: er fand, daß zunächst nur diejenige Niere Zucker ausschied, in deren Arterie die Injektion von Phlorrhizin erfolgte; erst später war Glucose im Harn der anderen Niere nachweisbar. Auch die isolierte Niere antwortet auf Phlorrhizingaben mit Zuckerausscheidung, wobei der Blutdurchfluß unbeeinflußt bleibt, wie PAVY, BRODIE und SIAU[28], SCHWARZ[29] und BRODIE und BARCROFT[30] beschrieben. Dabei ist nach den beiden letzten Autoren der Sauerstoffverbrauch der Niere stark gesteigert, was besonders hervorgehoben sei.

Der Angriffspunkt des Phlorrhizins liegt zweifellos im Tubulusepithel, worauf ja schon der vermehrte Sauerstoffbedarf hinweist. Obwohl eine beachtliche Reihe von Untersuchungen über den Phlorrhizindiabetes vorliegt, ist es bis heute nicht gelungen, den Mechanismus dieser Diabetesart zufriedenstellend aufzuklären. Es wurde angenommen, daß durch Phlorrhizin die für die Resorption der Glucose wichtigen Phosphorylierungs- und Dephosphorylierungsvorgänge des Zuckers (VERZÁR[31]) gehemmt und dadurch die Tubulusaufnahme verhindert wird (LUNDSGAARD[32]; POULSSON[33]); hierfür schien die Besserung des Phlorrhizindiabetes durch Lactoflavin und Corticosteron zu sprechen (LUNDSGAARD[32]). Dagegen beeinflußte nach HOFF[34] das Nebennierenrindenhormon den Phlorrhizindiabetes wenig, nach LANGEKKER[35] gar nicht; am Menschen fanden das gleiche ROBBERS und WESTENHOEFFER[36] (auch beim renalen Diabetes), ebenso BARTELHEIMER[37].

ROBBERS und WESTENHOEFFER[36] stellten dabei fest, daß die Zuckerausscheidung fast völlig unabhängig von der sonstigen Nierentätigkeit verläuft, z. B. von der Diurese: Von 5 Personen wurden nach Phlorrhizin bei einem Wasserstoß von 1500 cm³ im ganzen 110,1 g Zucker ausgeschieden, beim Konzentrationsversuch 111,1 g Zucker; dies spricht zweifellos für eine Sekretion des Zuckers, weil sich doch wohl bei alleiniger Ausscheidung durch Filtration die Mengen ändern müßten.

Daß der Phlorrhizindiabetes nicht als Phosphorylierungshemmung erklärt werden kann, ist aus dem Befund HOFFS[34] zu erkennen, daß bei Monojodessigsäurevergiftung, die nach VERZÁR und Mitarbeitern[31] eine Phosphorylierungsstörung verursacht, keine Glucosurie zustande kommt. Schon aus Versuchen von MOSBERG[38] (1902) an der Froschniere zeigte sich, daß durch Phlorrhizin auch nach Ausschaltung der Glomeruli (Unterbindung der Nierenarterie) bei Erhaltensein der Renoportalvene eine Glucosurie entsteht; es wurde deshalb auf eine Zuckerausscheidung aus den Tubuluszellen geschlossen. Das gleiche fanden mit derselben Versuchsanordnung BAINBRIDGE und BEDDARD[39]. Weiter interessiert der Befund der Zuckerausscheidung nach Phlorrhizin, wie ihn SMITH[44] nach WALKER und HUDSON abbildet für die Frage der Behandlung des provisorischen Harns in den Tubuli: es werden die Harnwege als Abszisse, das Verhältnis des Zuckers im Harn zum Zucker im Blut als Ordinate aufgetragen; die Punkte für den Glomerulus liegen bei 1,00 und sinken im proximalen Tubulus bis etwa 0,1, wie sie auch für den distalen Tubulus und Ureter gelten. Bei der Phlorrhizinvergiftung dagegen bewegen sich die Punkte für den proximalen Tubulus zwischen 1,10 und 1,50. Man kann daraus — wie geschehen ist — auf eine starke Traubenzuckerresorption in den proximalen Tubuli, die nach Phlorrhizin wegfällt, ebenso wie auf eine Sekretion des Zuckers unter Phlorrhizin in diesem Tubulusabschnitt schließen — was nicht geschehen ist. Letzteres liegt näher, da der Froschharn ja gegenüber seinem Blut hypoton ist; weniger nahe liegt es, an eine stärkere Wasserrückresorption unter Phlorrhizin als unter normalen Bedingungen zu denken. In neuerer Zeit haben PFEFFER und WETZEL[41] und WETZEL[42] zeigen können, daß beim phlorrhizinvergifteten Hund Lactoflavin, Lactoflavinphosphorsäure und Nebennierenrindenhormon keine Verminderung der Zuckerausscheidung bewirken; daß ferner auch an phlorrhizinvergiftetem Lebergewebe eine gleiche Atmungssteigerung wie bei unvergiftetem Gewebe eintritt; „die von VERZÁR bei der Resorption der Glucose aus dem Darm festgestellte Wirkung der Lactoflavinphosphorsäure und des Nebennierenrindenhormons hat anscheinend keine Bedeutung für die Rückresorption der Glucose aus den gewundenen Harnkanälchen" (PFEFFER und WETZEL[41], S. 395). Einen neuen Gesichtspunkt brachten HOUSSAY und BIAZOTTI[43] (1931) in dieses Problem, als sie zeigten, daß die Phlorrhizinglucosurie bei Hypophysektomie viel geringer ausfällt, wie auch Thyreoidektomie (LOMBROSO[44]) und Adrenektomie (COGO und MIGLIORINI[45]) den gleichen Erfolg hatte. Diese Eingriffe in die hormonalen Steuerungen offenbar auch in der Niere selbst deuten darauf hin, daß das Wesen des Phlorrhizindiabetes nicht auf einer Störung der Zuckerphosphorylierung beruht, wie z. B. LUNDSGAARD[32] annahm. Bei Phlorrhizinvergiftung von Affen erniedrigte sich das Verhältnis der Kreatininclearance zur Inulinclearance — Clearance ist ein Maß für die Ausscheidung —, das sonst bei 1,25 liegt, auf 1,0 unter gleichzeitigem Absinken der Inulinclearance von 110 cm³ auf 66 cm³, also auf 60% (SMITH und CLARKE, zitiert nach SPÜHLER[46], S. 23). Dementsprechend müßte die Kreatininclearance auf 48% abgefallen sein. Etwa anzunehmen, daß unter Phlorrhizin der Zucker nicht resorbiert würde, Kreatinin und Inulin aber unter dieser Substanz jetzt eine tubuläre Wiederaufnahme erführen, ist wohl sehr unglaubwürdig. Die amerikanischen Autoren entscheiden sich deshalb für eine Kreatininausscheidung durch die Tubuli. Man ersieht aus den Versuchen, daß Phlorrhizin die Anschauungen über die Ausscheidung von Kreatinin und Inulin verwirrt; die Autoren, die mittels dieser Stoffe (und auch des Phlorrhinzinzuckers) die Filtrationsgröße bestimmen wollen, sind gezwungen, bald eine Rückresorption eines dieser Stoffe, bald eine Sekretion anzunehmen. Derartige Berechnungen der Glomerulusfiltratmengen sind demnach als sehr unsicher zu bezeichnen. Die Entscheidung aber, ob die Funktion der Tubuli ausschließlich in einer Wiederaufnahme besteht oder ob diese Nierenzellen auch eine Ausscheidung von Stoffen besorgen können, liegt tatsächlich in dem Nachweis einer „maximalen" oder „minimalen" Menge des provisorischen Harns begründet; hiermit ist ein Angelpunkt für das Verständnis der Harnbereitung gegeben.

Die Unsicherheit des Fragenkomplexes der Phlorrhizinvergiftung geht auch aus dem uneinheitlichen Verhalten der Phlorrhizindiuresen hervor: sie verlaufen manchmal nach dem Typ der Filtrations-, manchmal nach demjenigen der Wasserdiuresen (E. FREY[46]).

Bei der Glykosurieform des *Diabetes mellitus* liegen die Verhältnisse für die Deutung ähnlich. Allgemein ist man geneigt, anzunehmen, daß die Glykosurie dadurch zustande komme, daß das maximale tubuläre Rückresorptionsvermögen für Glucose infolge hohen Blutzuckers vermindert sei; allerdings müßte man dann eine bessere Tubulustätigkeit im Sinne der Glucoserückresorption annehmen, da die sogenannte Nierenschwelle bei Diabetes ja gegenüber den Gesunden immer erhöht gefunden wird. Es gibt eine ganze Reihe von Befunden, die sich hiermit nicht vereinbaren lassen. Mit Recht macht SPÜHLER[47] auf das bisher zu wenig beachtete und als unerklärbar angesehene Verhalten des Anstieges der Nierenschwelle bei Auftreten einer Nephrosklerose aufmerksam, „welches so weit gehen kann, daß selbst bei hohen Blutzuckerwerten von über 400—500 mg% eine Glykosurie ausbleiben kann". Wir sehen, daß trotz Weiterbestehens des Diabetes mellitus mit Fortschreiten des Nierenleidens in Form der Sklerose-Zirrhose (SPÜHLER und ZOLLINGER[48] weisen besonders auf die glomerulosklerotischen Veränderungen im Sinne KIMMELSTIEL-WILSONS hin) eine erhebliche Besserung der Glykosurie zu konstatieren ist.

Die Glykosurie bei Diabetes mellitus ist also ebensowenig wie beim Phlorrhizindiabetes durch eine Rückresorptionsstörung allein zu erklären; das Verhalten der sogenannten Nierenschwelle gäbe uns bei Beharren auf dieser Ansicht ähnliche Rätsel auf.

Auf jeden Fall läßt sich durch Experimente hinreichend belegen, daß der mit dem provisorischen Harn ausgeschiedene Zucker normalerweise in den proximalen Tubulusanteilen wieder aufgenommen wird. Über die Größe eines solchen Wiederaufnahmevermögens hat man sich durch Messung des „maximalen tubulären Reabsorptionsvermögens" (maximal tubular reabsorptive capacity) Vorstellungen zu machen versucht. GOLDRING und CHASIS[121] (S. 56 und 67) geben hierfür 300 bis 375 mg Glucose/min an (Glucosekonzentration im Plasma mal Glomerulusfiltratmenge minus Glucosemenge im definitiven Harn; T_{mG}); allerdings ist bei dieser Berechnung die mittels Inulin bestimmte und demnach auch die reabsorbierte Menge des Glomerulusfiltrats viel zu groß, so daß T_{mG} demnach viel niedriger zu veranschlagen ist.

c) Harnfixa.

Für die Ansichten über die *Kochsalz*rückaufnahme im Tubulussystem dürften keine besonderen Schwierigkeiten mehr bestehen. Da das Kochsalz in verhältnismäßig starker Konzentration im Blut vorhanden ist (600 mg%) und im definitiven Harn in Mengen von etwa 10—15 g täglich bei normaler gemischter Kost erscheint[49], so muß — falls man nicht sehr kleine Glomerulusfiltratmengen annimmt — auf jeden Fall eine Wiederaufnahme aus dem provisorischen Harn stattfinden. Eine tabellarische Zusammenstellung der Kochsalzmengen, die aus dem Tubulusharn wieder aufgenommen werden, verglichen mit den in verschiedener Größe angenommenen Mengen des provisorischen Harns, orientiert am besten und schnellsten hierüber (Kochsalzgesamtmenge des Körpers etwa 150 g):

Menge des provisor. Harns Liter/Tag	NaCl-Menge d. provis. Harns g/Tag	wieder aufgenommene NaCl-Menge im Tubulus g/Tag*)	Verhältnis der ausgeschiedenen NaCl-Menge (def. Harn) zur rückresorbierten (aus prov. Harn)
1,5	9	6 vom Tub. ausgesch.	
2,5	15	0	
3,0	18	3 ,, ,, rückres.	1 : 0,2
5,0	30	15 ,, ,, ,,	1 : 1,0
10,0	60	45 ,, ,, ,,	1 : 3,0
100,0	600	585 ,, ,, ,,	1 : 39,0
200,0	1200	1185 ,, ,, ,,	1 : 790,0

* Bei 15 g NaCl/Tag im definitiven Harn.

Nimmt man sehr kleine Glomerulusfiltratmengen (provisorischer Harn) an, so müßte unter 2,5 Liter/Tag eine zusätzliche Ausscheidung von NaCl durch die Tubuli vorliegen, um die gewöhnliche Menge von etwa 15 g NaCl/Tag im definitiven Harn zu liefern. Dies konnte experimentell widerlegt werden (E. FREY, Kap. IX). Bei 5 Liter/Tag provisorischen Harns wird die Hälfte des filtrierten Kochsalzes rückresorbiert, während bei übergroßen Filtratmengen dementsprechend riesige Kochsalzmengen vom Glomerulus filtriert und vom Tubulus wiederaufgenommen würden. Bei 25 Litern Glomerulusfiltrat würde demnach in 24 Std das gesamte Kochsalz des Körpers filtriert werden. Als Ort der Wiederaufnahme kommt nach den unnachahmlichen und bewunderungswürdigen Versuchen RICHARDS' der distale Tubulusabschnitt (Schaltstück) in Frage (zitiert nach WILBRANDT[50]). Da der definitive Harn des Frosches ja verdünnter als das Blut ist, könnte diese Konzentrationsabnahme an Kochsalz ebensogut durch eine Wasserausscheidung in diesem Nephronanteil gedeutet werden.

Wir wissen bereits, daß Kochsalz unter normalen Bedingungen immer zum Teil rückresorbiert wird, und werden sehen, warum dieser Umstand bei der Ausscheidung von Schlacken von Wichtigkeit ist (Kap. XIII, 2).

Als Prototyp der „harnpflichtigen" Stoffe kann der *Harnstoff* gelten, der in Mengen von 30—40 g/Tag[49] im definitiven Harn erscheint. Nehmen wir eine Tagesmenge von 30 g und eine Blutkonzentration von 30 mg% an, so müßten 10 Liter provisorischen Harns aus den Glomeruli geflossen sein, wenn die Tubuli für die Harnstoffausscheidung keine Mitbeteiligung besäßen; es müßte bei einer Glomerulusfiltratmenge unter dieser Quote eine Mitausscheidung, oberhalb derselben dagegen eine Rückabsorption oder Rückresorption in den Tubuli stattfinden. Wenn man auf dem Standpunkt steht, daß die Tubuli nicht in der Lage seien, vom Blut in den Tubulusharn eine Ausscheidung oder ein Dazufügen (früher sagte man „Sekretion") von harnpflichtigen Stoffen vorzunehmen, so ist man gezwungen, für jede der harnpflichtigen Substanzen eine Mindestfiltratmenge anzunehmen, die sich aus der jeweiligen Blutkonzentration und der absoluten Tagesausscheidungsmenge dieses Stoffes ergibt; für den Harnstoff wurde eben diese Berechnung ausgeführt, im vorausgegangenen auch für das Kochsalz. Bei Vorstellungen über die Harnbereitung unter Ablehnung jeglicher Sekretion durch die Tubuli ist man weiter gezwungen, nach Stoffen zu suchen, die durch die Nierenarbeit gegenüber dem Blutplasma oder dem provisorischen Harn im definitivem Harn die höchste Konzentration erfahren, da es ja nicht möglich ist, daß die Niere für jeden der vielen auszuscheidenden Stoffe eine jeweils bestimmte Filtratmenge liefert. Das wären z. B. Sulfat und Kreatinin, bei denen eine Konzentrierung von 1 : 60 bzw. 1 : 100 eintritt[49]. Alle anderen Substanzen, bei denen das Verhältnis von Blut zu Harn geringer ist, müßten dann einer Rückresorption in den Tubuli unterworfen sein, was nach der Kreatininberechnung vor allem ausgerechnet gerade für den mengenmäßigen Hauptbestandteil des definitiven Harns, den Harnstoff, der Fall wäre. So sollen z. B nach SPÜHLER[47] etwa 50% des filtrierten Harnstoffs rückresorbiert werden. Der Anstoß zu dieser Ansicht ging von CUSHNY[5] aus, dem eine große Menge von Arbeiten und Erklärungsbemühungen folgte, so daß sie heute sogar schon reichlich in das klinische Denken überzugehen beginnt, ohne daß man sich noch darüber im klaren ist, daß dies lediglich eine Theorie ist, die auf nicht gesicherten Feststellungen basiert. Es ist in diesem Zusammenhang gleichgültig, ob man mit Sulfat (CUSHNY[5]) oder Kreatinin (REHBERG[7]) oder Inulin (RICHARDS, WESTFALL und BOTT[51]) oder mittels eines anderen Stoffes die Menge des Glomerulusfiltrats zu bestimmen glaubt. Für das Hauptprodukt der Niere, den Harnstoff, ist man bei sehr großen Filtratmengen (100—200 Liter/Tag) zur Annahme einer Rückresorption in den Tubuli gezwungen. Einige Autoren (z. B. FERRO-LUZZI[52]; POPPER und MANDEL[13]) gingen dementsprechend so weit, daß sie das Zustandekommen einer Niereninsuffizienz als eine übermäßige Wiederaufnahme von harnpflichtigen Stoffen bei einer Reihe von Nierenkrankheiten ansahen: „ihnen allen" (den Nierenkrankheiten, z. B. chronischen Nephritiden, entzündlichen und vasculären Schrumpfnieren) „ist als Ausdruck der Tubulusschädigung die Rückresorptionsstörung gemein, die sich einerseits in der verminderten Wasserresorption, andererseits in der erhöhten Schlackenresorption kundgibt" (POPPER und MANDEL[13], S. 739; Sperrdruck von uns weggelassen), so daß auch FERRO-LUZZI[52] demzufolge von „Rückresorptionsurämien" spricht; es ginge also der Organismus an Stoffen, von denen er sich bereits getrennt hat, durch Wiederaufnahme urämisch zugrunde. Nach den genannten Ansichten gälte dies für den Harnstoff wie für die anderen harnpflichtigen Substanzen. Wie wir sehen werden, ist eine solche Ansicht — abgesehen von der Ablehnung sehr großer Glomerulusfiltratmengen — auch nach experimentellen Befunden nicht haltbar (Kap. XII, 2).

Es ist zusammenfassend zu sagen, daß man nur auf Grund großer und übergroßer Glomerulusfiltratmengen zu der Ansicht einer Wiederaufnahme von harnpflichtigen Stoffen (in erster Linie Harnstoff) kommen muß; sind diese Filtratmengen nicht reell — und wir haben bereits einige Befunde und Deutungen zu ihrer Ablehnung gebracht —, so entfällt damit zwangsläufig diese Vorstellung, für die bislang auch kein direkter experimenteller Beweis vorliegt.

d) Farbstoffe.

Zur Entscheidung, welche Vorgänge bei der Ausscheidung eines eingedickten Harns ablaufen könnten, ist häufig auch die Froschniere herangezogen worden, deren experimentelle Prüfung bei der Exkretion verschiedener Stoffe (vorwiegend Farben) geschildert werden soll.

Für Durchströmungsversuche ist die Froschniere deswegen besonders geeignet, weil sie eine Lokalisation der Ausscheidung zuläßt. Sie wird nämlich nach NUSSBAUM[53] von zwei Seiten mit Blut versorgt (siehe Abbildung von CLARA[54]): die Glomeruli von der Arteria renalis und die Tubuli vornehmlich von einer Pfortader aus (Vena renalis advehens); und es ist daher möglich, die einzelnen Anteile getrennt auszuschalten oder im Durchströmungspräparat mit verschiedenen Flüssigkeiten zu durchspülen, also z. B. der Niere einen Farbstoff nur durch eines der zuführenden Gefäße anzubieten. Man wird aber hier, geradeso wie bei der isolierten Säugerniere, mit Schlüssen auf die normale Tätigkeit sehr vorsichtig sein müssen, weil die Durchströmung mit reiner Salzlösung erfolgt, die ja, wie bekannt, eine starke diuretische Wirkung besitzt, und zwar vor allem durch Beeinflussung der Glomeruli; daher ist schon der Ausgangszustand der Niere abnorm. Weiter ist die Froschniere nicht in der Lage, eine Harnkonzentrierung vorzunehmen, worauf wir schon hinwiesen; sie befindet sich in einer dauernden Wasserdiurese. Dann machte KELLER[55], der sich mit den elektrischen Verhältnissen bei der Nierenarbeit besonders befaßte, auf folgendes aufmerksam: Nachdem sich ELLINGER und HIRT[56] „davon überzeugt hatten, daß die von ihnen verwandten sauren Farbstoffe in der Richtung Epithel-Bl⟨u⟩tcapillaren die Kanälchen verlassen, schalteten sie die HÖBERsche Versuchsanordnung ein, worauf das Fluorescin genau so wie bei den Kieler Versuchen mit der Lösung von BRÖMSER-BARKAN-HAHN nicht mehr in das Epithel ging, welches ganz ungefärbt blieb. Es ist also ein diametraler Unterschied... vorhanden, ob der Farbstoff sich in reiner Salzlösung befindet oder ob er in einer Proteinlösung vom Charakter des Serums an einzelne Kolloidteilchen adsorbiert wandert. 1931 haben die gleiche Erfahrung an anderen Organen auch STARKENSTEIN und WEDEN bestätigt" (Biochem. J. **234**, 305 (1931). Dazu kommt, daß sich die Größe der Ausscheidung eines Stoffes nach der schon erreichten Konzentration im provisorischen Harn richtet, wenigstens bei der Säugerniere. Eine solche Durchströmung wird mit einer Lösung nach BARKAN, BROEMSER und HAHN[57] vorgenommen, welche kolloidfrei und mit Kohlensäure-Carbonat gepuffert ist, und ein pH von 7,3 besitzt. Der Druck beträgt dabei nach diesen Autoren und nach BAINBRIDGE, COLLINS und MENZIES[58] in der Aorta 24 cm Wasser, in der Pfortader 12—14 cm Wasser. Die Permeabilitätsverhältnisse ändern sich, wenn man die Niere mit diesen Lösungen statt mit Blut durchströmt; desgleichen gibt es Schwankungen nach der Jahreszeit (ROBBINS und WILHELM[59] und besonders ELLINGER und HIRT[56]), ebenso HAAN und BAKKER[60].

Die Gesamtkonzentration des Froschharnes ist immer geringer als die des Plasmas (BAINBRIDGE und Mitarbeiter[59], BOTAZZI[61], TODA und TAGUCHI[62]). Auch wenn man den Fröschen Salzlösungen verschiedener Konzentration in die Lymphsäcke einspritzt, können sie den Überschuß an Salz nicht loswerden, da der Harn erreicht höchstens die Konzentration des Blutes (E. FREY[63], 1906). Auch bei Erhöhung der Konzentration der Durchströmungsflüssigkeit bleibt der Harn immer verdünnter als das Blut (DEUTSCH[64]), bis bei 1% NaCl die Harnbildung aufhört. Die gleichen Befunde wie E. FREY erhob auch SCHÜRMEYER[65] (1925), der ebenfalls den Fröschen subcutan Salzlösungen injizierte. Es besteht bei diesen Tieren also eine Unfähigkeit, den Harn zu konzentrieren, was bei Durchströmungsversuchen nicht so seltsam ist, denn wir wissen ja auch von der Säugerniere, daß sie bei Injektionen von Salzlösungen ins Blut eine „Salzdiurese" veranlaßt, wobei der Harn dem Blut sehr ähnlich wird, also der Konzentration des Blutplasmas zustrebt.

Trotz dieser Tatsache, daß der Harn des Frosches nach seiner Gesamtkonzentration immer verdünnter als sein Blut ist, sprechen fast alle Autoren von einer Wasserrückresorption, die zu einer Konzentrierung von Sulfat, Harnstoff oder von Farbstoffen, die vom Glomerulus filtriert werden, führen soll. Unter allen Umständen wird Kochsalz von den Kanälchen zurückgenommen, aber das müßte in einem erheblichen Ausmaß geschehen, wenn man der Annahme folgt, daß die Konzentrierung z. B. eines Farbstoffes durch Rückresorption des Lösungsmittels zustande kommt; es müßte dann eine große Menge von Plasmafiltrat, also auch von Kochsalz, zurückgenommen werden, weit über die Grenzen, die der Kochsalzve⟨r⟩lust des Harns dem Blut gegenüber notwendig macht. Man nimmt dies an, weil man nach den heutigen Theorien die Anreicherung aller Stoffe durch Wasserrückresorption erklären will; näher läge wohl eine Wasserabsonderung in den Tubuli.

Der Grund, weswegen eine aktive Sekretion abgelehnt wird, ist die „Undurchlässigkeit" der Tubuli für Farbe, die ihnen mit der Pfortader zugeführt wird. HÖBER[66] (S. 835) sagt: „Führt man der Niere nun von beiden Seiten her Ringerlösung zu, die mit Cyanol als einem diffusiblen Säurefarbstoff versetzt ist, so wird Harn abgeschieden, der den Farbstoff in erheblich höherer Konzentration enthält als die Durchströmungsflüssigkeit; läßt man dagegen das Cyanol nur von der Pfortader aus zufließen, während die Arterien reine Ringerlösung erhalten, dann erscheint ein Harn, der entweder farblos oder ganz blaßblau gefärbt ist"; und HÖBER fährt dann fort: „Die Tubulusepithelien sind also von der Blutseite her undurchlässig für den Farbstoff; dieser gelangt allein von den Glomeruli aus in die Ausführungsgänge, hier wird er dann offenbar durch Rückresorption von Wasser konzentriert und kann nur von dieser Seite her in die Epithelien eintreten. Dieser Auffassung entspricht die weitere Beobachtung von SCHULTEN[67], daß die Konzentrierung des Cyanols aufhört, d. h. daß das Cyanol in der Konzentration der Durchspülungsflüssigkeit von den Glomeruli aus die Nieren wie ein totes Filter passiert, wenn die Tubulusepithelien von der Pfortader aus narkotisiert oder mit Kaliumcyanid vergiftet werden; die Epithelien vermögen dann eben ihre Konzentrierungsarbeit nicht mehr zu leisten. Trotzdem zeigt sich, wenn man während dieser Lähmung Cyanol von der Pfortader aus zuführt, daß es ebensowenig in den Harn übertritt wie vorher." Ganz allgemein scheint dies aber nicht zuzutreffen. ROBBINS und WILHELM[59] fanden, daß bei Sommerfröschen lipoidunlösliche Stoffe, von der Pfortader aus in Ringerlösung zugeführt, vom 2. Abschnitt nicht durchgelassen werden; wohl aber werden dieselben dort konzentriert, wenn man die Niere mit Blut durchströmt oder wenn statt des isolierten Organs das ganze Tier mit farbstoffhaltiger Ringerlösung durchblutet wurde. Auch haben BENSLEY und STEEN[68] unter dem Mikroskop direkt die Ausscheidung von Indigocarmin und Phenolrot verfolgen können: es trat nach Unterbindung der Arterie und Eingabe der Farben in den Lymphsack erst an der dem Lumen zugewandten Seite der Epithelien der proximalen Tubuli eine staubförmige Färbung ein, später auch im Lumen selbst. Ferner hat SCHEMINSKY[69] Phenolrot und Cyanol in ihrer Ausscheidung miteinander verglichen und gefunden, daß Cyanol von der Arterie aus leicht in den Harn übertritt, nicht aber von der Pfortader aus. Dagegen erscheint Phenolrot bei venöser Durchströmung im Harn, und zwar in konzentrierter Form; ebenso verhalten sich die Sulfophthaleine (Brompatentblau, Bromkresolpurpur, Bromthymolblau, Phenolrot). Auch MARSHALL und CRANE[70] sahen die Ausscheidung von Phenolphthalein und Harnstoff als Sekretion an, und zwar sowohl beim Ochsenfrosch wie beim Säugetier. Bei letzterem wird durch Abklemmen der Nierenarterie 20—25 min lang ebenso wie im akuten Blausäureversuch eine Schädigung der Tubuli bei gleichzeitigem Intaktbleiben der Glomerulusmembran erreicht; dadurch wurde nach Freigabe der Arterien die Ausscheidung von Phosphat, Sulfat, Ammoniak und Kreatinin herabgesetzt, die von Chlorid und Bicarbonat blieb normal.

Wir können also aus dieser Übersicht schließen, daß es bei der Froschniere ebenso eine Ausscheidung wie eine Wiederaufnahme gelöster Stoffe (Farben u.a.m.) gibt. Sezerniert wird Phenolrot, auch wohl Sulfat und Harnstoff; letzteres könnte man folgern, weil MARSHALL und CRANE[70] in der Froschniere 5mal mehr Harnstoff als im Blut fanden und 2mal mehr als im Harn. Rückresorbiert wird von der normalen Froschniere Kochsalz und Zucker. Die Farbstoffversuche haben die anfängliche Anschauung, daß die Granula den Ort der Ausscheidung angeben, nach den Feststellungen von v. MÖLLENDORFF[71] fraglich gemacht, da die granuläre Anfärbung durch Rückresorption der filtrierten Farbe zustande kommen soll, und zwar nachdem schon die Hauptmenge der Farbe ausgeschieden sei. Es ist also die Speicherung in Granulaform ein Prozeß, der offenbar mit der Ausscheidung nichts zu tun hat. — Der Harn des Frosches ist stets im ganzen verdünnter als das Blut, infolgedessen ist eine Anreicherung auszuscheidender Stoffe durch Wasserrückresorption unwahrscheinlich und die Annahme einer Sekretion näherliegend.

Ein schönes Bild der Sekretion von Farbstoff zeigt im WINTERSTEINschen Handbuch die Abbildung von GURWITSCH[72], S. 840: „Beide Nieren nach Fütterung mit Indigokarmin (dicke Schnitte); a) Niere mit unterbundener Pfortader, nur Spuren von Farbstoff enthaltend; b) normale Niere mit viel Farbstoff."

Wenn man auch aus den Durchströmungsversuchen der Kaltblüternieren nur mit großem Vorbehalt Schlüsse ziehen darf[55], so wurden die Befunde dennoch hier kurz mitgeteilt, weil sie in der Literatur als „Beweise" für Vorstellungen der Harnbereitung herangezogen werden.

e) Eiweiß.

Das Eiweiß passiert die normale Glomerulusmembran, wenn es kleinmolekular ist (Paraproteinose nach APITZ[73]); ebenso werden bei Gefäßalterationen, insbesondere durch Entzündungen, die Glomeruli wie andere Gefäßprovinzen für Kolloide durchlässig. RANDERATH[74] hat sich in histologischen Arbeiten und experimentellen Untersuchungen vielfach mit diesen Problemen beschäftigt, vor allem mit der Wiederaufnahme von Eiweißkörpern durch die Tubulusepithelien; eine kritische Auseinandersetzung mit andersartigen Ansichten wurde ebenfalls geführt, weshalb zur näheren Orientierung am zweckmäßigsten auf seine zusammenfassenden Darstellungen verwiesen wird, die in erschöpfender Weise das Für und Wider der Anschauungen bringen (RANDERATH[74]).

Danach hatten GÉRARD und CORDIER[75] die auf seine Veranlassung angestellten gleichen Untersuchungen von HEIN[76] an den Salamandernieren dahingehend interpretiert, daß eine Farbstoff- bzw. Eiweißaufnahme durch die Tubuluszellen nur vom Kanälchenlumen her vor sich geht (wie auch v. MÖLLENDORFF[71] auf Grund seiner Studien der Farbstoffausscheidung zu dieser Ansicht kam), und zwar um so weiter proximal, je kleiner die Molekülgröße der verwandten Stoffe ist. Daß das Eiweiß z. B. bei den Albuminurien die Glomerulusmembranen passiert und damit dem Tubulusharn zur Verfügung steht, wurde von RANDERATH[74] und BRÖDER[77] auf Grund von speziellen Nachweisverfahren (Fixierung mit kochender Formalinlösung) geschlossen, Untersuchungen, die von E. FAHR[78] in der Deutung nicht unwidersprochen blieben. Daß „die Albuminurie ... als eine Folge einer Permeabilitätsänderung der Glomeruluscapillaren aufzufassen" ist (RANDERATH[74] [1], S. 107, Sperrdruck von uns weggelassen), läßt sich als erwiesen ansehen. Auch eine Rückresorption der Proteine aus dem provisorischen Harn und damit das Auftreten von sichtbaren Veränderungen des Zellinhaltes der Tubulusepithelien (z. B. hyalintropfige Entartung) wird von RANDERATH angenommen. Letztere Ansicht stützt sich vor allem auf Versuche an Kaltblüternieren mit offenen und geschlossenen Nephronen. Es lassen sich aus dem Vergleich der Speicherung von Farbstoffen und Eiweiß an Nieren mit offenen Nephronen (und dann seitenständig liegenden BOWMANschen Kapseln) und geschlossenen Nephronen nach Eingabe der Fremdstoffe in die Bauchhöhle die schönen Versuche an Salamandra maculata dahingehend interpretieren, daß beim Kaltblüter vom Kanälchenlumen aus eine Wiederaufnahme großmolekularer Stoffe gegeben sei. Ob die in den Tubulusepithelien sichtbaren Veränderungen allein auf einen solchen Rückresorptionsvorgang auch in der menschlichen Niere zu beziehen sind, erscheint uns noch einer weiteren Sicherung bedürftig.

Nun zeigt aber der Harn des Nephrosekranken — auch wenn man das Eiweiß bei der Bestimmung des spezifischen Gewichtes in Rechnung setzt — Eindickungsverhältnisse, wie sie die gesunde Niere auch aufweist; die Wiederaufnahme von Wasser ist trotz des Verlustes der wasseranziehenden Kraft des peritubulären Blutes und der jetzt vorliegenden wasserbindenden Kraft des provisorischen Harns völlig ungestört. Wenn wir es als annehmbar bezeichnen müssen, daß die Wasserbearbeitung von seiten der Tubuli im Dazufügen oder Aufnehmen von reinem Wasser besteht (Kap. V, 1 und XII, 1a), so ist es selbstverständlich, daß dann diesem Umstande der Verarmung der wasserbindenden Kraft des Blutes und dem Anwachsen einer wasseranziehenden Kraft im provisorischen Harn die gleiche geringe Bedeutung zuzumessen ist wie dem umgekehrten Vorgang, nämlich der Abscheidung von reinem Wasser aus dem mit dem wasseranziehenden kolloidosmotischen Druck behafteten peritubulären Blut in einen Harn hinein, dem unter normalen Bedingungen (Freisein von Proteinen) diese Kraft fehlt.

f) Mengen des Rückresorbates.

Wir haben auf Grund von Harnanalysen und Berechnungen zeigen können, daß die Wasserwanderung innerhalb der Niere darin besteht, daß der provisorische Harn durch Hinzufügen oder Herausnehmen von reinem Wasser verdünnt oder eingedickt wird (E. und J. FREY), während unabhängig davon die Ausscheidung der Harnfixa abläuft. Es ist also prinzipiell zu trennen zwischen der Bearbeitung der Harnfixa und der des Wassers durch die Niere.

Sehen wir uns zuerst diese Substanzen selbst an, wie sie sich unter der Voraussetzung wechselnder Filtratmengen nach Berechnungen von E. FREY (Kap. XI, 4) ergeben. Es zeigte sich, daß beim Austausch in den Tubuli in der Tat weder ein Anionen- noch ein Kationenrest feststellbar wird, wenn eine Filtrationsgröße von etwa 4 Liter/Tag angenommen wird; daß weiter unter diesen Umständen sogar Moleküle, nicht nur Ionen, die Tubuluszellen passieren könnten, weil nur ein minimaler Überschuß an Kationen sowie an Anionen vorhanden ist. Da der definitive Harn 1,0—1,5 Liter/Tag beträgt, wäre danach als rückresorbierte Flüssigkeitsmenge eine solche von 2,5—3,0 Litern zu folgern; es würde also die wiederaufgenommene Wassermenge eine kleine — „minimale" — sein, wenn man die Harnfixa der Berechnung zugrunde legt. („Minimal" soll die kleinste Glomerulusfiltratmenge bezeichnen, die bei Vorliegen eines konzentrierten Harnes von 1,5 Liter/Tag erforderlich ist.)

Betrachten wir einmal experimentelle Befunde über die Größe der rückresorbierten Flüssigkeitsmengen, die natürlich als vorher filtriert angenommen werden müssen. Für solche Untersuchungen wurden vor allem die Ausscheidungsverhältnisse von Glaubersalz und Kreatinin verwandt (CUSHNY[5], REHBERG[7]); auf wie unsicheren Befunden die Ansicht beruht, daß Kreatinin nur filtriert, nicht sezerniert oder rückresorbiert werde, geht aus den Ausführungen von POPPER und MANDEL[13] hervor, die diese Methode selbst zur Bestimmung der Filtrationsgröße benutzten. Bei der sogenannten exogenen Kreatinin-Clearance (Belastung mit Kreatinin nach REHBERG[7]) ergaben sich etwa 30% höhere Filtratwerte als mittels der Ausscheidung endogenen Kreatinins nach POPPER und MANDEL[13]. Dagegen fanden KUSCHINSKY und LANGECKER[79], daß im Vergleich mit der Clearance des Inulins diejenige des exogenen Kreatinins besser geeignet sei als die des endogenen, um angeblich richtige Werte des Filtrats zu erhalten. Während einige Autoren eine Übereinstimmung der Sulfat- und Kreatinin-Clearancewerte fanden (z. B. MAYRS[80], BRUNNER[81]), fehlte diese bei anderen (COPE, MACY, KEITH, POWEK und PETERSON[82]; E. FREY[83]). Analysen der Sulfat- und Kreatininausscheidung bei Kaninchen lassen am besten erkennen, wie die Verhältnisse dieser beiden zur Messung der Filtratgröße benutzen Stoffe liegen (E. FREY[83]), weshalb hier näher darauf eingegangen sei.

Es zeigte sich, daß nach der Kreatininberechnung und nach derjenigen des Sulfats unstimmige Werte erhalten werden, wie sie aus folgendem Beispiel hervorgehen (S. 628[83]):

Abfallende Diurese nach intravenösem Einlauf einer hypertonischen NaCl-Lösung mit Kreatinin (definitiver Harn in 5 min; Glomerulusfiltrat in 5 min, nach der Kreatininkonzentration von Harn und Plasma berechnet):

Definitiver Harn: 17,0 1,5 3,1 1,5 1,2 1,7 1,5 cm³,
berechn. Glom. filtr.: 36,6 27,1 11,7 11,8 19,4 14,8 16,9 cm³.

Beim Vorliegen einer Wasserdiurese wird nach CUSHNY[5] in den Tubuli gelöster Stoff und Wasser zurückgenommen, während das bei dieser Diureseart überschüssige Wasser des Glomerulusfiltrats als definitiver Harn erscheint. „Ordnet man die nach der Kreatininmethode errechneten Mengen des Glomerulusfiltrates bei der Wasserdiurese nach fallenden Mengen pro kg Kaninchen, so ergibt sich im Durchschnitt" (E. FREY[83], S. 632):

errechnete Glom.-filtrat-Menge nach der Kreat.-Methode bei Wasserdiuresen cm³ in 5 min	% Wasser rückresorbiert
über 30	97
30—20	95
20—10	94
unter 10	84

„Die Berechnung der Durchschnittswerte ergibt also das gleiche wie das Einzelbeispiel: Je schneller der Harn fließt, desto mehr müßte Flüssigkeit zurückresorbiert werden. Dies stellt wohl eine Unmöglichkeit dar, die gegen die Zulässigkeit der Kreatininberechnung spricht" (E. FREY[83], S. 632). Aber auch bei der Salzrückresorption (NaCl, Sulfat) ergeben sich ähnliche Verhältnisse: Nach der Kreatininausscheidung berechnet müßte von dem vermeintlich filtrierten Kochsalz am meisten bei der Wasserdiurese, also sehr schnellem Tubulusdurchfluß des provisorischen Harns, zurückgenommen werden. Bei der Sulfatdiurese würde sich unter gleicher Berechnung ein ähnliches Verhalten für die angebliche Sulfatrückresorption ergeben: Errechnet man hierbei nach der Kreatininmethode die Sulfatkonzentrationen der rückresorbierten Flüssigkeit, so erhält man z. B. bei einer abnehmenden Sulfatdiurese — während die Blutkonzentration von 0,688% auf 0,405% Sulfat fällt — eine Konzentration des Rückresorbats von: 0,35, 0,32, 0,33, 0,37, 0,39, 0,32, 0,30, 0,29, 0,43, 0,23, 0,64% Sulfat, wobei bis zu 50% des angeblich filtrierten Glaubersalzes wieder aufgenommen worden seien. Auch dieses Beispiel zeigt, daß bei der Sulfatdiurese weder von einer optimalen LOCKEschen Flüssigkeit, die — wie CUSHNY annahm — resorbiert werden soll, noch von einer Sulfat„ausscheidung" die Rede sein kann.

Es läßt sich weiter experimentell zeigen (E. FREY[83]), daß Sulfat und Kreatinin im Harn gegenüber dem Blut in einem Versuch mehr, in einem anderen weniger angereichert wurden, oder im gleichen Versuch zuerst das Kreatinin, später das Sulfat eine größere Anreicherung erfuhr (S/S = Konzentration des Harnsulfats/Konzentration des Blutsulfats; Krt/Krt = Konzentration des Harnkreatinins/Konzentration des Blutkreatinins): Bei fallender Diurese nach intravenösem Einlauf einer hypertonischen Sulfatlösung mit Kreatinin fand sich im Durchschnitt:

	S/S	Krt/Krt
1. Versuch	2,36	4,09
2. Versuch	2,51	1,45

oder als Einzelwerte bei intravenösem Einlauf von isotonischer Sulfatlösung mit Kreatinin:

S/S	Krt/Krt	S/S	Krt/Krt
2,23	4,32	9,07	9,09
3,11	4,60	12,67	11,14
4,04	5,53	10,87	9,03
5,06	5,98	8,15	8,33

„Da nun CUSHNY die Harnbereitung durch Filtration allein erklären will und die Menge des Filtrates nach dem am meisten angereicherten Stoff berechnet, so müßten große Mengen aller anderen Stoffe zurückresorbiert werden, die im übrigen auch stark angereichert ausgeschieden werden... Da nun die Filtration alle gelösten Stoffe gleichmäßig betrifft, so entscheiden die Tubuli über den Grad der Anreicherung, nach CUSHNY also über den Grad der Rückresorption. Für dieses Auswahlvermögen hat CUSHNY den Ausdruck Schwelle eingeführt, d. h. einen Wert, der im Blut überschritten werden muß, ehe die Tubuli den Stoff zurückweisen... Dabei soll die Schwelle für viele Substanzen sehr niedrig sein, für Sulfat fast so niedrig wie für Kreatinin, d. h. Sulfat soll nur in kleinen Mengen zurückgeholt werden." Das Gegenteil wurde oben mit einer Rückresorption bis zu 50% gezeigt. „Phosphat soll schon etwas mehr rückresorbiert werden, mehr noch Harnstoff und Harnsäure; die höchste Schwelle haben Zucker und Kochsalz, die in großem Umfange wieder aufgenommen würden." Nach den Versuchen, von denen zuletzt die Beispiele mit schwankenden Schwellen gegeben wurden, „läßt sich nun zeigen, daß diese Schwellenannahme nicht richtig sein kann. Wenn man nach Kreatinin rechnet, so ergibt sich eine Rückresorption von Sulfat. Dies ist aber nicht immer so. In anderen Fällen findet bei der Rechnung nach Kreatinin ein Dazusezernieren von Sulfat statt; rechnet man in solchen Fällen nach Sulfat, um nicht zur Annahme einer Sekretion gezwungen zu sein, so wird jetzt Kreatinin zurückresorbiert; es müßte also auch Kreatinin eine Schwelle haben" (E. FREY[83], S. 641/642). Das ist z. B. GUCKELBERGER[84] später auch aufgefallen, der bei der Kreatininbelastung zur Annahme einer Sekretion, bei der endogenen Kreatininclearance zu einer solchen einer Rückresorption des Kreatinins in den Tubuli kam, weshalb der Wert der Kreatininclearance zur Glomerulusfiltratbestimmung bezweifelt wurde. Selbst SHANNON[85] schließt für den Menschen und den anthropoiden Affen auf eine tubuläre Kreatininausscheidung (1935). „Mit anderen Worten: Man darf nicht nach Kreatinin oder einem anderen Stoff die Größe der Filtration oder Rückresorption berechnen, da solche Rechnungen nicht stimmen" (E. FREY[83], S. 642 [1932]). Auch die Einführung des Begriffs „Schwelle" in die Physiologie der Niere ist kaum imstande, die Verhältnisse zu klären; „der Ausdruck ist ja übrigens wohl nichts anderes als eine Bezeichnung für die auswählende Tätigkeit der Tubuluszellen und keine Zurückführung der beobachteten Befunde auf einfachere Verhältnisse" (E. FREY[83], S. 644); er ließe sich natürlich genau so für die Annahme einer tubulären Sekretion verwenden. Und in der Tat haben sich neuerdings auch BARCLAY, COOKE und KENNEY[86] auf Grund ihrer Versuche zu der Ansicht bekannt, daß die Auffassung von der Schwelle irgendeines harnpflichtigen Stoffs sich zwar als wertvolle Hypothese erwiesen hat, daß aber durch erneute Untersuchungen ihre völlige Gültigkeit in Frage gestellt ist, zumal für die Elektrolyte eine ihrer Plasmakonzentration „folgende Schwelle" gegeben ist. Die Verfasser wollen deshalb die Bezeichnung der Schwelle durch einen Begriff über die Tubulustätigkeit ersetzt wissen, worauf E. FREY[83] bereits vor 16 Jahren verwiesen hat.

Alle jetzt und früher aufgeführten Befunde schließen sich zu dem Beweis zusammen, daß die Ultrafiltration übergroßer Mengen aus den Glomeruli nicht gegeben und dementsprechend auch die „maximale" Rückresorption abzulehnen ist, während eine „minimale" Rückresorption (E. FREY[83]) vorliegt in Mengen, die nach Abzug des definitiven Harns etwa in der Größenordnung von 2,5 bis 3,0 Liter/Tag zu liegen scheinen. Auf genaue Zahlen hierüber soll erst später eingegangen werden. Der einzige experimentelle Befund, der sich mit der CUSHNYschen Theorie und ähnlichen Anschauungen vereinigen ließe, ist die große Durchblutung der Niere, die vielleicht auf den ersten Blick eine Filtration übergroßer Mengen zuließe; alle anderen Voraussetzungen entbehren eines einwandfreien Beweises. Es ist demzufolge auch unwichtig, ob man zu Glomerulusfiltratbestimmungen Sulfat, Kreatinin, Inulin, Xylose oder andere Stoffe nimmt, wie geschehen; sie ergeben alle ein Resultat, das größenordnungsmäßig etwa 20- bis 40mal zu hoch liegt. 1932 wies E. FREY[83] ausdrücklich darauf hin: „Es ist notwendig geworden, die Widersprüche in der Theorie der Harnbereitung durch Rückresorption allein experimentell festzulegen, um zu verhindern, daß weiterhin wertvolle Experimentalarbeit eine falsche Auslegung findet und Folgerungen in die Literatur übergehen, die auf Grund falscher Voraussetzungen gewonnen wurden und in Zusammenstellungen aufgeführt werden, in denen die Grundlagen der Schlußfolgerungen vielleicht gar keine Erwähnung mehr finden" (S. 622). Daß dies inzwischen dennoch in reichem Ausmaß erfolgte, beweist das Schrifttum; trotzdem ließen sich später auch andersartige Feststellungen vernehmen: „Es muß hier mit Nachdruck gesagt werden, daß ein großer Teil der Voraussetzungen, wie sie z. B. der CUSHNYschen Lehre von der Nierenfunktion zugrunde liegen, einfach nicht gegeben sind" (MARX[87]), was im Vorausgehenden gezeigt wurde.

Es geht also die Ausscheidung des Sulfats oder Kreatinins ebensowenig allein durch Filtration der glomerulären Absonderungsflächen vor sich wie diejenige der anderen Harnfixa; eine Ausnahme hiervon macht allein das Kochsalz, wie früher schon gezeigt wurde (Kap. IX) und später noch einmal kurz erwähnt werden wird (Kap. XIII).

2. Tubuläre Abscheidung (Sekretion).

Nach den mehrfachen experimentellen Widerlegungen übergroßer Filtratmengen, wie Cushny und andere Autoren sie annehmen, und dem Beweis einer „minimalen Rückresorption" ergibt sich von selbst zwangsläufig die Anschauung, daß die Absonderung der im definitiven Harn hochkonzentrierten Harnfixa nach einem Modus vor sich gehen muß, den man früher als aktive Tätigkeit der Tubuluszellen ansah und mit dem Wort Sekretion bezeichnete, und der von Heidenhain[88] als Teilansicht in seine Theorie der Harnabsonderung aufgenommen wurde. Mit der Bezeichnung „Sekretion" hat sich bereits Ludwig[89] vor etwas mehr als 100 Jahren mit Recht kritisch auseinandergesetzt und diese abgelehnt, da es sich bei der Harnabsonderung ja nicht um Herstellung eines eigenen Produktes, sondern vielmehr um Absonderung einer Flüssigkeit handelt, deren Bestandteile fast alle schon im Blut vorhanden sind. Wenn wir den Ausdruck „Sekretion" manchmal weiterhin gebrauchen und ihn nicht jedesmal durch den Terminus „Absonderung im Tubulus" ersetzen, so geschieht es mit der Einschränkung, daß wir ihn damit nicht in Analogie zur eigentlichen Drüsentätigkeit bringen wollen, sondern ihn der Einfachheit halber als eingebürgert benutzen.

a) Wasser.

Daß die Niere mittels Wasserdiurese fast reines Wasser ausscheiden kann, ist jedem bekannt; auf die Definition dieser Diureseart wurde früher schon eingegangen (Kap. VI, 1). Das Organpaar ist also in der Lage, in irgendeiner Weise mit reinem Wasser umzugehen, und man kann sagen, daß die Wasserdiurese in nichts anderem besteht als im Hinzufügen von Wasser zum provisorischen Harn.

Daß man diesen Vorgang — und auch den umgekehrten, nämlich den der Wassereinsparung — in vitro vollkommen nachahmen kann (J. Frey), wurde gezeigt (Kap. V, 1). Nimmt man Harn einer Wasserdiurese und entzieht ihm durch Eindampfen reines Wasser, so entsteht ein solcher wie unter normalen Absonderungsbedingungen ebenso, wie wenn man Harn eines Kranken mit hypophysär-diencephaler Polyurie (Diabetes insipidus) „eindampft". Nimmt man andererseits einen normalen Harn und gießt reines Wasser hinzu, so erhält man einen solchen wie bei einer Wasserdiurese oder — was das gleiche ist — einer hypophysärdiencephalen Polyurie; dasselbe Ergebnis kann man auch rechnerisch erhalten. Ob man das Wasser nun oral aufnimmt oder es dem Harn selbst hinzufügt, ist im Endresultat gleichgültig. Die Niere besitzt demnach bei der Wasserdiurese ebenfalls eine Möglichkeit, dem Harn durch irgendeinen, uns im einzelnen noch unbekannten Modus Wasser hinzuzufügen. Die Menge dieses Wassers richtet sich unter gesunden Bedingungen nach derjenigen der Aufnahme und dadurch — wie wir jetzt wohl mit Sicherheit wissen — nach der Größe der reaktiven Absonderung des Posthypophysenhormons. Als Ort der Wasserabsonderung muß das Kanälchensystem angesehen werden, wobei eine genaue Lokalisation sich nur vermuten läßt. Jedenfalls setzt aber auch diese Art der Wasserbearbeitung durch die Niere — diesmal in Form der Wasserabscheidung — gleichfalls ein funktionstüchtiges hohes Tubulusepithel voraus; denn die Nephrosklerosen lassen ebenso die Wasserdiurese nach Wassertrinken vermissen wie die Konzentrationsarbeit beim Dursten. Als Ort des Hinzufügens von Wasser zum Kanälcheninhalt kann nach den Punktionsversuchen von Walker, Hudson, Findley und Richards[90] an Amphibien (necturi, Frösche) der distale Tubulus (contortus II oder 2. Hauptstück) angesehen werden, weil dort die Chloridkonzentration stärker absinkt als im proximalen Tubulus. Die Autoren legen ihre Versuchsergebnisse lediglich als Rückresorption von Kochsalz aus; sie sind der Ansicht, daß in den proximalen Tubuli Wasser und NaCl als isotonische Lösung, in den distalen NaCl zurückgenommen werde. Auf Grund der ständigen Wasserdiurese beim Frosch und anderen Kaltblütern sowie vor allem durch den Nachweis kleiner Glomerulusfiltratmengen kommen wir zu der Vorstellung, daß die NaCl-Wiederaufnahme nur im 1. Hauptstück erfolgt, während die Funktion der Tubulusepithelien 2. Ordnung im Hinzufügen reinen Wassers zum Tubulusharn besteht, wenn eine Wasserdiurese der Niere vorliegt; Anschauungen, die mit dem Ergebnis der Punktionsversuche von Walker, Hudson, Findley und Richards[90] ebenfalls in Übereinstimmung zu bringen sind. Falls man diese Befunde auf die Warmblüterniere übertragen kann, wäre der Ort der Wasserausscheidung in die Tubuli II zu verlegen.

b) Farbstoffe, Perabrodil u. a.

Eine Ausscheidung von Farbstoffen durch die Tubuli folgerte man vielfach aus Versuchen mit Durchströmung getrennter Capillargebiete der Froschniere mit künstlichen Lösungen (siehe Kap. XII, 1d). Aber diese Versuche fielen verschieden aus, wie bereits erwähnt, je nachdem die Nieren mit Salzlösungen oder mit Blut durchströmt wurden, weil die Farbstoffe und die Harnfixa zum Teil an Plasmaprotein gebunden sind. Die harnpflichtigen Stoffe werden in den Tubuluszellen in Freiheit gesetzt („abgehängt", BENNHOLD[91]) und dadurch ausscheidungsfähig; oder sie werden, frei gelöst in einem Wasser-Salzmedium zugeführt, auch eine leichtere Filtrationsmöglichkeit vorfinden. Bei einigen Farbstoffen ist eine tubuläre Ausscheidung als gesichert anzusehen, z. B. von MARSHALL und Mitarbeitern[92, 73] und von STARLING und VERNEY[94] für Phenolrot, das nach HERRICK, MANN und SHEEHAM[95] eine Steigerung der Nierendurchblutung verursachen soll; nach KEMPTON, BOTT und RICHARDS[96] trifft dies auf Grund von Kaninchenversuchen auch für das Indigokarmin zu. Da die Originalliteratur für uns zum Teil noch nicht ausreichend zur Verfügung steht, sind wir hierbei auf ein Referat angewiesen, das der Wichtigkeit halber ausführlich zitiert werden soll (WILBRANDT[50]): „Bezüglich der Frage, ob die Tubuluszellen auch entsprechend der BOWMANschen Theorie ins Lumen sezernieren können, haben die Mikropunktionsversuche keinen Anhalt ergeben, und RICHARDS selbst hat sie bis vor dem Kriege strikte abgelehnt. In den letzten Jahren vor dem Krieg sind aber eine Reihe von Arbeiten auch aus dem RICHARDSschen Laboratorium erschienen, die eine *sekretorische Ausscheidung* nicht nur annehmen, sondern *mit aller Bestimmtheit beweisen*" (von uns gesperrt). „Das ist dann eindeutig möglich, wenn die in einer bestimmten Zeit ausgeschiedene Menge einer Substanz größer ist als die im gesamten Blutplasma, das in der gleichen Zeit die Niere durchströmt hat, frei gelöste Menge, d. h. wenn selbst die Filtration des gesamten Plasmas die Ausscheidung nicht decken konnte. Wenn eine Substanz teilweise an Eiweiß gebunden ist, wie das für viele Farbstoffe zutrifft, kann Filtration nur den ungebundenen Anteil entfernen, während Diffusion und anschließende Sekretion das Bindungsgleichgewicht stören und sukzessive die ganze Substanzmenge eliminieren kann. Historisch interessanterweise beziehen sich die RICHARDSschen Versuche, in denen auf diese Weise tubuläre Sekretion bewiesen wird, auf Indigokarmin, den klassischen Farbstoff der HEIDENHAINschen Versuche, dessen Ausscheidung im Glomerulusharn eines der ersten Resultate der Mikropunktionsversuche gewesen war und in der Diskussion gegen die Sekretionstheorie eine besondere Rolle gespielt hatte. Allerdings war Sekretion schon vorher von anderen Autoren für Phenolrot eindeutig gezeigt worden, und die Tatsache, daß gewisse Fische Nieren ohne Glomeruli haben, die zahlreiche Substanzen auszuscheiden vermögen, sprach allgemein für ihre Möglichkeit. Andere Substanzen, die mit Sicherheit zum Teil sezerniert werden, sind außer den Farbstoffen einige jodhaltige Röntgenkontrastmittel wie Hippuren und Neo-Diodrast." Es ist interessant, daß die Phenolrotausscheidung durch die Tubuli stark herabgesetzt werden kann, wenn man gleichzeitig organische Jodverbindungen, die zur Kontrastdarstellung der ableitenden Harnwege benutzt werden, verabfolgt (SMITH und Mitarbeiter[97, 98]).

Darüber, daß das Perabrodil bzw. Diodrast oder andere jodhaltige Kontrastmittel eine starke tubuläre Absonderung aufweisen, sind sich alle Untersucher einig (ELSOM, BOTT und SHIELS[99]; SMITH, GOLDRING und CHASIS[98]); man hat diese Substanzen zur Bestimmung der Nierendurchblutung herangezogen.

Aus der Ausscheidungsgröße z. B. für Perabrodil (Diodrast) Aussagen über die Funktionsgröße der Tubuluszellen zu machen, ist natürlich ebenso berechtigt, wie aus derjenigen anderer vom Tubulus eliminierten Stoffe. So wurde vor allem neben der para-amino-Hippursäure das Perabrodil (Diodrast) zur Beurteilung des maximalen tubulären Ausscheidungsvermögens (maximal tubular excretory capacitiy $= T_m$) herangezogen (SMITH[120]) und in seiner Menge/Zeiteinheit (mg/min) als Maß gewählt. Es ist leicht verständlich, daß GOLDRING und CHASIS[121] bei 56 Hypertoniekranken eine immer stärker verringerte Diodrast-T_m fanden, je fortgeschrittener Retinalbefund, Protein- und Hämaturie sowie Anämie waren: die Diodrastausscheidung sank von 56 auf 3 mg Jod/min, während der Blutdruckanstieg sich (mit Ausnahme offenbar finaler Stadien mit Herzversagen) dementsprechend erhöhte (S. 20). Allerdings wird die Brauchbarkeit der absoluten Zahlen solcher Bestimmungen dadurch eingeschränkt, daß der T_m-Wert durch Subtraktion der durch die Glomeruli filtrierten Diodrastmenge von der totalen in der Minute mit dem definitiven Harn ausgeschiedenen Menge berechnet wird. Wir konnten die übergroßen Glomerulusfiltratmengen ablehne (Kap. XI), und damit ist auch das Quantum des in diesen Untersuchungen angenommenen filtrierten Diodrasts kleiner; es würde das maximale tubuläre Ausscheidungsvermögen für Perabrodil (Diodrast) demnach für die normale Niere noch größer als 40—50 mg Jod sein.

Auch für Chemotherapeutika konnte sogar unter der Vorstellung übergroßer Filtratmengen eine starke tubuläre Sekretion gefunden werden; dies gilt auch für die para-amino-Salicylsäure (PAS). „Vergleicht man ... die PAS mit den klassisch tubulär sezernierten Stoffen" (Diodrast, Phenolrot, para-amino-Hippursäure), „so darf die PAS zusammen mit Penicillin und Streptomyzin als neuer typischer Vertreter in diese Stoffgruppe eingeordnet werden" (RAGAZ[122]).

Man müßte eigentlich erwarten, daß in Konsequenz der Vorstellung einer alleinigen Filtration-Rückresorption nun diese in sehr hoher Konzentration im Harn erscheinenden Stoffe zur Bestimmung der Glomerulusfiltratmenge herangezogen würden; und es erscheint recht willkürlich, daß man bei den Substanzen Kreatinin oder Inulin verharrt und mit diesen Filtratmengenbestimmungen vornehmen will. Auch hieraus geht wiederum die völlige Unsicherheit der bislang herrschenden Ansicht über die Größe der Glomerulusfiltration hervor. — In Wirklichkeit erfahren die hier genannten Stoffe (Farben, organische Jodverbindungen, Heilmittel wie Penicillin, Streptomycin und para-amino-Salicylsäure) eine sehr kräftige tubuläre Abscheidung.

c) Harnfixa.

Wir haben im Vorausgehenden auseinandergesetzt, daß fast alle im Harn erscheinenden Stoffe — und zwar die wasserlöslichen — vom Glomerulus filtriert werden; es läßt sich aber zeigen, daß die Harnfixa manchmal im definitiven Harn in einer solchen Menge erscheinen können, für die als alleinige Eliminationsquelle die Annahme selbst eines übergroßen Filtratvolumens nicht ausreicht, so daß eine zusätzliche Ausscheidung durch die Kanälchen vorliegen müßte. Die Autoren, die eine Filtration sehr starken Ausmaßes im Glomerulus annehmen, haben immer wieder nach Substanzen gesucht, die angeblich nur filtriert, aber nicht mehr rückresorbiert werden, und haben die Anreicherung dieser Substanzen dann als Maß für die Menge des Glomerulusfiltrats betrachtet. Dabei hat man den Ausdruck „Clearance" für dasjenige virtuelle Plasmavolumen in cm³ eingeführt, welches bei alleiniger Filtration in der Minute von dem betreffenden Stoff befreit würde:

$$cm^3 \text{ Clearance-Einheiten} = \frac{(\text{Konzentration im Harn}) \cdot (\text{Harn in cm}^3/\text{min})}{(\text{Konzentration im Plasma})}$$

Ein großer Teil der filtrierten Mengen der meisten Stoffe müßte — wie schon gesagt — nach der Anschauung großer Filtratquanten natürlich wieder aufgenommen werden.

Die Clearance für Kochsalz beträgt nach der Zusammenstellung von SPÜHLER[47] 1,8 bis 7,1 cm³, im Mittel 4 cm³; für Harnstoff 15—50 cm³, im Durchschnitt 37,7 cm³; die Harnsäureclearance ist 6,7—28,4 cm³, im Mittel 13,2 cm³; die von Kreatinin 80—100 cm³ und die Inulin-Clearance 70—160 cm³, im Mittel beim Manne 130, bei der Frau 110 cm³.

Unter Exkretionsindex verstehen die Autoren, welche eine starke Filtration annehmen und nach der Kreatinin- oder einer ähnlichen Methode rechnen, die Prozente des wirklich ausgeschiedenen Stoffes vom angeblich filtrierten, also beim Harnstoff 8,2—57%; die Differenz dieses Betrages von 100 soll wieder rückresorbiert worden sein. Von der angeblich filtrierten Harnsäuremenge erscheinen nach dieser Berechnung im Mittel nur 11,5% im definitiven Harn[47]. Diese Zahlen haben natürlich nur dann einen Wert, wenn die Voraussetzungen ihrer Gewinnung wirklich gegeben sind; für die filtrierte Menge der Stoffe ist jedoch diese Bedingung nicht erfüllt, weshalb solche Berechnungen bedeutungslos sind.

Für den sogenannten Konzentrationsindex liegen die Verhältnisse anders, da die gewonnenen Zahlen allein auf chemischen Analysen beruhen. Man versteht unter dem Konzentrationsindex das Verhältnis von Harn- zu Plasmakonzentration irgendeines Stoffes. Dieser Index beträgt (SPÜHLER[47]) für Kochsalz 0,3—4,1; beim Harnstoff ist er kleiner als 50; für Harnsäure beläuft er sich auf 1,2—29,2; für Kreatinin auf 60—560; für Inulin auf 7,1 bis 264 (im Durchschnitt wird ein Konzentrationsindex für Inulin bei gesunden Männern von 44,3 und bei gesunden Frauen von 37,4 (S. 212—215) angegeben). Es ist bemerkenswert, daß bei tubulären Erkrankungen (Nephrosen) eine besonders gute Kanälchenleistung vorliegen muß, da z. B. der Inulinkonzentrationsindex in diesen Fällen im Durchschnitt mit 107 (SPÜHLER[47], S. 60) ermittelt wurde. Dieses Verhalten geht ebenfalls sehr deutlich aus den Feststellungen von EGGERT[100] hervor, der bei diesen Nierenerkrankungen fand, daß trotz niedrigem Blutgehalt die Konzentration von Sulfonamiden im Harn wesentlich höher als bei Gesunden war. In diesem Sinne ist auch der Befund von HEILMEYER[101] zu interpretieren, daß der Harnfarbwert ($F \times M$ oder F_o) bei Nephrosen hoch liegt. Wir können alle diese Befunde bei Nephrose dahingehend zusammenfassen und zu der Ansicht gelangen, daß diese Art der tubulären Nierenerkrankungen eine über das Normale hinausgehende maximale Leistungsfähigkeit des tubulären Epithels aufweist; eine recht interessante Feststellung, die in klinischer Beziehung ihre Bedeutung haben dürfte, wenn sich nämlich zu einer chronischen Nephritis eine nephrotische Komponente hinzugesellt.

Nun hat man die Annahme, die Filtrationsgröße lasse sich nach dem Maß der Kreatininausscheidung bestimmen, dadurch stützen wollen, daß man nach anderen Stoffen suchte, welche auf die gleiche Weise ausgeschieden würden (alleinige Filtration ohne Rückresorption und Sekretion) und dann im gleichen Ausmaß im Harn angereichert werden müßten. Diese Stoffe waren der Zucker nach Phlorrhizinvergiftung und das Inulin.

Nach der VERZÁRschen Ansicht[31] hat LUNDSGAARD[32] angenommen, daß Phlorrhizin die Phosphorylierung des Zuckers in der Niere hemme und so eine Rückresorption verhindere. Man hätte demnach an der Zuckerausscheidung nach Phlorrhizin ein Maß für die Filtrationsgröße; wir haben allerdings im Teil 1c dieses Kapitels nur darauf hinweisen müssen, daß der Mechanismus für diese Art Glucosurie noch keineswegs als geklärt angesehen werden darf. Auch fand nach ROBBERS und WESTENHOEFFER[36] MOSBERG nach Unterbindung der Nierenarterie des Froschs, welche die Glomeruli versorgt, unter Phlorrhizin eine Glucosurie, was eine Zuckerausscheidung durch die Tubuli bedeuten würde. POULSSON[33] ermittelte nun die Anreicherung von Kreatinin und Zucker bei phlorrhizinvergifteten Hunden als sehr ähnlich; der Index von Zucker zu Kreatinin betrug 76—110, aber meist wurde Kreatinin etwas mehr konzentriert. Dieses Verhalten der beiden Stoffe wurde als Beweis für die Richtigkeit ihrer Verwendung für Filtratmengenbestimmungen angesehen; da die Voraussetzungen für die Berechnung beider Stoffe nicht zutreffen, ist ein solcher Beweis als nicht gegeben abzulehnen.

Weiter wurde Inulin als ein Stoff betrachtet, welcher den Anforderungen entspreche, filtriert zu werden, aber weder rückresorbiert noch sezerniert zu werden, also zur Berechnung der Filtratmenge geeignet erscheine (SHANNON und SMITH[102]). Das Verhältnis der Ausscheidung von Kreatinin zu Inulin, d. h. deren Anreicherung im Harn dem Blut gegenüber, ist nach RICHARDS, WESTFALL und BOTT[51] fast gleich 1; an einem uranvergifteten Hund wurden (natürlich nur, wenn man diesen Erwägungen folgt und die Inulinexkretion als Maß für Filtration und Rückresorption ansieht) 13% des im Glomerulus ausgeschiedenen Kreatinins und 65% des filtrierten Harnstoffs zurückresorbiert, während HERRIN[103] für gewöhnlich zu einer Rückresorption von 40—50% des angeblich filtrierten Harnstoffs kam. POPPER und MANDEL[13] bevorzugten das endogene Kreatinin zur Glomerulusfiltratbestimmung, SHANNON[104] nahm eine tubuläre Ausscheidung des exogenen Kreatinins, GUCKELBERGER[105] eine Sekretion von exogenem und eine Rückresorption von endogenem Kreatinin an. Die Unstimmigkeiten der Berechnung des Glomerulusfiltrats nach der Ausscheidung des Kreatinins und Inulins haben neuerdings wieder KUSCHINSKY und LANGECKER[79] bestätigt. Bei einem Hund wies die Clearance des endogenen Kreatinins bei einem Plasmagehalt von etwa 1 mg% Schwankungen zum Teil über das Doppelte auf. „In 5 Versuchen wurde die Clearance des endogenen Kreatinins und des Inulins verglichen. In 4 von ihnen lag die Inulinclearance mit dem 2—5fachen Wert wesentlich höher, und in 1 Versuch waren sie nahezu gleich." Bei Infusionen von Kreatinin und Inulin dagegen lagen die Werte beieinander, so daß dann das Kreatinin als

Maß für die Filtration gelten könne. Übrigens schwankten die Clearancewerte nach Kuschinsky und Langecker[79] unter sich jeweils nur ganz wenig, auch wenn die Harnmenge auf den 15fachen Betrag anstieg, was diese und auch die meisten anderen Autoren als ein Gleichbleiben der Filtrationsgröße ansehen im Gegensatz zu unseren experimentellen Befunden und auch denjenigen einiger anderer Untersucher (Kap. X), die zeigten, daß die Durchblutung und damit zwangsläufig auch die Filtrationsmenge keinesfalls als eine konstante Größe angesehen werden kann. Daß die absolute Ausscheidung der genannten Stoffe — und etwas anderes stellt ja die Clearance-Bestimmung in Wirklichkeit nicht dar — trotz stark wechselnder Harnmenge ziemlich gleich bleibt, unterstreicht wiederum unsere Ansicht der Unabhängigkeit der Elimination von Substanzen von der Wasserbearbeitung durch die Niere; das gleiche wurde auch für die Zuckerausscheidung beim Menschen nach Phlorrhizin trotz Wasserversuch und Dursten beschrieben (Robbers und Westenhoeffer[36]). Nach Kuschinsky und Langecker[79] wird die Ausscheidung von Kreatinin dagegen durch Phenolrot gehemmt, und die Autoren nehmen unter solchen Verhältnissen eine Rückresorption von Kreatinin an, das sonst als Maß der Filtration gelte.

Man muß feststellen, daß keineswegs übereinstimmende Befunde vorliegen, die zur Berechtigung Anlaß geben könnten, aus der Ausscheidungsgröße eines der genannten Stoffe einen Schluß auf die Filtrationsgröße ziehen zu wollen. Es können daher in manchen Fällen sich ergebende Übereinstimmungen der Anreicherung zweier Stoffe, wie des Kreatinins und des Inulins oder des Kreatinins und des Phlorrhizinzuckers, nicht als Beweis der Entstehung dieser Anreicherung durch Wasserrückresorption allein angesehen werden, da sie in anderen Fällen vermißt wird; daher wurde von den verschiedenen Autoren sogar eine zusätzliche Sekretion oder gelegentliche Rückresorption angenommen. Es ist also die Erklärung der Harnbereitung lediglich durch die Annahme einer „maximalen" Filtration, deren Größe sich nach dem am meisten angereicherten Stoff richtet, unzutreffend, besonders da eine Sekretion durch die Tubuli für einzelne Stoffe sichergestellt ist und z. B. für Perabrodil (Diodrast) auch von den Verfechtern der Cushnyschen Lehre und ähnlicher Vorstellungen angenommen wird. Es stellte sich außerdem heraus, daß die Grundanschauung der Cushnyschen Theorie[5] nicht zu Recht besteht, die Tubuli resorbierten eine Lockesche Flüssigkeit, d. h. ein dem Körper adäquates Milieu, und lehnten alle Stoffe ab, welche in höherer Konzentration im provisorischen Harn vorhanden sind (geradeso wie körperfremde Gifte). Denn die nach Cushny errechnete rückresorbierte Flüssigkeit enthielte normalerweise mehr Harnstoff als das Plasma, wobei bis zu 50% des filtrierten Harnstoffs zurückgenommen würden; bei der Harnsäure kämen etwa $1/_{10}$ wieder zur Aufnahme, das kochsalzreiche Tier resorbierte mehr Kochsalz zurück als bei normalem Kochsalzgehalt des Plasmas, und nach Sulfatgaben würde die rückresorbierte Flüssigkeit 0,35—0,64% Sulfat enthalten (E. Frey[83]). So kommt das Bestechende der Cushnyschen Theorie, daß nämlich die Niere lediglich auf die normale Plasmazusammenstellung eingestellt sei, in Wegfall; schon die Wiederaufnahme der Farbstoffe, die doch gewiß zu den „Nichtschwellenstoffen" gehören, spricht dagegen.

Um ein Letztes zu tun, ist es von Wichtigkeit, noch weiter nach Befunden zu suchen, die trotz Annahme enormer Filtratmengen sogar hierbei schon einen Sekretionsvorgang der Harnfixa in den Tubuli ergaben, denn solche Ergebnisse sind für unsere Ansicht ganz besonders wichtig. Die meisten Untersucher beschreiben unter der Vorstellung riesiger Mengen des Glomerulusfiltrats natürlich eine Rückresorption von Harnstoff oder Harnsäure als die gewöhnliche Harnbereitungsart, müssen aber doch in zahlreichen Fällen eine zusätzliche Sekretion im Tubulus zugeben.

Die aglomerulären Nieren von Fischen können Wasser, Kreatinin, Kreatin, Harnstoff, Harnsäure, Magnesium, Kalium, Natrium und Chlor ausscheiden; auch körperfremde Substanzen wie Jodide, Nitrate, Thiosulfat, Sulfocyanide und Farbstoffe wie Indigocarmin, Phenolrot oder Neutralrot (Marshall und Mitarbeiter[106]). Dagegen treten Glucose, Ferrocyanid, Cyanol und Eiweißkörper nach Bieter[107] nicht in den Harn über.

Tubuläre Abscheidung (Sekretion).

Es seien zuerst Befunde über die Ausscheidung des *Harnstoffs* mitgeteilt (U⁺ im Blut mal U⁺ im Harn = Konstante [GOLDRING und CHASIS[121], S. 75).

Hunde scheiden nach VAN SLYKE, MØLLER, EGGERT u. MCINTOSH[108] sowie nach VAN SLYKE, RHOADS, HILLER und ALVING[109] 6—12% des durch die Niere strömenden Harnstoffs aus. Der Exkretionsindex von Harnstoff beträgt nach BRANDT und REHBERG[110] 50—80%, nach POPPER und MANDEL[13] noch mehr; im allgemeinen bewegt sich der Index um 50% herum, es wird also bei Berechnung des Glomerulusfiltrats nach der Kreatinin- oder Inulinmethode etwa die Hälfte der angeblich filtrierten Harnstoffmenge von den Tubuli wieder aufgenommen. Auch eine vollständige „Rückresorption" soll nach ADDIS und SHERKEY[111], nach VAN SLYKE, RHOADS, HILLER und ALVING[109] und nach GORDON, ALVING, KRETSCHMAR und ALPERT[112] bei Hunden vorkommen. Ebenso beobachteten KAY und SHEEHAM[113] am Kaninchen nach großer Harnstoffzufuhr später angeblich eine vollständige Rückresorption.

Trotz der außerordentlich hohen Filtrationsmengen, die die Autoren annehmen, ist — was ganz besonders hervorgehoben werden muß — von einigen Untersuchern sogar eine zusätzliche *Sekretion von Harnstoff* gefunden worden, denn die ausgeschiedenen Harnstoffmengen waren größer als diejenigen des angeblichen Glomerulusfiltrats. So beobachteten GORDON, ALVING, KRETSCHMAR und ALPERT[112] in 3 von 50 Fällen eine größere Ausscheidung von Harnstoff, als es der berechneten Filtration entsprach. Besonders beweisend für eine Sekretion von Harnstoff erscheinen uns die Befunde von SPÜHLER[47] (S. 190) am Menschen, der die Menge des Glomerulusfiltrats nach der Inulinmethode zum Teil nach Eingabe von Diuretica berechnete und in 4 von 8 Fällen eine so große Harnstoffausscheidung feststellte, daß sie durch die doch sehr hoch angenommene Filtration nicht gedeckt wurde. Der Exkretionsindex, der bei fehlender Sekretion höchstens bis 100% betragen dürfte, stieg auf über 100%, in einem Fall bis zu 176,4%, so daß sich sogar nach diesen Bestimmungsmethoden des Glomerulusfiltrats eine zweifelsfreie Sekretion für Harnstoff ergab.

Eine Sekretion der Tubuluszellen nehmen STARLING und VERNEY[18] für einen Teil des Sulfats und auch für den Harnstoff an; desgleichen sei eine Sekretion von Phenolrot bewiesen. Ebenso muß aus den Versuchen von MARSHALL[114] geschlossen werden, daß Phosphate, Sulfate, Ammoniak und Kreatinin sekretorisch ausgeschieden werden, da nach vorübergehender Abklemmung der Nierenarterie, wodurch die Tubuluszellen geschädigt werden, die Ausscheidung dieser Stoffe leidet.

Der Ort der Harnstoffanreicherung ließ sich in den Punktionsversuchen der Froschniere von WALKER und HUDSON[115] insofern nicht präzisieren, als die Harnstoffkonzentration im Kanälcheninhalt dauernd zunahm. Das Verhältnis des Harnstoffs im Harn zu dem des Plasmas betrug beim Necturus 2,2:1, beim Frosch 7,8:1. Dieses Anreicherungsverhältnis im Harn der einzelnen Kanälchenabschnitte gegenüber dem Plasmaharnstoff wurde beim Necturus im proximalen Tubulus mit 1,26, im distalen Tubulus mit 1,62 ermittelt; beim Frosch fand sich im proximalen Tubulus ein solches Verhältnis von 1,45, im distalen von 5,08. Diese starke Konzentrierung des Harnstoffs führen die Autoren daher auf einen Sekretionsprozeß zurück. (Die Verdünnung des provisorischen Harns, nach der Gesamtkonzentration und dem Kochsalzgehalt beurteilt, beginnt nach den Beobachtungen von WALKER, HUDSON, FINDLEY und RICHARDS[90] erst im distalen Tubulus, um den hypotonen Froschharn zu liefern.)

Für die *Harnsäure* gilt das gleiche. Im allgemeinen nehmen die Autoren, welche nach der Inulinmethode das Glomerulusfiltrat zu bestimmen glauben, eine Rückresorption von 72,3—96,7% des filtrierten Betrages an, im Mittel 88,5% (SPÜHLER[47], S. 127). Aber in manchen Fällen muß man zu einer enormen Sekretion kommen, auch wenn man wiederum die Filtrationsgröße noch so hoch ansetzt. SPÜHLER[47] (S. 190) fand bei 4 von 8 Kranken Werte der Exkretionsindices von über 100% (einmal eine Steigerung auf 176,4%), die natürlich bei fehlender Sekretion auch dieses Stoffes nicht über 100% steigen dürften. Ja, bei einem Gichtkranken stieg dieser Index sogar auf 1003,8% (S. 128)! Auch bei Annahme übergroßer Filtratmengen reicht also die Vorstellung einer alleinigen Filtration für die Harnsäureelimination nicht aus; *Harnsäure* wird daher auch durch einen *Sekretionsakt* ausgeschieden.

In neuerer Zeit haben nun BARCLAY und Mitarbeiter[116] grundsätzlich für alle Substanzen die Möglichkeit des „Drei-Komponenten-Systems der Nierenausscheidung" (Filtration, Rückresorption und Sekretion) auch angenommen und formel- und kurvenmäßig belegt. Sie stehen dabei auf dem Boden der Ansicht, daß Inulin usw. nur durch Filtration ohne Rückresorption oder Sekretion im Harn erscheine, nehmen aber an, daß im allgemeinen bei niedriger Plasmakonzentration eine Wiederaufnahme des filtrierten Anteils (bis zur Erreichung der Schwelle) erfolgen, bei höherer Plasmakonzentration diese ausbleiben und bei noch größerer eine zusätzliche Sekretion stattfinden kann. Das Verhältnis von ausgeschiedenem Stoff zum filtrierten Anteil (E) bleibt bei wachsender Plasmakonzentration immer gleich 1, wenn der Stoff lediglich durch Filtration ausgeschieden wird. Liegt E unter 1, so ist Rückresorption eingetreten, steigt er über 1, so kommt eine Sekretion der Tubuli dazu, bis die maximale tubuläre Leistungsfähigkeit erreicht ist und der Wert wieder sinkt (self-depression). Dieses Verhalten wird durch die Ausscheidungsverhältnisse von Phosphat, Kalium, Harnstoff und Sulfonamid durch eigene Untersuchungen der Verff. und solche anderer Autoren belegt. „Daß so gänzlich verschiedene Stoffe wie das Phosphation, Kalium, Harnstoff und Angehörige der Sulfonamidgruppe ein nachweisbares Drei-Komponenten-System besitzen, legt die Vermutung nahe, daß ein solches System von allen Bestandteilen des Harns als Exkretionsart benutzt wird." —

Da eine so ausgedehnte Filtratmenge, wie sie zur Anreicherung aller Harnbestandteile allein durch Filtration erforderlich wäre, ausgeschlossen ist, so *muß* eine zusätzliche *Absonderung in den Kanälchen — Sekretion — vorliegen*. Und die Frage, ob ein Stoff durch *Filtration oder Sekretion* zur Ausscheidung gelange, kann demnach mit Sicherheit dahingehend beantwortet werden, daß *beide Ausscheidungsarten* realisiert sind.

Wie wir sahen, findet zweifellos in den Kanälchen eine Wasserwanderung statt, die einmal zur Wasseraufnahme in das Blut, das andere Mal zu einem Übertritt von Wasser in den provisorischen Harn hinein führt. Es verhalten sich dabei die Epithelzellen wie eine semipermeable Membran. Außerdem werden aber filtrierte Stoffe, besonders das Kochsalz (und wohl auch die Carbonate), aus dem provisorischen Harn zurückgenommen, und andererseits treten Substanzen im Sinne einer Sekretion vom Blut in den Kanälcheninhalt über. Und das Rätsel der Harnbereitung, der Angelpunkt des Geschehens, ist das Nebeneinander dieser Vorgänge, die beide erweisbar sind und beide für sich allein verständlich erscheinen; nur eben das gleichzeitige Ablaufen dieser beiden Prozesse macht dem Verständnis Schwierigkeiten.

Verfolgt man die Ausscheidung eines Stoffes, z. B. des Jodids, so schwankt seine Konzentration im Harn natürlich mit der wechselnden Harnmenge; sie schwankt auch mit der Blutkonzentration. Man könnte nun daran denken, daß die Ausscheidung besonders leicht vonstatten ginge, wenn wenig Substanz zu eliminieren wäre, da dann die exkretorische Funktion der Niere nicht überlastet würde; aber dies ist keineswegs der Fall. Oder man könnte meinen, daß bei hoher Blutkonzentration der Reiz zur Ausscheidung sich am stärksten geltend mache; auch dies trifft nicht zu. Es ergeben sich keineswegs irgendwelche Beziehungen dieser Art, wie E. FREY[117] zeigen konnte. Im Gegenteil stellte sich heraus, daß das Dazufügen eines solchen Salzes, wie Jodnatrium, zum Glomerulusfiltrat dann am lebhaftesten stattfindet, wenn schon reichlich Jodnatrium im provisorischen Harn enthalten ist. Dieser Umstand liegt nicht etwa daran, daß bei großem Jodgehalt des provisorischen Harns eben auch viel Jodid im Blut vorhanden ist, sondern es erfolgt, da natürlich mit der Zeit des Verweilens der Harnflüssigkeit in den Kanälchen die Konzentration dieses Salzes allmählich anwächst, die Ausscheidung immer lebhafter, je stärker schon die erreichte Konzentration ist. Man könnte meinen, daß z. B. die Niere nach einem absoluten Maximum der Konzentration strebe, welches sie bei genügend langem Verweilen der Harnflüssigkeit in den Kanälchen erreichen würde, oder daß sie beispielsweise den Endzustand einer isotonischen Jodidlösung zu erreichen suche. Immer zeigt die

Durchrechnung solcher Annahmen, daß die experimentellen Befunde sie nicht rechtfertigen; immer stellte sich dagegen heraus (E. FREY), daß die *Sekretion der Harnfixa* (Jodid oder Nitrat) *genau proportional der schon erreichten Konzentration in den Tubuli ist* (siehe hierzu Abb. 25, Kurve III). Es sieht also so aus, als seien die Tubuluszellen gewissermaßen nach innen orientiert, nach der Harnseite zu, und scheiden dann den harnpflichtigen Stoff am lebhaftesten aus, wenn sie von der Lumenseite mit dem hochkonzentrierten Stoff in Berührung kommen. (Möglicherweise liegt hierin die Ursache für die schwer deutbaren Ergebnisse der HÖBERschen Durchströmungsversuche mit Farbstoffen an der Froschniere[66], Kap. XII, 1d.) E. FREY[117] stellte sich dieses Verhalten der Tubuluszellen so vor, daß ein Stoff an der Zellgrenze nur durchtreten könne, wenn seine Konzentration ein Geringes höher ist als die der berührenden Flüssigkeit; es müßte also die

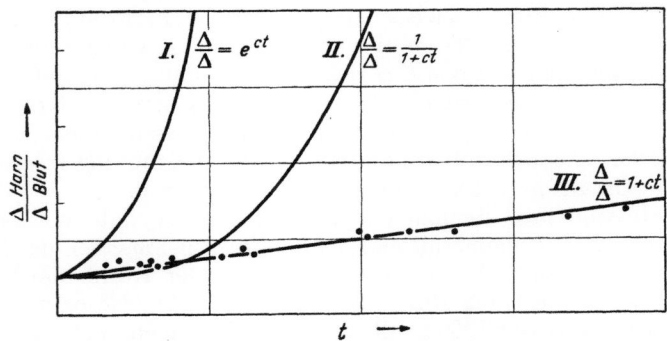

Abb. 25. Anwachsen des osmotischen Drucks des provisorischen Harns mit der Zeit des Verweilens desselben in den Tubuluswegen: I. Kurve: es wird in der Zeiteinheit immer derselbe Prozentsatz der Flüssigkeit zurückresorbiert. — II. Kurve: es werden in der Zeiteinheit immer die gleichen cm³ rückresorbiert. — III. Kurve: der osmotische Druck des provisorischen Harns wächst in der Zeiteinheit immer um den gleichen Betrag. Die tatsächlich gefundenen Werte (als Punkte eingezeichnet) entscheiden für das Gesetz (III. Kurve): die tubuläre Abscheidung der harnpflichtigen Stoffe ist proportional der Konzentration der Harnfixa des Tubulusharns (E. FREY).

Zelle den auszuscheidenden Stoff in etwas größerer Konzentration in Bereitschaft halten, als er in der Flüssigkeit der Kanälchen vorhanden ist. Der Verfasser nahm dabei einen molekularen Austausch mit Kochsalz an, wie wir ihn noch später besprechen werden (Kap. XIII, 2): ,,Dann findet der Austausch nach Art einer Reaktion statt. Ihre Geschwindigkeit ist proportional dem Produkt der beiden Konzentrationen, und da die Kochsalzkonzentration des Blutes konstant ist, proportional der Harnkonzentration an körperfremdem Stoff. Diese Überlegung erfordert also das oben empirisch gefundene Gesetz", welches natürlich gleichfalls für die Stoffwechselschlacken anzuwenden wäre.

Welche Kräfte dabei wirksam werden, wissen wir nicht; wodurch das Kochsalz in der Zelle von der Harn- zur Blutseite, der zu eliminierende Stoff von der Blut- zur Harnseite getrieben wird, ist uns unbekannt. Es könnten die Molekülgröße, Unterschiede in der Oberflächenspannung der gegenüberliegenden Zellwände, elektrische Aufladungen oder ähnliches die Triebkraft sein.

Die Feststellung dieses wichtigen ,,Gesetzes der Sekretion der Nierenepithelien" durch E. FREY[117] (1919) läßt eine Vorstellung darüber zu, warum die Tubuluszellen während des Eindickungsvorganges des provisorischen Harns in der Lage sind, die zu eliminierenden Stoffe gegen eine in ihrem Verlauf immer höher werdende Konzentration zur Ausscheidung zu bringen. Das Gesetz ist aber auch geeignet, wiederum die funktionelle Verknüpfung des Nephronkopfes (Glomerulus) mit dem zugehörigen Kanälchen in der Weise zu erklären, daß jetzt bei glomerulärer morphologischer Veränderung und damit auch funktioneller

Insuffizienz oder gar Ausschaltung der Knäuel die Tubuluszellen ihres natürlichen Reizes beraubt sind und damit trotz vielleicht anfänglich noch anatomischer Integrität nichts mehr leisten und zugrunde gehen. Der Verlauf einer chronisch entzündlichen Nierenerkrankung, die an den Glomeruli beginnt, und ihr funktionelles Verhalten, dürfte damit erst verständlich geworden sein.

Wenn man aber versucht, aus der Proportionalität im Ausfall einer Clearance (d. h. Ausscheidungsgröße eines Stoffes) und der Zahl der noch als absonderungsfähig anzusehenden Glomeruli (CASTLEMAN und SMITHWICK[123]) eine Stütze für die Ansicht abzuleiten, daß der Harnbereitungsvorgang allein in einer Filtration-Rückresorption bestehe, so ist diese Ansicht einmal schon durch die Tatsache widerlegbar, daß beim Zugrundegehen eines Glomerulus der dazugehörige Tubulus daran teilnimmt, zum zweiten durch das oben dargelegte Gesetz über den Sekretionsreiz der Tubuli auszuschließen.

Den Reiz zur Abscheidungsgröße erhalten die Zellen der Tubuli von dem in ihnen herabfließenden Harn, der sie zur Sekretion der Harnfixa in Proportionalität seiner schon erreichten Konzentration veranlaßt (E. FREY); hier geht der Reiz für die Epithelien des Tubulus von seinem vom Glomerulus gelieferten Inhalt aus, der sich während der Kanälchenpassage dauernd ändert. Die Größe der Filtration aber hängt unter anderem von der maximalen tubulären Leistungsfähigkeit der Sekretion der Harnfixa ab (J. FREY), wie wir sahen. Es ist außerordentlich reizvoll, die wechselseitige funktionelle Verknüpfung zweier Systeme innerhalb eines Organs in dieser Weise erkennen zu können.

Zusammenfassend muß demnach festgestellt werden, daß es neben der filtrierenden Funktion der Glomeruli und der wiederaufnehmenden der Tubuli vor allem auch eine abscheidende Funktion der Zellen der Harnkanälchen für die meisten Harnfixa in Richtung Blut—Tubuluslumen gibt, wie es nach HEIDENHAIN vor allem E. FREY seit 1906 in allen seinen Arbeiten entgegen der herrschenden Meinung immer wieder forderte. BARCLAY, COOKE und KENNEY haben sich 1947 ebenfalls für drei Komponenten (Filtration, Rückresorption, Sekretion) als Modus der Harnbereitung ausgesprochen.

d) Keine Kochsalzsekretion.

Wie im Kap. IX (Besonderheiten der Kochsalzausscheidung) auseinandergesetzt, wird *Kochsalz* als einziger Stoff nicht etwa durch Sekretion der Tubuli dem provisorischen Harn zugefügt, sondern *allein durch Filtration im Glomerulus ausgeschieden*. Unter gewöhnlichen Verhältnissen tritt immer eine deutliche tubuläre Rückresorption dieses Stoffes zutage, während die Wiederaufnahme in den Kanälchen experimentell nur durch Kochsalzanreicherung in extremis aufgehoben werden kann (E. FREY[119]).

Literatur.

[1] RIBBERT, zit. nach v. MÖLLENDORFF: Hdb. d. mikrosk. Anat. d. Menschen, Bd. 7, I, S. 179. Berlin: Springer 1930. — [2] MEYER, zit. nach v. MÖLLENDORFF: Hdb. d. mikrosk. Anat. d. Menschen, Bd. 7, I, S. 179. Berlin: Springer 1930. — [3] DANILOV u. Mitarb., zit. nach ELLINGER: Hdb. norm. u. path. Physiolog., Bd. XVIII, S. 113 (Nachtr. zu Bd. IV). Berlin: Springer 1932. — [4] JANSSEN: Arch. exper. Path. u. Pharmakol. **135**, 1 (1928). — [5] CUSHNY: The secretion of the urine, London 1917. — [6] ELLINGER: Hdb. norm. u. path. Physiol. IV, S. 451. Berlin: Springer 1929. — [7] REHBERG: Biochem. J. **20**, 461, 447, 477 (1926). — Zbl. inn. Med. **52**, 589 (1929). — [8] GREMELS u. POULSSON: Arch. exper. Path. u. Pharmakol. **162**, 86 (1931). — [9] GREMELS, in BECHER: Nierenkrankheiten I, S. 75. Jena: Fischer 1944. — [10] FUCHS u. POPPER: Erg. inn. Med. **54**, 1 (1938). — [11] WEARN u. RICHARDS: J. Physiol. **71**, 209 (1924). — [12] v. MÖLLENDORFF: Münch. med. Wschr. **1922** II, 1069. — Hdb. mikrosk. Anat. d. Menschen Bd. VII, 1. Teil, S. 153ff. Berlin: Springer 1930. — [13] POPPER u. MANDEL: Erg. inn. Med. **53**, 685 (1937). — [14] VOLHARD: Hdb. inn. Med. VI/1, S. 170. Berlin: Springer 1931. — [15] FREY, E.: Pflügers Arch. **112**, 71 (1906). — [16] MARSHALL u. CRANE: Amer. J. Physiol. **55**, 278 (1921); **62**, 330 (1922); **64**, 387 (1923). — [17] STOLL u. CARLSON: Amer. J. Physiol. **67**, 153 (1923). — [18] STARLING u. VERNEY: Pflügers Arch. **205**, 47 (1924); **208**, 334

(1925). — Proc. roy. Soc. B. **97**, 321 (1925). — [19] WINTON: Klin. Wschr. **1948**, 193. — [20] HÖBER u. MACKUTH: Pflügers Arch. **216**, 420 (1927). — [21] YASUDA u. YAMAMOTO: Tohoku J. exp. Med. **31**, 616 (1937). — [22] HÖBER: Naturwiss. **34**, 144 (1947). — [23] DAVIDS: Pflügers Arch. **208**, 146 (1925). — [24] WHITE u. SCHMITT: Amer. J. Physiol. **76**, 483 (1926). — [25] WALKER u. HUDSON: Amer. J. Physiol. **118**, 153 (1937). — [26] v. MERING: Verh. dtsch. Ges. inn. Med. 1886, S. 185. — Z. klin. Med. **14**, 405 (1888); **16**, 431 (1889). — [27] ZUNTZ: Arch. f. Anat. **1895**, 570. — [28] PAVY, BRODIE u. SIAU: J. Physiol. **29**, 467 (1903). — [29] SCHWARZ: Arch. exper. Path. u. Pharmakol. **43**, 1 (1899). — [30] BRODIE u. BARCROFT: J. Physiol. **33**, 52 (1905). — [31] VERZÁR u. Mitarb., zit. nach VERZÁR: Die Funktion der Nebennierenrinde, S. 63. Basel: Schwabe 1939. — [32] LUNDSGAARD: Biochem. Z. **264**, 209, 221 (1933). — [33] POULSSON: J. Physiol. **69**, 410 (1930). — [34] HOFF: Klin. Wschr. **1938 II**, 1535. — [35] LANGECKER: Arch. exper. Path. u. Pharmakol. **187**, 248 (1937). — [36] ROBBERS u. WESTENHOEFFER: Klin. Wschr. **1939 II**, 927. — [37] BARTELHEIMER: Z. klin. Med. **135**, 222 (1938). — [38] MOSBERG: Arch. f. exper. Path. **47**, 68 (1902). — [39] BAINBRIDGE u. BEDDARD: J. Physiol. **34**, 9 (1906). — Biochem. J. **1**, 255 (1906). — [30] SMITH: The Physiology of the Kidney, Oxford 1937. — [41] PFEFFER u. WETZEL: Arch. exper. Path. u. Pharmakol. **202**, 395, 404 (1943). — [42] WETZEL: Arch. exper. Path. u. Pharmakol. **202**, 518 (1943). — [43] HOUSSAY u. BIAZOTTI: Pflügers Arch. **227**, 239, 664 (1931). — [44] LOMBROSO: Boll. Soc. Biol. ital. sper. **12**, 133 (1937). — [45] COGO u. MIGLIORINI: Acad. Med. **2** (1936) Genova. — [46] FREY, E.: Pflügers Arch. **115**, 204 (1906). — [47] SPÜHLER: Zur Physio-Pathologie der Niere, S. 145. Bern: Huber 1946. — [48] SPÜHLER u. ZOLLINGER: Dtsch. Arch. klin. Med. **190**, 321 (1943). — [49] REIN: Lehrb. d. Physiologie, 8. Aufl., S. 243. Berlin-Heidelberg: Springer 1947. — [50] WILBRANDT: Schweiz. med. Wschr. **1944**, 1158. — [51] RICHARDS, WESTFALL u. BOTT: Proc. Soc. exper. Biol. a. Med. **32**, 73 (1934). — [52] FERRO-LUZZI: Z. exper. Med. **82**, 382 (1933); **94**, 708 (1934.) — [53] NUSSBAUM: Pflügers Arch. **16**, 139, u. **17**, 580 (1878). — [54] CLARA: Arch. Kreislauff. **3**, 42 (1938), Abb. 12. — [55] KELLER: Der elektrische Faktor der Nierenarbeit, S. 12. Mährisch-Ostrau: Kittls Nachf. 1933. — [56] ELLINGER u. HIRT: Z. Anat. **80**, 791 (1929). — Arch. exper. Path. u. Pharmakol. **145**, 193 (1929); **150**, 285 (1930); **159**, 111 (1930). — [57] BARKAN, BROEMSER u. HAHN: Z. Biol. **74**, 1. u. 37 (1921). — [58] BAINBRIDGE, MENZIES u. COLLINS: Proc. roy. Soc. B **86**, 355 (1913). — J. Physiol. **48**, 233 (1914). — [59] ROBBINS u. WILHELM: Pflügers Arch. **232**, 66 (1933). — [60] HAAN u. BAKKER: J. Physiol. **59**, 129 (1924). — [61] BOTAZZI: Regulation des osmotischen Druckes III (1906). — [62] TODA u. TAGUCHI: Z. physiol. Chem. **87**, 371 (1913). — [63] FREY, E.: Pflügers Arch. **112**, 71 (1906). — [64] DEUTSCH: Pflügers Arch. **208**, 177 (1925). — [65] SCHÜRMEYER: Pflügers Arch. **210**, 759 (1925). — [66] HÖBER: Physikal. Chem. d. Zelle u. d. Gewebe, S. 833 ff. Leipzig: Engelmann 1926. — Klin. Wschr. **1924**, 763. — [67] SCHULTEN: Pflügers Arch. **208**, 1 (1925). — [68] BENSLEY u. STEEN: Amer. J. Anat. **41**, 75 (1928). — [69] SCHEMINSKY: Pflügers Arch. **221**, 641 (1929). — [70] MARSHALL u. CRANE: Amer. J. Physiol. **70**, 465 (1924); **64**, 387 (1923), zit. nach REIN: Physiol. d. Menschen, 8. Aufl. S. 263. Berlin-Heidelberg: Springer 1947. — [71] v. MÖLLENDORFF: Anat. Hefte **53**, Heft 159. — [72] WINTERSTEIN: Hdb. vergl. Physiol., Bd. 2, II, S. 840. Jena: Fischer 1911. — [73] APITZ: Virchows Arch. **306**, 631 (1940). — [74] RANDERATH: Erg. Path. **32**, 91 (1937) (1). — „Nephrose-Nephritis" in: BECHER: Nierenkrankheiten II, S. 98 (2). Jena: Fischer 1947. — [75] GÉRARD u. CORDIER: Arch. internat. Méd. expér. **8**, 225 (1933). — Bull. Acad. Méd. Belg. **14**, 160 (1934). — [76] HEIN, zit. nach RANDERATH[74]. — [77] BRÖDER, zit. nach RANDERATH[74]. — [78] FAHR, E., zit. nach RANDERATH[74]. — [79] KUSCHINSKY u. LANGECKER: Arch. exper. Path. u. Pharmakol. **204**, 710 u. 718 (1947). — [80] MAYRS: J. Physiol. **56**, 58 (1922). — [81] BRUNNER: Biochem. Z. **253**, 119 (1932). — [82] COPE, MACY, KEITH, POWER u. PETERSON, zit. nach POPPER u. MANDEL[13], S. 695. — [83] FREY, E.: Arch. exper. Path. u. Pharmakol. **165**, 621 (1932). — [84] GUCKELBERGER, zit. nach SPÜHLER[47], S. 16. — [85] SHANNON: J. chem. Invest. **14**, 393 u. 403 (1935). — J. cell. a. comp. Physiol. **11**, 123 (1938). — [86] BARCLAY, COOKE u. KENNEY: Acta med. scand. (Stockh.) **128**, 578 (1947). — [87] MARX: Der Wasserhaushalt des gesunden und kranken Menschen, S. 152. Berlin: Springer 1935. — [88] HEIDENHAIN: Herrmanns Hdb. d. Physiologie **5**, 315. Leipzig 1883. — [89] LUDWIG: Wagners Hd.-Wörterbuch d. Physiologie **2**, 634. Braunschweig 1844. — [90] WALKER, HUDSON, FINDLEY u. RICHARDS: Amer. J. Physiol. **118**, 121 (1937). — [91] BENNHOLD: Erg. inn. Med. **42**, 273 (1932). — [92] MARSHALL u. CRANE: Amer. J. Physiol. **70**, 465 (1924). — [93] MARSHALL u. VICKERS: John Hopkins Hosp. Bull. **34**, 1 (1923). — [94] STARLING u. VERNEY: Proc. roy. Soc. Lond. B **97**, 321 (1925). — Zit. nach EICHHOLTZ: Arch. exper. Path. u. Pharmakol. **111/112**, 21 (1926). — [95] HERRICK, MANN u. SHEEHAM: J. of Pharmacol. **66**, 73 (1939). — [96] KEMPTON, BOTT u. RICHARDS: Amer. J. Anat. **61**, 505 (1937). — [97] SMITH u. RANGES: J. Physiol. **123**, 720 (1938). — [98] SMITH, GOLDRING u. CHASIS: J. clin. Invest. **17**, 263 (1938). — [99] ELSOM, BOTT u. SHIELS: Amer. J. Physiol. **115**, 548 (1936). — [100] EGGER: Die Verteilung der Sulfonamide im Organismus, S. 83. Basel: Schwabe 1946. — [101] HEILMEYER: Z. exper. Med. **60**, 626 (1928). — [102] SHANNON u. SMITH: J. clin. Invest. **14**, 393 (1935). — [103] HERRIN: Physiologic. Rev. **21**, 329 (1941). — [104] SHANNON: Proc. Soc. exper. Biol. a. Med. **32**, 977 (1935). — J. clin. Invest. **14**, 403 (1935). — [105] GUCKELBERGER: Dtsch. Arch. klin. Med. **189**,

469 (1942). — [106] Marshall, Homer u. Smith: Biol. Bull. **59**, 135 (1930). — [107] Bieter: Proc. Soc. exper. Biol. a. Med. **30**, 981 (1933). — J. of Pharmacol. **49**, 250 (1933). — [108] Møller, Eggert, McIntosh u. van Slyke: J. clin. Invest. **6**, 427 (1929). — [109] van Slyke, Rhoads, Hiller u. Alving: Amer. J. Physiol. **110**, 387 (1934). — [110] Rehberg u. Brandt: Biochem. J. **20**, 477 (1926). — [111] Addis u. Sherky: Amer. J. Physiol. **43**, 363 (1917). — [112] Gordon, Alving, Kretschmar u. Alpert: Amer. J. Physiol. **119**, 483 (1937). — [113] Kay u. Sheeham: J. Physiol. **79**, 359 (1933). — [114] Marshall: Amer. J. Physiol. **64**, 387 (1923). — [115] Walker u. Hudson: Amer. J. Physiol. **118**, 153 (1937). — [116] Barclay, Cooke u. Kenney: Acta med. scand. (Stockh.) **128**, 500 (1947). — [117] Frey, E.: Pflügers Arch. **177**, 157 (1919). — [118] Frey, J.: Klin. Wschr. **1949**, im Druck. — [119] Frey, E.: Pflügers Arch. **139**, 465 (1911). — [120] Smith: Lectures of the Kidney. Kansas: Lawrence 1944. — [121] Goldring u. Chasis: Hypertension and hypertensive Disease, New York, The Commonwealth Fund 1944. — [122] Ragaz: Schweiz. med. Wschr. **1948**, 1213. — [123] Castleman u. Smithwick: J. amer. med. Assoc. **121**, 1256 (1943).

XIII. Kanälchenfunktion im allgemeinen.

1. Abhängigkeit der Tubulusabscheidungen von der Aufnahme.

a) Antagonismus zwischen Kochsalz und anderen Harnsubstanzen.

Einigen Untersuchern ist an Mensch und Tier der Gegensatz der Konzentrationen von Kochsalz und harnpflichtigen Stoffen aufgefallen. Zuerst hat Alexander v. Korányi[1] (1897) darauf aufmerksam gemacht, daß im Harn gerade soviel Chloride fehlen, wie Achloride dazugekommen sind, wenn man dem Harn die Gesamtkonzentration des Blutes verleiht.

Dieser Antagonismus wurde auch von einigen anderen Autoren bemerkt. So sah Magnus[2], daß bei einem intravenösen Sulfateinlauf auf der Höhe der Diurese verhältnismäßig viel Kochsalz im Harn erscheint, um beim Absinken der Harnflut ganz zu verschwinden. Mit anderen Worten: zuerst wird mittels einer Filtrationsdiurese ein Blutfiltrat abgeschieden, das entsprechende Kochsalzmengen mitbringt; dann aber wird bei dem nun folgenden gemäßigten Durchfluß des provisorischen Harns durch die Tubuli die eigentliche Tätigkeit ihrer Epithelien wieder sichtbar, nämlich die Rückresorption von Kochsalz und die Ausscheidung des harnpflichtigen Stoffes, in diesem Fall Glaubersalz. Ganz das gleiche fand sich auch bei anderen Substanzen. Galeotti[3] sah bei der Zuckerdiurese den Zuckergehalt des Harns mit absinkender Harnflut zunehmen, während Kochsalz daraus verschwand. Nach Sollmann[4] und Brodie und Cullis[5] nimmt das Kochsalz im Harn bei Ausscheidung von Acetyl-, Phosphat-, Ferrocyanid-Ionen, Traubenzucker und Harnstoff ab. Als Cushny[6] bei Kaninchen gleichzeitig Kochsalz und Glaubersalz, in anderen Versuchen Harnstoff und Natriumphosphat injizierte, „stieg zunächst bei starker Diurese der Gehalt des Harns an diesen Salzen gleichmäßig an. Beim Abklingen der Diurese aber fiel die Chloridausscheidung prozentual ab, während gleichzeitig Phosphat, Sulfat und Harnstoff prozentual stiegen". Auch Loewi[7] stellte ein Absinken der Kochsalzprozente bei der Phlorrhizindiurese fest, während die absoluten Mengen (in der Zeiteinheit) gleich blieben. Dies führte zu einer Meinungsverschiedenheit zwischen Loewi und Biberfeld[8]; letzter sah die Kochsalzprozente ebenfalls fallen, wenn Zucker im Harn auftrat, jedoch waren diesmal die absoluten Mengen verschieden. Von Chaussin[9] und von Adolph[10] wurde ebenfalls ein gegensinniges Verhalten von Kochsalz und Harnstoff gesehen, wie es selbst bei sekundärer Schrumpfniere, bei der ja noch keine vollständige Aufhebung der tubulären Funktion im gesamten vorliegt, von Volhard[11] (S. 189) nachgewiesen werden konnte. Und endlich beschreibt Becher[12] dieses Verhalten. — Bei der Harnstoffdiurese sind zwei Phasen zu unterscheiden, wie wir im Kap. VIII, 2 auch für die anderen Filtrationsdiuresen auseinandersetzten; in der ersten, die hauptsächlich bei intravenöser Zufuhr mit rasch einsetzender Diurese deutlich auftritt, gleichen sich die Konzentrationen des Kochsalzes und der anderen Stoffe der Blutkonzentration an, in der zweiten Phase entfernen sie sich wieder von ihr, und es sinkt jetzt die Kochsalzkonzentration des Harns ab, auch wenn der Kochsalzgehalt des Blutes durch vorherige NaCl-Anreicherung erhöht ist.

Es ist also ein Antagonismus von Kochsalz gegen harnpflichtige Substanzen nachzuweisen (E. Frey[13]). Diese Reziprozität tritt allerdings während der Filtrationsdiuresen, wie durch Sulfat, Zucker, Harnstoff, Quecksilber usw., völlig

in den Hintergrund, weil diese Stoffe der Niere reflektorisch als Zeichen der
relativen Tubulusinsuffizienz (J. FREY) eine gesteigerte Filtrationstätigkeit auf-
zwingen, die die eigentliche Funktion der Tubuli, nämlich die Ausscheidung der
harnpflichtigen Stoffe, überdeckt. Daher kommt auch die Harnflut beim un-
behandelten Diabetiker zustande, nicht etwa wegen des hohen osmotischen
Druckes des Zuckers, wie man immer hören und lesen muß; denn der osmotische
Druck einer 6%igen Zuckerlösung z. B. entspricht ja erst einem Gefrierpunkt
von —0,6°, einer osmotischen Leistung, die die Niere ohne weiteres zusätzlich
leicht aufbringen kann. Aus diesem Grunde sind auch ähnliche Erklärungen für
den genannten Antagonismus, wie Begrenzung der Totalkonzentration des Harns
und deshalb „Verdrängung" eines Stoffes gegen den anderen, als unzutreffend
abzulehnen. Der Zucker verursacht bei hoher Blutkonzentration, ebenso wie die
Salze, eine Filtrationsdiurese mit Verlust von Kochsalz und Wasser (Salo-
Hydroprivie, J. FREY). Nur findet man beim Diabetiker diesen Antagonismus

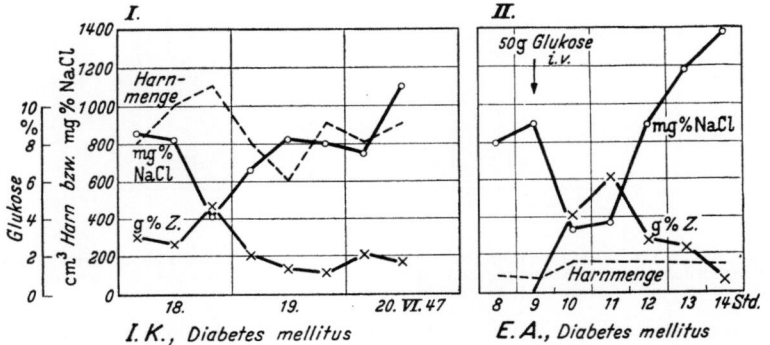

Abb. 26. *Antagonismus zwischen Zucker- und Kochsalzkonzentration* im Harn bei *Diabetes mellitus:* I. Gegen-
sinniger Verlauf beider Konzentrationen bei unbeeinflußter Glykosurie des Zuckerkranken. II. Gleicher Antagonismus bei einem Diabetiker durch intravenöse Belastung mit 50 g Glucose. — Falls eine diabetische Polyurie
ausgeprägt ist, wird dieser Antagonismus Glucose/Kochsalz durch die Glucoseglomerulusdiurese verwischt
(J. FREY).

wegen der dazwischentretenden Filtrationsdiurese nicht immer ausgeprägt.
KERPEL—FRONIUS[14] sah nach intravenöser Glucosebelastung deshalb erst nach
Abklingen der ersten Harnflut eine Verminderung von Kochsalz im Harn. Bei
Kaninchen fand dieser Autor übrigens auch, daß „die Versuchstiere durch wiederholte Zufuhr von Dextrose um 35% ihres Körperchlors beraubt wurden" (und
um 25% ihres Wassers), was natürlich die Folge der ausgedehnten vorausgegangenen Filtrationsdiurese darstellt und was in der Klinik eine besondere
Berücksichtigung bei der Behandlung vor allem des Coma diabeticum finden
muß (J. FREY[15]). Auch wir konstatierten bei Diabetikern das gegensätzliche
Verhalten der Kochsalzkonzentration zum Zuckergehalt nur dann deutlich, wenn
die Harnmenge nicht gerade eine starke Vermehrung aufwies; dann aber zeigte
sich der Antagonismus auffallend (J. FREY und WERZ[16]). Auch bei intravenösen
Zuckergaben war dieser Gegensatz nur nachweisbar, wenn die Harnmenge ungefähr gleich blieb (Abb. 26). Es kann demnach gesagt werden, daß die Zuckerausscheidung des Diabetikers im Prinzip gleich der des Gesunden verläuft.

Die größere Wichtigkeit kommt sicherlich dem Antagonismus NaCl/harn-
pflichtige Stoffe zu. Dieses Verhalten tritt bei einem klinischen Beispiel einer
oligurischen Stauungsniere infolge Herzinsuffizienz einprägsam in Erscheinung:
zur Zeit der Harnebbe ist eine niedrige NaCl- und hohe N-Konzentration vorhanden, bei Harnflut (Ödemausschwemmung durch Digitalisbehandlung) das

umgekehrte Verhalten, wie es in Abb. 8, Kap. IX dargestellt wurde. Einen fast gleichen Verlauf teilt VOLHARD[11] (S. 217) nach Lösung einer Anurie bei Scharlachnephritis durch Nierendekapsulation mit (Abb. 27, nach Zahlen des Verfassers).

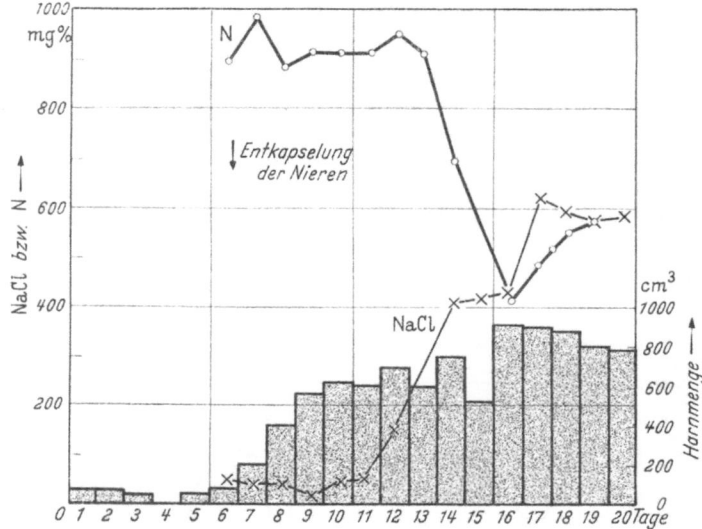

Abb. 27. Antagonismus von N/NaCl im Harn nach Ingangkommen der Harnausscheidung durch Dekapsulierung einer anurischen Scharlachniere. Abbildung nach Analysenzahlen eines Falles von F. VOLHARD: Handb. inn. Med. VI/1, 2. Aufl. Berlin: Springer 1931.

Auch experimentell läßt sich dieser Antagonismus der Chloride zu den Achloriden beim Menschen zeigen; J. FREY hat in gemeinsam mit JOCKERS[17] ausgeführten Untersuchungen gesehen, daß z. B. der Quotient Δ/NaCl des Harns (v. KORÁNYI[1]) nur bei alleiniger Harnstoffgabe (75 g oral) ansteigt, weil die Kochsalzausscheidung dabei gemindert ist, während 75 g Harnstoff und 20 g Kochsalz zusammen oder 20 g Kochsalz allein keine uns hier berührenden Veränderungen bewirken (Abb. 28). Der Antagonismus von Chloriden zu Achloriden kommt in diesen Versuchen besonders deutlich zum Ausdruck, wie die mitgeteilten Kurven zeigen[17]; er wird lediglich durch alimentär bedingte Diuresen verwischt, die in Form der Filtrations- oder Wasserdiuresen in Erscheinung treten.

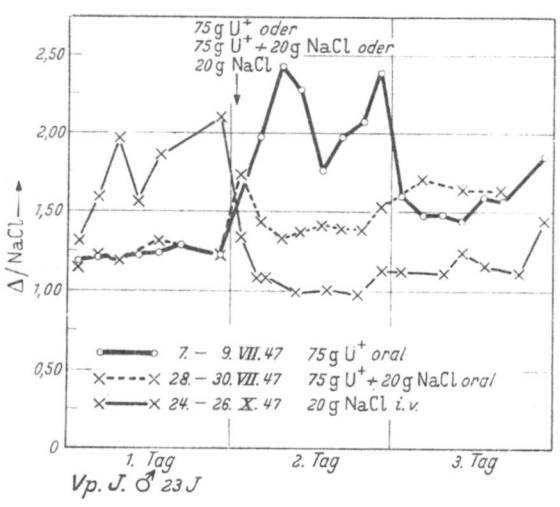

Abb. 28. Verlauf des Koeffizienten Δ/NaCl (v. KORÁNYI) bei Belastungen (am 2. Tag) mit Harnstoff, Kochsalz und Harnstoff + Kochsalz: Prävalieren der NaCl-Elimination vor der der Harnfixa (J. FREY).

Am einfachsten lehrt wohl ein Blick auf die Blutzusammensetzung und die Anreicherung der Stoffe im Harn die Sonderstellung des Kochsalzes (Abb. 29) und den Antagonismus von Kochsalz gegenüber den anderen Harnsubstanzen (J. Frey[18]). Im Blut haben wir viel Kochsalz und wenig harnpflichtige Stoffe, und im Harn ist dieses Verhältnis umgekehrt.

Nach unseren Feststellungen (E. und J. Frey) können wir im Verein mit den Beobachtungen anderer Untersucher uns dahingehend präzisieren, daß die normale Harnbereitung einen Vorgang in sich schließt, der in einem *Antagonismus der Konzentrationen von Kochsalz und harnpflichtigen Stoffen* besteht. Kommt es bei der gesunden Niere aus Gründen der relativen, bei der kranken aus solchen der absoluten tubulären Insuffizienz zu Filtrationsdiuresen, so wird diese Reziprozität durch die Harnflut mengenmäßig überdeckt oder sogar paralysiert.

b) Äquimolekularer Austausch in den Tubuli.

A. v. Korányi[1], dem zuerst dieser Gegensatz der Ausscheidung von Kochsalz und derjenigen der harnpflichtigen Stoffe auffiel, gab auch weitschauend eine quantitative Erklärung für dieses Verhalten: es handele sich um einen *Austausch* der beiden Partner *in molekularem Verhältnis*; der Autor sprach von einem Molekularaustausch. Er verdünnte den Harn, bis seine Gesamtkonzentration der des Blutes gleich geworden war, und fand dann, daß im Vergleich mit dem Blut gerade so viel Kochsalz im Harn fehlte, als Achloride mehr nachweisbar wurden. Die exkretorische Tätigkeit der Tubulusepithelien besteht demnach in dem Vermögen, einen Molekularaustausch oder ein Auswechseln eines filtrierten Stoffes gegen die Gruppe der zu sezernierenden harnpflichtigen Substanzen vorzunehmen. In dem provisorischen Harn der Bowmanschen Kapsel wird das Kochsalz in großer Menge und solcher Konzentration mitgeliefert (Abb. 32), wie es im Blut vorhanden ist, so daß den Tubuluszellen dieser Stoff reichlich für den Austauschvorgang zur Verfügung steht. Wir sahen immer wieder im Verlauf unserer

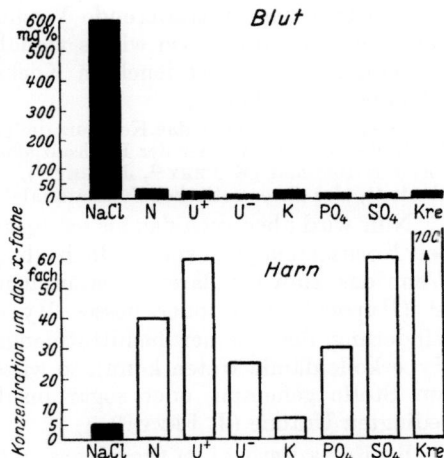

Abb. 29. *Bedeutung des Kochsalzes für die Harnbereitung:* im Blut liegt eine hohe Konzentration von NaCl, eine niedrige von harnpflichtigen Stoffen vor; im Harn dagegen tritt eine starke Anreicherung der Harnfixa ein, während im Vergleich dazu die Kochsalzkonzentrierung gering bleibt (J. Frey).

Darstellung (Kap. IX und XII, 2d), daß Kochsalz die einzige Substanz ist, welche allein durch Filtration ausgeschieden wird, so daß auch bei starker Kochsalzanreicherung des Körpers niemals seine Konzentration im Harn höher liegt, als es der Wasserverlust des Harns während der Tubuluspassage anzeigt. Denn es konnte experimentell bewiesen werden, daß die Kochsalzkonzentration des Harns keinesfalls stärker ansteigen kann, als es einem bis zum Gefrierpunkt des Harns eingedickten Blutfiltrat entspricht (E. Frey[19], Kap. IX). Dieser Austausch der Moleküle stellt also die eigentliche Tätigkeit der Kanälchenzellen dar; und es hatte sich nach Berechnungen (E. Frey, Kap. XI, 4) gezeigt, daß bei einer Filtratmenge der ungereizten Niere von etwa 4 Litern am Tag dieser Austausch tatsächlich in einem molekularen Verhältnis stattfinden kann. In den Hintergrund tritt die spezifische Tätigkeit der Tubuluszellen nur bei gesteigerter Filtration, weil sich jetzt einmal die modifizierende Arbeitsweise der Tubuli auf eine große, vom Glomerulus gelieferte Flüssigkeitsmenge verteilt, die in schnellem Lauf die Kanälchen durcheilt, zum zweiten, weil bei sehr starken Filtrationsdiuresen noch kompensatorische Flächen der Tubuli selbst in das Filtrationsgeschäft miteinbezogen (Kap. X und XI, 1) und damit ihrer eigentlichen Tätigkeit entzogen werden. Die Bedingungen des Sauerstoffverbrauchs der Niere bei feuchter (Filtrationsdiurese) oder trockener (Harneinengung) Elimination der Harnfixa und deren teilweise Überschneidung legten die Verhältnisse in gleicher Weise dar (Kap. VIII, 2, Abb. 7). So erklären sich die beiden Phasen bei der Elimination der harnpflichtigen Stoffe z. B. nach intravenösen Sulfateinläufen, indem zunächst während der starken Filtrationsdiurese ein wenig verändertes Produkt die Niere verläßt, später — in der zweiten Phase — die austauschende Tätigkeit der Tubuli nun sehr deutlich wird und jetzt Sulfat in hoher Konzentration im Harn erscheint, wofür dem provisorischen Harn Kochsalz entnommen wird. Und es ist damit die Kochsalzausscheidung zum Teil ein mehr passiver Vorgang (E. FREY[20]), indem bei Anfallen von viel harnpflichtigen Schlacken die Wiederaufnahme größerer Kochsalzmengen notwendig wird, da diese Schlacken von den Tubuli nur im Austausch gegen Kochsalz abgegeben werden können. Hierbei tritt das thesaurierende Vermögen der Körpergewebe hauptsächlich für das Kochsalz zutage, wie wir es vielfältig in der Klinik zu sehen gewohnt sind; ein Vorgang der meist feuchten Kochsalzretention (Ödem), der nicht allein als schädlich anzusehen ist.

Es spielt in der Niere das Kochsalz die gleiche Rolle wie bei der Eindickung der Galle in der Gallenblase, in welcher der Kochsalzgehalt bei der Konzentrierung der Gallenflüssigkeit ebenfalls abnimmt (E. FREY[21], J. FREY[22]), oder im Darm, wo es nur in verdünnte Lösungen übertritt, also als osmotisches Füllmaterial dient (E. FREY[23]).

Nun wird aber auch das bis heute so rätselhafte Zustandekommen der Urämie bei Kochsalzmangel verständlich (hypochlorämische Azotämie oder Urämie). Wenn das zum tubulären Austausch notwendige Kochsalz zu wenig vorhanden ist (Hypochlorämie oder besser Hyposalämie, wozu noch unterstützend eine Minderung der Glomerulusfiltratmenge durch Exsikkose, arterielle Hypotonie, Hyperkolloidämie treten kann), so wird der tubuläre Austausch der harnpflichtigen Stoffe gehemmt oder sogar insuffizient. Es kommt zu einer funktionell bedingten Urämie (J. FREY[18]).

Bei Kochsalzmangel im Organismus (z. B. nach langdauerndem Erbrechen, Durchfällen usw.) und damit auch im Glomerulusharn kommt es zu ungenügender Ausscheidung und zur Retention harnpflichtiger Stoffe. Auch experimentell wurde dies von einer Reihe von Autoren beobachtet und untersucht, z. B. von GLASS[24]. Die BÜCHNERsche Schule (ROHLAND[25], HATANO[26] und LEHNBERG[27]) sowie LARISSA[28] kommen zu dem Ergebnis, daß die Niereninsuffizienz bei Hypochlorämie nicht eine Folge der Tubulusdegeneration und -verkalkung sei, da die morphologisch sichtbaren Veränderungen erst später eintreten, wie auch wir (J. FREY, LIEBEGOTT und WALTERSPIEL[29]) beobachteten. Demnach ist die Annahme, daß der Antagonismus N/NaCl eine Folge der Begrenzung der Totalkonzentration des Harns sei, unzutreffend, denn eine herabgesetzte Kochsalzmenge kann die harnpflichtigen Stoffe nicht verdrängen.

Der Einwand, daß bei der hypochlorämischen Urämie die dabei vorkommende Hypotonie sowie Bluteindickung die Minderung der Glomerulusfiltratmengen verursachten, ist dahingehend zu korrigieren, daß diese Bedingungen nicht einzige Ursache sind, sondern nur unterstützende Bedeutung haben; im Gegensatz zu KERPEL-FRONIUS[14] sowie WILKINSON und MCCANCE[30] sind wir der Ansicht, daß auch ohne Blutdruckerniedrigung und Bluteindickung eine saloprive Urämie möglich ist. Ein Krankheitsbeispiel soll zeigen, daß die anhydrämisch-hämodynamische Genese bei einer solchen Urämie fehlen kann.

A. H., weibl., 59 Jahre alt (13/3148/1947). Nach einer Woche unstillbaren Erbrechens (15—20mal am Tag) Klinikaufnahme: Oligurie bei normalen Harnbefunden, Benommenheit; Blutdruck zwischen 150—100 und 130/90 mm Hg, Hb 78—80%, Erythro. 3,9—4,0 Mill/mm^3; NaCl 509 mg%, Rest-N 164 mg%, Harnsäure 14,1 mg%. Rö.-Untersuchung des Abdomens: Ileus im Jejunum. Nach Therapie und Beseitigung der Niereninsuffizienz Hb und Erythro sowie Blutdruck wie vordem.

Demnach lassen sich Krankheitsfälle finden, bei denen die zur Verringerung der Glomerulusfiltratmenge führenden Voraussetzungen fehlen und trotzdem durch Saloprivie eine Retention harnpflichtiger Stoffe zustande kam. Es muß also die Deutung abgelehnt werden, daß die saloprive Urämie allein durch zu niedrigen effektiven Filtrationsdruck, Verringerung der Filtratmenge, verlangsamte Tubuluspassage und demnach sogar Steigerung der Rückdiffusion von N-Substanzen (z. B. GREMELS[31]) zustande komme.

Hyposalie im Blut und damit auch im provisorischen Harn hat eine „saloprive Niereninsuffizienz" funktioneller Genese (J. FREY) als Ausdruck einer Minderung der tubulären Arbeitsweise zur Folge. Dieses Verhalten wird am besten durch ein Schema (Abb. 30) veranschaulicht (J. FREY[18]): die Abscisse stellt die Glomerulustätigkeit (Filtratmenge in Litern/Tag), die Ordinate die Tubulustätigkeit (Molekularaustausch, für den die Kochsalzprozente des provisorischen Harns wichtig sind) dar. Es ist nach dem voraus Gesagten eine bestimmte Menge von Kochsalz für die Tätigkeit der Tubuli erforderlich; sie darf nicht unterschritten werden, weder durch zu geringen Kochsalzgehalt des Plasmas noch durch zu geringe Filtratmenge. Anderenfalls stellt sich eine funktionell bedingte Urämie ein.

Man kann bei dem Vorliegen eines äquimolekularen Austauschs diejenige Filtratmenge berechnen, die notwendig ist, um die täglich anfallende Quantität der Stoffwechselschlacken zu eliminieren, bis eine völlige Kochsalzfreiheit des definitiven Harns eingetreten ist, wie man es in der Klinik bei entsprechenden Krankheitsfällen tatsächlich erleben kann. Unter normalen Bedingungen ist ein Verschwinden des Kochsalzes aus dem Harn nicht festzustellen, weil das Salz mit der Nahrung im Überschuß aufgenommen wird; dieser Zustand wird erst bei hypochlorämischen Krankheiten erreicht. Die für die Suffizienz der Nieren unerläßlichen Filtratmengen pro Tag kann man dann als die „minimalen" Filtratmengen bezeichnen. Werden diese Volumina des provisorischen Harns oder ihr Kochsalzgehalt oder beides unterschritten („Hydro-Saloprivie"), so kommt es zu einer Niereninsuffizienz auf funktioneller Basis. Für die folgende Berechnung wurden der Einfachheit halber als „harnpflichtige Stoffmenge" 30 g Harnstoff zugrunde gelegt.

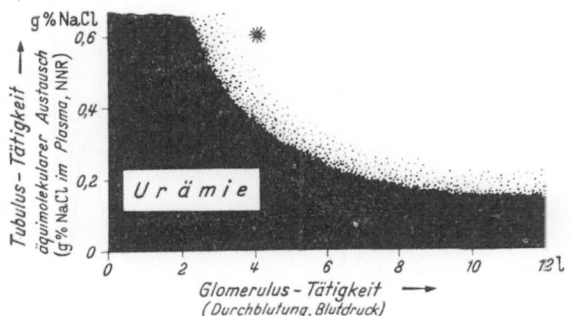

Abb. 30. *Abhängigkeit der Ausscheidung der Harnfixa von der Glomerulus-* (Menge des provisorischen Harns) *und Tubulustätigkeit* (äquimolekularer Austausch). Sinkt das Volumen des glomerulären Ultrafiltrats (z. B. durch Hydropivie), so entsteht ebenso eine Retention harnpflichtiger Stoffe (Urämie) wie bei Hyposalie als Ausdruck der Insuffizienz des äquimolekularen Austauschs von Harnfixa gegen Kochsalz des Tubulusharns (funktionelle Niereninsuffizienz) (J. FREY).

Dieses Vorgehen ergibt daher nur approximative, aber dennoch richtig dimensionierte Werte.

Berechnung: 30 g Harnstoff täglich = 500 Millimol; Plasma-NaCl = n/10 = 1 Millimol im cm³. NaCl muß als zwei Teilchen gerechnet werden, also erfordert 1 Millimol Harnstoff ½ cm³ Filtrat. Die minimalen Filtratmengen in cm³ sind dann:

500 Millimol erfordern: bei 0,58% NaCl 2500 cm³ Glom. Filtrat
„ „ 0,50% „ 2900 „ „ „
„ „ 0,40% „ 3700 „ „ „
„ „ 0,30% „ 4900 „ „ „
„ „ 0,20% „ 7300 „ „ „
„ „ 0,10% „ 14600 „ „ „

Die Kurve, die durch obige Zahlen erhältlich ist, stellt den Übergang des weißen zum schwarzen Bereich der Abb. 30 dar. Wenn der Kochsalzgehalt des Bluts und demzufolge auch der des provisorischen Harns erniedrigt ist, so kann dieser Umstand nur durch eine größere Filtratmenge ausgeglichen werden. In der Tat kann man bei geeigneten klinischen Fällen eine saloprive Niereninsuffizienz durch starke Flüssigkeitszufuhr bessern, falls noch relativ ausreichend Kochsalz verfügbar geblieben ist. Ist dagegen die Menge des provisorischen

Harns unter etwa 3 l/Tag verringert (Hydroprivie ohne Saloprivie), so reicht die den Tubulusepithelien angebotene Kochsalzmenge ebenfalls nicht aus, die Niere wird funktionell insuffizient. Daß diese Berechnung — unter der Voraussetzung des äquimolekularen Tubulusaustauschs — ihre Gültigkeit hat, wurde durch Bestimmungen des Glomerulusfiltrats (J. FREY, unveröffentlicht) belegt. Im übrigen zeigt der in der Abb. 30 eingezeichnete Punkt den Stand, um den die normale Menge des Glomerulusfiltrats schwankt, wenn die Nierentätigkeit normal ist, was sich auch aus allen anderen schon mitgeteilten Befunden ergibt.

Es läßt sich also bei der normalen oder pathologischen Nierentätigkeit aus diesem Molekularaustausch eine ganze Anzahl von Befunden ableiten, die sich aus dem Austausch von filtriertem gegen sezernierten Stoff, also von Kochsalz gegen harnpflichtige Substanzen, ergeben. Und die saloprive Urämie stellt sich demnach als eine funktionell bedingte Insuffizienz des Organpaars heraus und kann in ihrer Genese aufgeklärt werden (J. FREY).

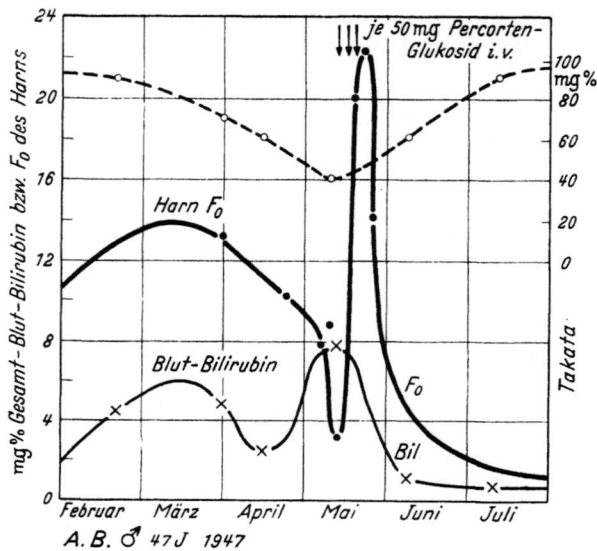

Abb. 31. Aufhebung eines *hepatorenalen Syndroms* bei Hepatitis durch NNR-Hormon: die Zunahme des Blutbilirubins und Abnahme der Farbstoffausscheidung (F_0) mit dem Harn (Niereninsuffizienz Anfang Mai) wird nach Hormongabe durch eine sehr starke Farbstoffausscheidung mit dem Harn (F_0 über 22) ausgeglichen (J. FREY).

Aus der Beziehung von Elektrolythaushalt und Inkreten läßt sich möglicherweise auch eine solche des *Nebennierenrindenhormons zur Tubulustätigkeit* entnehmen. Nicht etwa in dem Sinne, daß Hypadrenie (KAPPERT[32]) zu der bekannten Transmineralisation mit Hyposalie und Hyperkalie des Blutes und entgegengesetzten Veränderungen des Gewebes führt, sondern in direktem Zusammenhang mit dem tubulären Arbeitsgang steht, wie dies auch für Cofermente (z. B. Lactoflavin nach ALBRICH[46]) wahrscheinlich gemacht werden konnte. Und in der Tat sind Beobachtungen am Krankenbett geeignet, die Rolle des Nebennierenrindenhormons bei der Harnbereitung aufzudecken.

Wir teilen ein Krankheitsbeispiel eines *hepato-renalen Syndroms* (ROKITANSKY[33], NONNENBRUCH[34]) mit, wie es von J. FREY[35] beobachtet wurde. Diesem Syndrom liegt eine Niereninsuffizienz bei Lebererkrankung zugrunde. Eine solche Minderleistung der Nieren, mit der sich NONNENBRUCH[34] eingehend befaßt hat, kann mit gleichzeitiger Hypochlorämie verlaufen; diese ist aber nicht absolute Voraussetzung für die Niereninsuffizienz, die sich unter Einbeziehung des Bilirubins hauptsächlich in einer schlechten Ausscheidung der Schlacken, weniger in einer solchen des Wassers, zeigt. Aus dem Beispiel des hepatorenalen Syndroms (Abb. 31) erkennt man, daß die wiederholten großen Gaben von Nebennierenrindenhormon

(Percorten wasserlöslich „Ciba") nicht nur die Leberentzündung heilten (z. B. Eppinger[36], Beiglböck[37], Nonnenbruch[34], Kappert[39], J. Frey[35] u. a.), sondern auch die Insuffizienz der Niere beseitigten, was uns hier interessiert; diese bestand trotz Zunahme der Bilirubinämie in einer Erschwerung der Ausscheidung des Bilirubins, also einer funktionellen Niereninsuffizienz, was man aus der erheblichen Verminderung der Harnfarbe (Bestimmung des reduzierten Harnfarbwertes F_0 nach Heilmeyer[40]) erkennen kann. Auf NNR-Hormongabe hin wird das retinierte Bilirubin in großer Menge mit dem Harn entleert, wie es aus dem F_0-Wert von über 22 ersichtlich ist. Der Zusammenhang der Hypadrenie mit den entzündlichen Lebererkrankungen ist dadurch gegeben, daß eine entzündliche und degenerative Mitbeteiligung der Suprarenalrinde bei Hepatitiden im morphologischen Bild von v. Kup[41], Siegmund[42], Bennecke[43] und Schopper[44] festgestellt werden konnte. Es muß also wohl die Schädigung der Nebennierenrinde bei Hepatitis für die Insuffizienz der Niere verantwortlich sein. Daß nach Untersuchungen von Baumgärtel[45] bei der Harnfähigmachung des Bilirubins möglicherweise die Gallensäuren auch eine Rolle spielen können, sei erwähnt.

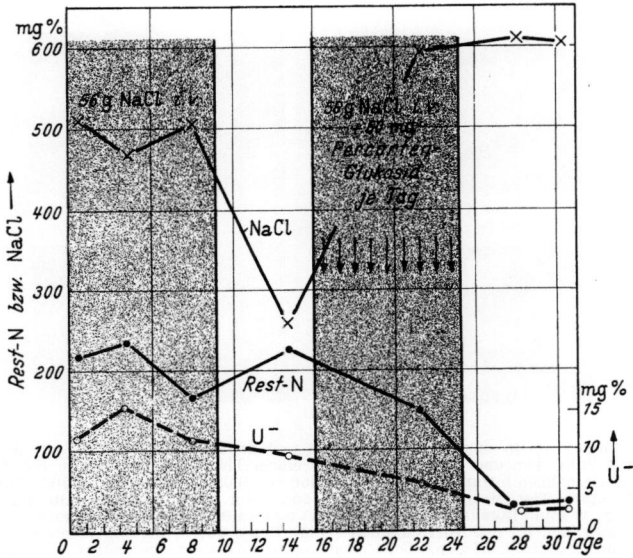

Abb. 32. *Saloprive Urämie*, bei der erst die Gabe von NNR-Hormon (Percorten-Glucosid) neben solchen von Kochsalz die Retention harnpflichtiger Stoffe beseitigte (J. Frey).

Auch bei der *hypochlorämischen Urämie*, der — wie wir sahen — funktionellen Niereninsuffizienz, zeigt sich der Einfluß des Cortinhormons. Man erkennt aus einem klinischen Beispiel (Abb. 32), daß eine Kochsalzbehandlung bei dieser Urämieform, die durch Erbrechen herbeigeführt wurde, nur eine geringe Besserung brachte, daß dagegen nach einer erneuten Brechperiode die gleiche Salzmenge, nun aber kombiniert mit täglichen Injektionen von 50 mg Desoxycorticosteronglykosid „Ciba", die entscheidende Ausschwemmung der zurückgehaltenen Harnsubstanzen aus dem Blut herbeiführte (J. Frey[47]). Die Bedeutung des NNRH für die Ausscheidung der Stoffwechselschlacken ist also klar ersichtlich; Heni[38] hatte bereits früher auf die Möglichkeit einer Hormonbehandlung der hypochlorämischen Urämie die Aufmerksamkeit gelenkt.

In experimentellen Untersuchungen, die in Gemeinschaft mit Liebegott und Walterspiel von J. Frey[29] ausgeführt wurden und die in Entsalzungen von Meerschweinchen nach der Methode von Darrow und Yannet[48], sowie in dauernden durch Euphyllingaben erzwungenen Filtrationsdiuresen und histologischer Durchmusterung der Nebennieren, Nieren usw. bestanden, zeigte sich eine Lipoidgranulaentspeicherung der Adrenalrinde. Es wurde entsprechend den Feststellungen von Kutschera-Aichbergen[49] und Reiss[50] von uns gefolgert (J. Frey[47]), daß eine Insuffizienz der Nebennierenrinde hinsichtlich der Hormonbereitung vorliegt. Die künstlich herbeigeführte Entsalzung gibt einen Reiz für eine stetige Absonderung von NNRH in größtem Ausmaß, um die — natürlich erfolglose — Remineralisation für Kochsalz herbeizuführen. Dieser Anforderung kann die Nebennierenrinde nicht mehr nachkommen und es erschöpft sich die Hormonproduktion schnell (relative und absolute NNR-Insuffizienz nach RIML[51], KAPPERT[32]). Bei Ausführung der experimentellen Saloprivie unter Percortenschutz ist die Erschöpfung der NNR eine deutlich geringere. In Abb. 33 bringen wir Beispiele von histologischen Schnitten von Meerschweinchennebennieren, die die saloprive Nebennierenrindeninsuffizienz verdeutlichen. — Es sei bemerkt, daß bei unseren experimentellen salopriven Urämien immer eine völlig erhaltene Nierendurchblutung in allen ihren Teilen, besonders der Rinde, nachweisbar war, wie Gefäßdarstellungen mittels Tusche zeigten; es kann sich bei der salopriven Urämie also nicht um Nierenveränderungen handeln, wie sie dem „Crush-Syndrom" zugrunde liegen (TRUETA, BARCLAY, DANIEL, FRANKLIN und PRICHARD[58]). — Sehr interessant ist, daß auch eine Sublimatvergiftung — wie NONNENBRUCH[34] u. a. annehmen — dem extrarenalen Syndrom zuzuordnen ist; denn wir fanden die gleiche suprarenale Rindenveränderung der Lipoidentspeicherung[29] wie bei der experimentellen Saloprivie. Die aus den histologischen Befunden von uns hergeleitete Erschöpfung der NNRH-Absonderung führt eine weitere Transmineralisation mit Abwanderung des Kochsalzes aus dem extracellulären Raum und eine weitere Entsalzung, diesmal

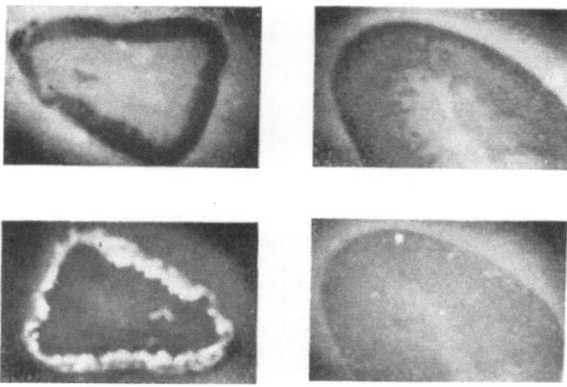

Abb. 33. Nebennierenschnitte im unpolarisierten (rechts und links oben) und polarisierten Licht (rechts und links unten). Schnitt links oben und unten stammt von einem Tier (Meerschweinchen E2, 420 g, Febr. 1948), das 3 Std nach einer einmaligen intraperitonealen Injektion von 0,036 g Euphyllin getötet wurde; Schnitt rechts oben und unten von einem Tier (Meerschweinchen E5, 450 g, Febr. 1948), das innerhalb von 4 Tagen insgesamt 0,132 g Euphyllin i. p. bekam (Tagesdurchschnitt 0,033 g) und an den Folgen der Hypochlorämie starb. — Man erkennt aus der Darstellung im polarisierten Licht (beide Fotos unten) die Lipoidentspeicherung der Nebennierenrinde (Nebennierenrindeninsuffizienz) bei Entsalzung (rechts unten) gegenüber dem nicht entsalzten Tier (links unten) (J. FREY).

durch die Nieren, herbei. So entwickelt sich ein echter Circulus vitiosus, welcher Kochsalzverschiebung und Kochsalzverlust und NNR-Insuffizienz in gegenseitiger Beeinflussung erhöht (J. FREY[47]). Die von BELL und KNUTSON[57] mitgeteilten Fälle, bei denen einige Male trotz Azotämie eine Hypochlorämie fehlte, dürften wohl ebenfalls, wenigstens zum Teil ihre Ursache in einer Hypadrenie haben. Es sei erwähnt, daß eine Bluteindickung und Blutdrucksenkung (anhydrämisch-hämodynamische Genese der Salzmangelazotämie nach KERPEL-FRONIUS[14]), auch ein vermehrter Eiweißzerfall (z. B. REINWEIN[52], GLASS[24], MELLINGHOFF[53]) hierbei eine Rolle spielen können, jedoch nur unterstützend, nicht auslösend in Frage kommen. Denn wenn die Leistungsfähigkeit der Nieren erhalten bliebe, könnte das Organpaar mit dem erhöhten Anfall von Eiweißabbauprodukten leicht fertig werden. Bei experimenteller Adrenalinsuffizienz läßt sich aber nach Hämoglobinbestimmungen z. B. von MEIER, GYSEL und MÜLLER[54] ein Absinken des Blutvolumens von 100% vor dem Versuch auf 65% im Durchschnitt von 12 Hundeversuchen errechnen (J. FREY[47]), während der Reststickstoff in den genannten Versuchen[54] erheblich stärker, nämlich durchschnittlich um 278% anstieg. Es kann demnach der Ansicht von SWINGLE, PFIFFNER und VARS[55] u. a. Autoren, daß die bei der Adrenalektomie anzutreffende Rest-N-Erhöhung auf einer Bluteindickung beruhe, schon allein deswegen nicht zugestimmt werden. Diese Urämieform ist vielmehr als eine Niereninsuffizienz aufzufassen, die durch Nebennierenrindeninsuffizienz ausgelöst wird.

Es scheinen auch noch andere Hormone auf die Größe der Tubulustätigkeit einwirken zu können: die Diodrastausscheidung wurde durch Hypophysektomie verhindert (WHITE, HEINBECKER und ROLF[59]) und durch große Dosen von

Testosteron (WELSH, ROSENTHAL, DUNCAN und TAYLOR[60]) wie durch Vitamin A (BING[61]) erhöht.

Der *äquimolekulare Austausch ist die Grundlage der Tubulustätigkeit* und erklärt nicht nur den Antagonismus von Kochsalz gegen die harnpflichtigen Stoffe (v. KORÁNYI, E. und J. FREY), sondern führt auch zum Verständnis der Pathogenese der hypochlorämischen Azotämie oder hydro-salopriven Urämie (J. FREY). Ebenso läßt sich aus Experiment und Klinik die für die normale tubuläre Epitheltätigkeit der Niere notwendige Anwesenheit von Nebennierenrindenhormon ableiten (J. FREY).

2. Filtratmengenbestimmungen nach der Gesamtkonzentration von Blut und Harn.

Wenn in den Kanälchen ein äquimolekularer Austausch stattfindet, so kann man danach die Menge des Glomerulusfiltrats bestimmen. Es ist in der Gesamtkonzentration des provisorischen und des definitiven Harns ein Maß für die Einengung dieses provisorischen Harns gegeben. Denn da ein Austausch stattfindet und dieser im molekularem Verhältnis erfolgt, so ist für die Harneindickung natürlich nur die Gesamtzahl der Moleküle maßgebend; und als Maß dafür ist die Gefrierpunktserniedrigung anwendbar. Es läßt sich die Menge des provisorischen Harns nach dem Gefrierpunkt des definitiven Harns berechnen (E. FREY[13]); dabei bestimmt man jeweils die Gefrierpunktserniedrigung des Blutes und damit auch die des Glomerulusfiltrats oder nimmt sie mit $-0,56°$ an. Die Volumina verhalten sich umgekehrt wie die Konzentrationen: wenn aus 1 Liter einer 1%igen Lösung eine 2%ige wird, so beträgt das Volumen dann 0,5 Liter. Die Menge des provisorischen Harns ist also gleich der des definitiven Harns multipliziert mit $\varDelta$Harn/δBlut: cm³ provisorischer Harn (Glomerulusfiltrat) =

$$\frac{\varDelta \text{ Harn}}{\delta \text{ Blut}} \times \text{cm}^3 \text{ definitiver Harn.}$$

Gewöhnlich ist der Tagesharn bei einer Menge von 1,5 Litern gegenüber dem Blut auf etwa das 3—4fache eingedickt, er weist also einen Gefrierpunkt von $-1,68°$ bis $-2,22°$ auf. Bei hohen Harnkonzentrationen kann der osmotische Druck auf über 30 Atmosphären gegen die 7 Atmosphären des Blutes ansteigen.

Aus einer größeren Untersuchungsreihe am Menschen seien einige Zahlen über die auf diese Weise bestimmte Menge des Glomerulusfiltrats angeführt (J. FREY[56], 1932); daraus ergibt sich bei Harneindickung die in den Tubuli rückresorbierte oder bei Wasserdiurese die durch die Tubuli zugefügte Wassermenge, die man z. B. in Prozenten des Glomerulusfiltrats ausdrücken kann. Die ruhenden Nieren produzieren nach diesen Untersuchungen in 2 Std etwa 50 cm³ definitiven Harn mit einem Delta von $-2,10°$, wobei sich ein Glomerulusfiltrat von 200 cm³/2h errechnen läßt, von dem 75% Wasser in den (proximalen) Tubuli rückresorbiert werden. Bei einer Filtrationsdiurese kann die Glomerulusfiltratmenge in der gleichen Zeit von 2 Std das Vielfache der genannten 200 cm³ der ruhenden Niere betragen, also z. B. nach Salyrgan, Coffein, Harnstoff, Zucker und anderen Substanzen. So erhöht sich nach 250 cm³ Bohnenkaffee die Menge des provisorischen Harns auf etwa 1000 cm³/2h, wobei sich natürlich der Gefrierpunkt des definitiven Harns dem des Blutes angleicht und Wasser nicht oder nur in Spuren in den Tubuli rückresorbiert wird. Erst nach diesen Bestimmungen der Menge des Glomerulusfiltrats werden die starken Schwankungen der Glomerulusdurchblutung und damit natürlich auch der Ultrafiltratmenge verständlich, wie sie bei

Filtrationsdiuresen (unter Einschluß von Kompensationsflächen) gegenüber der ruhenden Niere sowohl bioptisch als auch nach den Gefäßdarstellungen (Kap. X) gefunden wurden. Bei den Filtrationsdiuresen erhöht sich die „minimale" Filtratmenge entsprechend der stark zunehmenden Durchblutung der Glomeruli und der anderen Filtrationsflächen im gleichen Verhältnis. Die Autoren, die nach der Inulinmethode oder ähnlichen Verfahren eine „maximale" Filtratmenge zu finden glaubten, ermittelten diese bei den Filtrationsdiuresen gegenüber der normal absondernden Niere nur gering verändert; diese Befunde stehen aber im Widerspruch zu unseren Beobachtungen der Durchblutungszunahme bestimmter Nierenbereiche bei diesen Diuresen. — Es läßt sich demnach in Zusammenfassung aller unserer Befunde sagen, daß die Menge des Glomerulusfiltrats klein ist, daß sie aber entsprechend der Zunahme der Durchblutung filtrierender Capillarbereiche gleichfalls um das Vielfache ansteigen kann, wenn die Niere von einem Reiz zur Filtrationsdiurese getroffen wird.

Weiter ist das Verhalten der Glomerulusfiltratmenge bei der Wasserdiurese von Interesse. Nach der gleichen Bestimmungsweise läßt sich nach Wassertrinken (1500 cm³) auf der Höhe dieser Diureseart (300 cm³ definitiven Harns pro ½ Std) eine Filtratmenge von z. B. 220 cm³/2^h ermitteln, also ein Quantum, das nicht über das normale hinausgeht, was wiederum mit den Durchblutungsuntersuchungen der Niere in Einklang steht. Die durch die (distalen?) Tubuli dem provisorischen Harn zugefügten Wassermengen betragen hierbei 450% der Glomerulusfiltratmenge, oder der definitive Harn macht 540% des Glomerulusfiltrats aus. Nur bei normalem Anfall von Stoffwechselschlacken ist die Menge des Glomerulusfiltrats bei der Wasserdiurese gleich der der ruhenden Niere, sie erhöht sich selbstverständlich — wie die Bestimmungen gleichfalls zeigten —, wenn neben der Wasserdiurese noch vermehrt harnpflichtige Substanzen zur Ausscheidung gelangen.

Man kann nun bei Nierenerkrankungen nicht nur die Abnahme der Filtrationsgröße verfolgen, sondern auch die verminderte Wiederaufnahme des Wassers, wofür ebenfalls ein paar Beispiele folgen (J. Frey[56]).

	Definitiver Harn cm³/Tag	Δ	Glom.-filtrat cm³/Tag	Rück-resorbierte Menge in %	Bemerkungen
normal	1500	2,44°	6560	77	
normal	620	2,20	2440	74	
akute Glom.-Nephritis	1150	1,03	2110	46	
chron. Glom.-Nephritis	1810	1,01	3320	45	Rest-N 46 mg%
chron. Glom.-Nephritis	680	0,80	970	30	Rest-N 53 mg%, bei Wasservers. 1000 ¾ h
Urämie bei Nephrozirrhose	1140	0,72	1470	23	
komb. Mi.-Insuff.+ Ödeme	3600	0,58	4000	10	nach Ansäuerung 2 cm³ Salyrgan i.v.

Gegenüber den Normalbeispielen, von denen je ein solches mit reichlicher und mit geringer Harnmenge am Tag als Grenzfall gebracht wird, sind die entzündlichen Nierenerkrankungen und deren Folgezustände dadurch ausgezeichnet, daß — wie bekannt — die Konzentration (Δ) des definitiven Harns abnimmt und daß sich dies vor allem in einer Abnahme der rückresorbierten Mengen ausdrückt. Bei einem Urämiekranken z. B. wurde zwei Tage vor dem Tode eine rückresorbierte Menge von nur 10%, einen Tag vorher von 6% und am Todestag nur noch von 3% des an sich stark reduzierten Glomerulusfiltrats gefunden. Das bedeutet den fortschreitenden Übergang der insuffizienten Niere zur filtrierenden Absonderungsweise, wie sie vorausgehend näher auseinandergesetzt wurde. — Kommt es bei chronischen Nierenerkrankungen infolge starken Untergangs von Nierengewebe nicht mehr zur Ausbildung der bekannten isosthenurischen Polyurie (Filtrationsdiurese), so ist eine Abnahme des provisorischen Harns einschließlich des Glomerulusfiltrats nachzuweisen; immer aber wird die Niereninsuffizienz an der Minderung der rückresorbierten Wassermenge deutlich.

Literatur.

[1] v. KORÁNYI: Z. klin. Med. **33**, 1 (1897). — [2] MAGNUS: Arch. exper. Path. u. Pharmakol. **44**, 396 (1900). — [3] GALEOTTI: Arch. Anat. u. Physiol. **1902**, 200. — [4] SOLLMANN: Amer. J. Physiol. **9**, 459 (1903). — [5] BRODIE u. CULLIS: J. Physiol. **34**, 224 (1906). — [6] CUSHNY: J. Physiol. **27**, 429 (1902); zit. nach LOEWI: Arch. exper. Path. u. Pharmakol. **48**, 410 (1902), S. 431. — [7] LOEWI: Arch. exper. Path. u. Pharmakol. **50**, 326 (1903); **59**, 57 (1908). — [8] BIBERFELD: Pflügers Arch. **112**, 398 (1906); **119**, 341 (1907). — [9] CHAUSSIN: J. Physiol. et Path. gén. **18** (1920). — [10] ADOLPH: Amer. J. Physiol. **65**, 424 (1923). — [11] VOLHARD: Hdb. inn. Med. VI/1, 2. Aufl. Berlin: Springer 1931. — [12] BECHER, E.: Dtsch. Arch. klin. Med. **145**, 222 (1924). — [13] FREY, E.: Pflügers Arch. **112**, 71 (1906). — [14] KERPEL-FRONIUS: Erg. inn. Med. **51**, 623 (1936). — Klin. Wschr. **1937** II, 1466. — [15] FREY, J.: Vortrag Juli 1941. — [16] FREY, J., u. WERZ: Arch. inn. Med. 1949 im Druck. — [17] FREY, J., u. JOCKERS: Arch. inn. Med. 1949 im Druck. — [18] FREY, J.: Klin. Wschr. 1949 im Druck. — [19] FREY, E.: Pflügers Arch. **139**, 465 (1911). — [20] FREY, E.: Pflügers Arch. **139**, 532 (1911). — [21] FREY, E.: Z. exper. Path. u. Ther. **2**, 45 (1905). — [22] FREY, J.: Z. exper. Med. **95**, 13 (1934). — [23] FREY, E.: Pflügers Arch. **123**, 515 (1908). — Biochem. Z. **19**, 509 (1909). — [24] GLASS: Z. exper. Med. **82**, 776 (1932). — [25] ROHLAND: Klin. Wschr. **1936** I, 825. — [26] HATANO: Beitr. path. Anat. **102**, 316 (1936). — [27] LEHNBERG: Beitr. path. Anat. **105**, 476 (1941). — [28] LARISSA: Z. exper. Med. **106**, 719 (1939). — [29] FREY, J., LIEBEGOTT u. WALTERSPIEL: in Vorber. — [30] WILKINSON u. MCCANCE: Quart. J. exper. Physiol. **30**, 249 (1940). — [31] GREMELS: in BECHER, Nierenkrankheiten I, S. 94. Jena: Fischer 1944. — [32] KAPPERT: Die Diagnostik und Therapie des Nebennierenausfalls und das Krankheitsbild der relativen Nebennierenrindeninsuffizienz (Hypadrenie). Basel: Schwabe 1947. — [33] ROKITANSKY: zit. nach EPPINGER, Wien. klin. Wschr. **1939**, 637. — [34] NONNENBRUCH: Verh. dtsch. Ges. inn. Med. **51**, 341 (1939) und in BECHER, Nierenkrankheiten I, S. 568. Jena: Fischer 1944. — [35] FREY, J.: Ärztl. Wschr. **1948**, 486. — [36] EPPINGER: Verh. dtsch. Ges. inn. Med. **50**, 264 (1938). — Wien. klin. Wschr. **1939**, 637. — [37] BEIGLBÖCK: Wien. klin. Wschr. **1941**, 262. — Z. klin. Med. **143**, 530 (1944). — [38] HENI: Z. exper. Med. **108**, 427 (1941). — [39] KAPPERT: Schweiz. med. Wschr. **1944**, 569. — [40] HEILMEYER: Med. Spektrophotometrie. Jena: Fischer 1933. — [41] v. KUP: zit. nach THADDEA: Die Nebenniereninsuffizienz und ihr Formenkreis, S. 202. Stuttgart: Enke 1941. — [42] SIEGMUND: Münch. med. Wschr. **1942** I, 463. — Virchows Arch. **311**, 180 (1943). — [43] BENECKE: Arb.tag. Ost d. ber. Fachärzte, Berlin 1942. — [44] SCHOPPER: Beitr. path. Anat. **109**, 65 (1944). — [45] BAUMGÄRTEL: Med. Mschr. **2**, 80 (1948). — Med. Klin. **1947**, Nr. 6. — [46] ALBRICH: Erg. inn. Med. **63**, 264 (1943). — [47] FREY, J.: Verh. Südwestdeutsch. Internistenkongreß. Karlsruhe 1947. — [48] DARROW u. YANNET: J. clin. Invest. (amer.) **14**, 266 (1935). — [49] KUTSCHERA-AICHBERGEN: Schweiz. med. Wschr. **1948**, 135. — [50] REISS: Endokrinologie **18**, 1 (1936). — [51] RIML: Klin. Wschr. **1939** I, 265. — [52] REINWEIN: Med. Klin. **1939** II, 1336, 1368, 1393. — [53] MELLINGHOFF: Z. exper. Med. **110**, 423 (1942). — [54] MEIER, GYSEL u. MÜLLER: Schweiz. med. Wschr. **1944**, 93. — [55] SWINGLE, PFIFFNER u. VARS: Science **77**, 58 (1933). — [56] FREY, J.: unveröffentlicht. — [57] BELL u. KNUTSON: J. amer. med. Assoc. **134**, 441 (1947). — [58] TRUETA, BARCLAY, DANIEL, FRANKLIN u. PRICHARD: Studies of the renal circulation. Oxford: Blackwell 1947. — [59] WHITE, HEINBECKER u. ROLF: Proc. Soc. exper. Biol. a. Med. **46** (1941). — [60] WELSH, ROSENTHAL, DUNCAN u. TAYLOR: Amer. J. Physiol. **137**, 338 (1942). - [61] BING: Amer. J. Physiol. **140**, 240 (1943).

XIV. Rückblick.

Nachdem Experiment und Klinik eine Anzahl neuer Befunde für eine *Vorstellung über die Harnbereitung* lieferten, sei es abschließend gestattet, die einzelnen Mosaiksteine zu einem Gesamtbild zu vereinen, das dem Rahmen einer Theorie der normalen Harnabsonderung seit ihren ersten Anfängen (1906) längst entwachsen ist und sich in der gewonnenen Selbständigkeit für Physiologie und Pathologie gleichermaßen auszuwirken beginnt.

Ganz im Mittelpunkt der Harnbereitung steht die Arbeitsweise der Tubuluszellen sowie die Leistungsfähigkeit der Gesamtheit des tubulären Nierengewebes für den Organismus. Es hat sich gezeigt, daß die Tubuluszellen, die in ständigem innigem Kontakt mit einer enormen durchfließenden Blutmenge stehen, sozusagen nach innen — dem Tubuluslumen zu — orientiert sind und von hier aus den Reiz zu ihrer spezifischen Tätigkeit empfangen. Und diese besteht in der Ausscheidung der Harnfixa in Richtung Blut—Tubulusharn. Die Auslösung dieser tubulären Funktion erfolgt durch den Glomerulusharn, der als Plasma-Ultrafiltrat alle im Blut vorhandenen wasserlöslichen Stoffe in Blutkonzentration mitbringt. Es liegt nahe, den sogenannten Bürstensaum der proximalen Tubuluszellen als Vermittlungsorgan hierfür anzusehen und damit diesen gewundenen Kanälchen die Ausscheidungsfunktion erster Ordnung zuzuerkennen. Es ist die Leistungsgröße dieser Tubuluszellen in ihrer Gesamtheit für jeden einzelnen auszuscheidenden Stoff, die die Filtratmenge der Gesamtheit der Glomeruli bestimmt. Ist das Ausscheidungsvermögen der Tubulusepithelien bei plötzlich erhöhtem Anfall irgendeiner harnpflichtigen Substanz oder der Summe mehrerer noch auf einer niedrigen Stufe, so wird der von den Tubuli ausgehende und unterhaltene Dauertonus der Glomeruli aufgegeben, und es erfolgt dementsprechend eine kräftige Filtration, die weit über die etwa 4 Liter/Tag der Harnmenge der ruhenden Nieren des Menschen hinausgeht. Genügt der die Tubuli nun hinabeilende Harnschwall und damit der endotubuläre Reiz auf die proximalen Konvolutzellen noch nicht vollständig, um sie mit dem auszuscheidenden Stoff aufzuladen und das Blut davon zu reinigen, so werden außer den Glomeruli noch andere Filtrationsflächen unter Funktions- und Gestaltswandel akzessorisch herangezogen, so lange, bis durch den Vorgang der stärksten Filtrationsdiurese das Blut eine ausreichende Clearance von dem betreffenden Stoff sowohl über die Glomerulus- wie über die Tubulusseite erfahren hat. Dies geschieht unter Aufgabe der Wasserregulation des Organismus durch die Niere mit der Gefahr der Austrocknung und des Salzverlustes. Die maximal erreichbare Filtratmenge, die in diesen Fällen von den Glomeruli, den akzessorischen Filtrationsflächen der Niere (Schleifen) und schließlich unter Funktions- und Gestaltswandel auch von den Konvoluten selbst — also vom gesamten Organ — geliefert wird, übertrifft die Menge des normal arbeitenden Organpaars um etwa eine Zehnerpotenz. Bei dem analogen Geschehen der kranken Organe, wie es die isosthenurischen Zwangspolyurien als Notstandsfunktion der Nieren darstellen, hängt das Harnvolumen von der Masse des noch erhaltenen Nierenparenchyms ab. Es ist also die jeweils vorliegende Leistungsfähigkeit der proximalen Tubuluszellen, die die Filtrationsgröße bestimmt, indem sie die Gefäßweite des ganzen Organs, vornehmlich der Knäuel, kontrolliert. Wird die Tubuluszelle des 1. Konvoluts relativ oder absolut insuffizient, übersteigen also die in der Zeiteinheit anfallenden Harnfixa ihr Reinigungs- oder Exkretionsvermögen merklich, so geht die Niere zur Notstandsfunktion, der Filtrationsdiurese, über. Diese bedeutet demnach eine reaktive Kompensation der Tubulusinsuffizienz; sie tritt bei der kranken Niere ebenfalls besonders in Erscheinung und bestimmt ihre Funktionsweise. Die Arbeitsgröße der Tubuluszelle ist für jeden Stoff eine andere und begrenzte, außerdem eine mit wechselndem Angebot stark schwankende; früher bezeichnete man diesen Umstand in ungenauer Definition gern als Nierenschwelle. Die Güte dieser exkretorischen Tubulusarbeit ist außerdem an die Lieferung eines sehr großen Sauerstoffquantums, an normale Temperatur und an die Versorgung mit ausreichenden Mengen von Nährstoffen und Cofermenten (Hormone und Vitamine) geknüpft. Weiterhin spielt auch hierbei eine unterstützende Rolle die intrarenale Blutdruckverteilung, die für die Filtrationsarbeit jeder Ausdehnung als die einzige treibende Kraft anzusehen ist. Da die Leistungsfähigkeit der proximalen Tubuluszellen mit der Größe der anfallenden harnpflichtigen Substanzen wechselt, so besteht demnach kein reziprokes Verhältnis zur Glomerulustätigkeit oder Filtratmenge, wie man vielleicht annehmen könnte.

Die exkretorische Tätigkeit der Niere, speziell der Tubulusepithelien beider Sorten, wird dadurch entlastet, daß der Körper in seinen Organen, vornehmlich der Haut und dem darunterliegenden Gewebe, über die Möglichkeit der Aufnahme gewaltiger Stoff- und Wassermengen verfügt, um sie erst später, wenn die Spitzenbelastung der Niere abgeklungen ist, ihr mit dem Blutstrom wieder anzubieten. Diese Exkretionsschuld der Niere, bedingt durch Überschreiten des jeweiligen Leistungsmaximums der Tubuluszellen, wird durch die Thesaurierungsfähigkeit für die Harnfixa in veränderlichem Ausmaß ermöglicht; sie tritt bei Nierenkrankheiten besonders drastisch in Form der Ödeme in Erscheinung.

Der Exkretionsvorgang der Nierenepithelien besteht in einem äquimolekularen Austausch gegen Kochsalz; für jede Molekel einer harnpflichtigen Substanz, die die Tubuluszelle in Richtung des Lumens verläßt, wird eine Molekel Kochsalz aus dem vom Glomerulus gelieferten provisorischen Harn im Tubulus wieder aufgenommen. Die Bedeutung einer ausreichenden Kochsalzmenge für die Harnbereitung geht besonders auffällig aus der Pathologie hervor. Die Niere benutzt hier ein Prinzip, wie es auch in anderen Organen des Körpers (Darm, Gallenblase) mutatis mutandis angewandt wird. Als Voraussetzung hierfür erwies das Experiment, daß Kochsalz — abgesehen von Bicarbonat als zweitem Stoff — lediglich durch Filtration in den definitiven Harn gelangt; dagegen müssen die übrigen Harnfixa außerdem eine kräftige tubuläre Ausscheidung erfahren, da sich die Annahme übergroßer Mengen von Glomerulusfiltrat als unmöglich herausstellte. Die enorme Durchblutung des Organs liefert nicht ein Filtratvolumen gleicher oder ähnlicher Größenordnung und steht demnach nicht in der Hauptsache im Dienst des Filtrationsgeschehens, sondern sie ist vielmehr die Voraussetzung für eine jederzeit parate, schnelle und kräftige Elimination der harnpflichtigen Stoffe. Denn die Tubuluszellen als Vollstrecker des Absonderungsaktes der Harnfixa in erster Linie sind es, die von einer großen Blutmenge (30% des Herzminutenvolumens) bespült werden müssen, da die harnpflichtigen Stoffe nur in sehr geringer Blutkonzentration vorliegen, und da außerdem das Organpaar nicht wie die Lunge im Hauptschluß des Kreislaufs liegt.

Schließlich ist der vom Glomerulus filtrativ gelieferte provisorische Harn in einem getrennten Arbeitsgang der Niere einer Wasserbearbeitung (Konzentrierung oder Verdünnung) unterworfen. Dieser Vorgang besteht im Prinzip in einer Ent- oder Verwässerung des Tubulusharns, wobei die Niere mit reinem destilliertem Wasser arbeitet und sowohl mit kleiner wie mit großer definitiver Harnmenge in der Lage ist, Stoffwechselschlacken auszuscheiden. Bewerkstelligt wird diese Wasserbearbeitung nach Größe und Richtung durch die Absonderungsstärke eines hormonellen Anteils der Posthypophyse unter Ausnutzung besonderer Blut- und Druckverteilungen in den Nieren. Dieser Arbeitsvorgang ist wiederum an eine normale Gefäßtonuslage und damit ausreichende oder suffiziente Arbeitsgröße der Tubuluszellen gebunden; ist letzte überschritten, so setzt sich die Filtrationsdiurese auch dieser Wasserbearbeitung gegenüber durch. Es sprechen Befunde dafür — aber sicher läßt es sich nicht sagen —, daß die Wasseraufnahme in die proximalen, die Wassersekretion in die distalen Tubuli verlegt werden könnte.

Es hat sich also in der Tat ergeben, daß einige Nierenfunktionen unabhängig voneinander verlaufen. Und zwar betrifft dies die Selbständigkeit der Wasserbearbeitung einerseits und andererseits diejenige der Ausscheidung der Harnfixa durch das Organpaar, falls nicht starke Absonderungsreize vorliegen. Allerdings besteht eine Unabhängigkeit der beiden genannten Funktionen nur bei solchen Volumenänderungen des Harns, die allein durch das Hypophysenhinterlappenhormon hervorgerufen werden. Diese Bedingung tritt unter gesunden Verhältnissen als Konzentrierung des Harns oder als Wasserdiurese in Erscheinung, unter krankhaften Umständen als hypophysär-diencephale Oligurie oder Polyurie (Diabetes insipidus). Zu welcher der beiden Funktionen die Niere auf hormonalem Wege im Einzelfall veranlaßt wird, entweder zur wassereinsparenden oder zur wasserausscheidenden, hängt von der Absonderungsgröße des posthypophysären Hormons ab: ist sein Blutgehalt groß, so dickt die Niere das Produkt ihrer Glomeruli und das ihrer spezifischen Zelltätigkeit ein; ist er gering, so erscheint ein dem reinen Wasser genäherter definitiver Harn, in dem jedoch wiederum die Eigentätigkeit der Tubulusepithelien enthalten ist.

Der verschiedenartige Bau des Nephrons, seiner Wandzellen und seine Zuordnung zu bestimmten renalen Capillarbereichen verlockt zu dem Bemühen, eine Lokalisation einzelner Partiarfunktionen vorzunehmen. Über Vermutungen jedoch ist man hierbei noch nicht hinausgekommen. Vielmehr ist es erstaunlich, vorerst zu erkennen, daß die einzelnen Nierenzellen — so verschieden auch ihre eigentlichen Funktionen untereinander sein mögen — gleichzeitig mehrere Aufgaben verrichten können und daß sie weiterhin einem reversiblen Gestalts- und Funktionswandel unterworfen sind, auch wenn sie normal arbeiten. So wie die Struktur einzelner Nephronanteile, so scheint auch ihre Funktion variabel. Die vielseitige Tätigkeit findet deshalb auch ihren formalen Ausdruck im Aussehen der Zelle selbst. Das Nierenepithel bedient sich hierin keiner Prinzipien, die nicht auch sonst im Organismus angetroffen werden. —

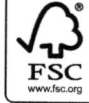

MIX
Papier aus verantwortungsvollen Quellen
Paper from responsible sources
FSC® C105338

If you have any concerns about our products,
you can contact us on
ProductSafety@springernature.com

In case Publisher is established outside the EU,
the EU authorized representative is:
**Springer Nature Customer Service Center GmbH
Europaplatz 3, 69115 Heidelberg, Germany**

Printed by Libri Plureos GmbH
in Hamburg, Germany